DENTAL HYGIENIST

치과위생사
최종모의고사

시대에듀

2025 시대에듀 치과위생사 최종모의고사

Always **with you**

사람의 인연은 길에서 우연하게 만나거나 함께 살아가는 것만을 의미하지는 않습니다.
책을 펴내는 출판사와 그 책을 읽는 독자의 만남도 소중한 인연입니다.
시대에듀는 항상 독자의 마음을 헤아리기 위해 노력하고 있습니다. 늘 독자와 함께하겠습니다.

📺 cafe.naver.com/pinkf9w3t
📷 be_the_rdh
ⓟ 치위생 국시합격(Be the RDH)

합격의 공식 ▶
시대에듀

머리말 PREFACE

#국시공부 때문에 힘들지?

네이버카페 'Be the RDH'를 운영하면서 치과위생사 국가고시를 준비하는 국시생들의 고충을 담아 이 책을 출간하게 되었습니다. 늘 모의고사를 보려면 각 출판사에서 공개하는 한 회차의 일정을 기다려야 했었는데, 그 번거로움을 최소화하기 위해 고심하였습니다. 최근 출제경향에 맞추어 제작한 5회분의 최종모의고사를 통한 준비로 국시생 여러분의 합격을 기원합니다.

벚꽃이 피기 시작하는 3월부터 눈이 휘날리는 12월까지 시험을 준비하는 국시생 여러분들에게 지친 날도 오고, 포기하고 싶은 순간들이 오기 마련입니다. 그런 순간에 함께 달려줄 페이스메이커와 끝까지 목표를 향해 달려가기를 바랍니다. 그 페이스메이커는 가까운 친구가 될 수 있고, 교수님이 될 수도 있고, 가족이 될 수도 있지만 그런 여러분들의 꽃길에 저희가 조금이나 도움이 되기를 바랍니다.

이 모의고사를 풀기 전 준비사항으로 국가고시 필기과목의 개념정리를 한 후에 시작하기를 권합니다. 그리고 한 회차의 모의고사를 풀 때 실전의 경우 한 교시당 85분이 주어지지만 답안 작성과 마무리 확인을 위해 75분으로 설정하고 풀어보기를 추천합니다. 오류발견 시 네이버 카페 'Be the RDH'의 해당 게시판에 올려주시면 빠른 피드백을 드리겠습니다.

저자 강찬예 · 이소희

❯ 치과위생사란?

치과위생사는 지역주민과 치과질환을 가진 사람을 대상으로 구강보건교육, 예방치과 처치, 치과진료 협조 및 경영관리를 지원하여 국민의 구강건강증진의 일익을 담당하는 전문직업이다.

❯ 관련법률

「의료기사 등에 관한 법률」 시행령 제2조 제1항 별표1 제6호

치과위생사는 치과의사의 지도를 받아 '치아 및 구강질환의 예방과 위생관리 등에 관한 다음의 구분에 따른 업무'로 '교정용 호선의 장착·제거, 불소 바르기, 보건기관 또는 의료기관에서 수행하는 구내진단용 방사선 촬영, 임시 충전, 임시 부착물의 장착, 부착물의 제거, 치석 등 침착물의 제거, 치아 본뜨기'와 '그 밖에 치아 및 구강질환의 예방과 위생 관리 등에 관한 업무'를 수행한다.

❯ 치과위생사의 역할

❶ 구강건강 증진 및 교육연구가

국민의 구강건강 증진을 위해 학교 사업장 및 영유아·노인·장애인·임산부 등을 대상으로 한 공중 구강보건사업에 있어 중추적 역할을 수행하며, 수돗물 불소화사업, 불소용액 양치사업, 구강보건교육 자료 개발 등을 담당한다.

❷ 예방치과 처치자

잇몸병 및 충치 예방을 위해 치석 제거(Scaling)와 치태 조절, 치아홈 메우기, 불소 도포, 구강위생 용품 사용법 및 칫솔질 교습, 식이조절 등을 수행하여 환자가 최적의 구강건강을 유지하도록 하는 역할을 담당한다.

❸ 치과진료 협조자

치과의사의 지도에 따라 환자의 구강내외 치과방사선 촬영 및 현상, 환자의 치료계획 수립과 치료 전 교육, 진료과정 협조 및 치료 후 유의사항과 계속관리 교육 등을 실시하며, 효율적인 치과진료가 이루어지도록 진료실의 전반적인 유지관리를 담당한다.

❹ 병원관리자

진료에 관계되는 물적·인적 자원 관리를 담당하는 것으로, 효율적 환자진료 시간 배정, 진료절차 관리, 환자 요양급여 및 의무기록 관리, 요양급여 비용 청구 및 심사 관리, 재료 및 약재 관리, 계속 관리제도 운영 등 전반적인 병원관리자로서의 역할을 수행한다.

◐ 응시자격

❶ 다음의 자격이 있는 자가 응시할 수 있습니다.

> ▶ 취득하고자 하는 면허에 상응하는 보건의료에 관한 학문을 전공하는 대학·산업대학 또는 전문대학을 졸업한 자
> ※ 단, 졸업예정자의 경우 이듬해 2월 이전 졸업이 확인된 자이어야 하며 만일 동 기간 내에 졸업하지 못한 경우 합격이 취소됨
>
> ▶ 보건복지부장관이 인정하는 외국에서 취득하고자 하는 면허에 상응하는 보건의료에 관한 학문을 전공하는 대학과 동등 이상의 교육과정을 이수하고 외국의 해당 의료기사 등의 면허를 받은 자
> ※ 단, '95. 10. 6 당시 보건사회부장관이 인정하는 외국의 해당 전문대학 이상의 학교에 재학 중인 자는 그 해당 학교 졸업자

❷ 다음 내용에 해당하는 자는 응시할 수 없습니다.

> ▶ 정신건강증진 및 정신질환자 복지서비스 지원에 관한 법률 제3조 제1호에 따른 정신질환자
> ※ 단, 전문의가 의료기사 등으로서 적합하다고 인정하는 사람은 그러하지 아니하다.
>
> ▶ 마약·대마 또는 향정신성의약품 중독자
>
> ▶ 피성년후견인, 피한정후견인
>
> ▶ 의료기사 등에 관한 법률 또는 형법 중 제234조·제269조·제270조 제2항 내지 제4항·제317조 제1항, 보건범죄단속에 관한 특별조치법, 지역보건법, 국민건강증진법, 후천성면역결핍증예방법, 의료법, 응급의료에 관한 법률, 시체해부 및 보존에 관한 법률, 혈액관리법, 마약류관리에 관한 법률, 모자보건법 또는 국민건강보험법에 위반하여 금고 이상의 실형의 선고를 받고 그 집행이 종료되지 아니하거나 면제되지 아니한 자

◐ 응시원서 접수안내

❶ 인터넷 접수 대상자

> 방문접수 대상자를 제외하고 모두 인터넷 접수만 가능
> ※ 방문접수 대상자 : 보건복지부장관이 인정하는 외국대학 졸업자 중 국가시험에 처음 응시하는 경우

❷ **인터넷 접수 준비사항**

회원가입 등	• 회원가입 : 약관 동의(이용약관, 개인정보 처리지침, 개인정보 제공 및 활용) • 아이디/비밀번호 : 응시원서 수정 및 응시표 출력에 사용 • 연락처 : 연락처 1(휴대전화번호), 연락처 2(자택번호), 전자우편 입력 ※ 휴대전화번호는 비밀번호 재발급 시 인증용으로 사용됨
응시원서	국시원 홈페이지 [시험안내 홈]-[원서접수]-[응시원서 접수]에서 직접 입력 • 실명인증 : 성명과 주민등록번호를 입력하여 실명인증을 시행, 외국국적자는 외국인등록증이나 국내거소신고증상의 등록번호 사용. 금융거래 실적이 없을 경우 실명인증이 불가능함. 코리아크레딧뷰로(02-708-1000)에 문의 • 공지사항 확인 ※ 원서 접수 내용은 접수 기간 내 홈페이지에서 수정 가능(주민등록번호, 성명 제외)
사진파일	jpg 파일(컬러), 276×354픽셀 이상 크기, 해상도는 200dpi 이상

❸ **응시수수료 결제**

결제 방법	국시원 홈페이지 [응시원서 작성 완료]-[결제하기]-[응시수수료 결제]-[시험선택]-[온라인계좌이체/가상계좌이체/신용카드] 중 선택
마감 안내	인터넷 응시원서 등록 후, 접수 마감일 18:00까지 결제하지 않았을 경우 미접수로 처리

❹ **응시원서 기재사항 수정**

방 법	국시원 홈페이지 [시험안내 홈]-[마이페이지]-[응시원서 수정]
기 간	시험 시작일 하루 전까지만 가능
수정 가능 범위	• 응시원서 접수기간 : 아이디, 성명, 주민등록번호를 제외한 나머지 항목 • 응시원서 접수기간~시험장소 공고 7일 전 : 응시지역 • 마감~시행 하루 전 : 비밀번호, 주소, 전화번호, 전자우편, 학과명 등 • 성명이나 주민등록번호는 개인정보(열람, 정정, 삭제, 처리정지) 요구서와 주민등록초본 또는 기본증명서, 신분증 사본을 제출하여야만 수정 가능 ※ 국시원 홈페이지 [시험안내 홈]-[시험선택]-[서식모음]에서 「개인정보(열람, 정정, 삭제, 처리정지) 요구서」 참고

❺ **응시표 출력**

방 법	국시원 홈페이지 [시험안내 홈]-[응시표 출력]
기 간	시험장 공고 이후 별도 출력일부터 시험 시행일 아침까지 가능
기 타	흑백으로 출력하여도 관계없음

시험일정

구 분	일 정	비 고
응시원서 접수	• 인터넷 접수 : 2025년 8~9월경 • 외국대학 졸업자로 응시자격 확인서류를 제출하여야 하는 자는 접수기간 내에 반드시 국시원 별관(2층 고객지원센터)에 방문하여 서류확인 후 접수 가능함 • 국시원 홈페이지 [원서접수]	• 응시수수료 : 135,000원 • 접수시간 : 해당 시험직종 원서 접수 시작일 09:00부터 접수 마감일 18:00까지
시험시행	• 실기 : 2025년 11월경 • 필기 : 2025년 12월경 • 국시원 홈페이지 [직종별 시험정보]-[치과위생사]-[시험장소(필기/실기)]	응시자 준비물 : 응시표, 신분증, 컴퓨터용 흑색 수성사인펜, 필기 도구 지참
최종합격자 발표	• 실기 : 2025년 11월경 • 필기 : 2025년 12월경 • 국시원 홈페이지 [합격자 조회]	휴대전화번호가 기입된 경우에 한하여 SMS 통보

※ 정확한 시험일정은 시행처에서 확인하시기 바랍니다.

시험과목

시험종별	시험과목수	문제수	배 점	총 점	문제형식
필 기	2	200	1점/1문제	200점	객관식 5지선다형
실 기	1	1	100점/1문제	100점	치석제거 및 탐지능력 측정

시험시간표

구 분	시험과목(문제수)	교시별 문제수	시험형식	입장시간	시험시간
1교시	의료관계법규(20) 치위생학 1(80) (기초치위생, 치위생관리)	100	객관식	~08:30	09:00~10:25 (85분)
2교시	치위생학 2(100) (임상치위생)	100	객관식	~10:45	10:55~12:20 (85분)

※ 의료관계법규 : 「의료법」, 「의료기사 등에 관한 법률」, 「지역보건법」, 「구강보건법」과 그 시행령 및 시행규칙

◎ 합격기준

❶ 합격자 결정

> ▸ 필기시험에 있어서는 매 과목 만점의 40% 이상, 전 과목 총점의 60% 이상 득점한 자를 합격자로 하고,
> 실기시험에 있어서는 만점의 60% 이상 득점한 자를 합격자로 함
>
> ▸ 응시자격이 없는 것으로 확인된 경우에는 합격자 발표 이후에도 합격을 취소함

❷ 합격자 발표

> 합격자 명단은 다음과 같이 확인할 수 있음
> ▸ 국시원 홈페이지 [합격자 조회]
> ▸ 국시원 모바일 홈페이지

◎ 응시현황 및 합격률

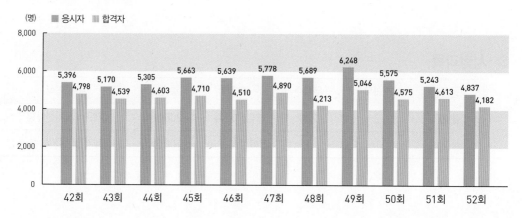

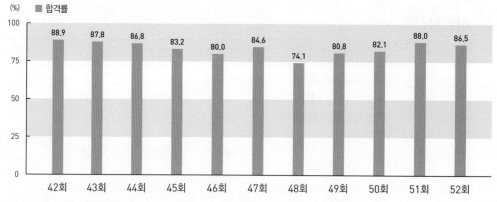

⊙ 치과위생사 국가시험 실기시험 항목

항목명	비 고
1. 상악 좌측 구치부 협면 치석탐지 후 치은연상 치석제거	–
2. 상악 좌측 구치부 협면 치석탐지 후 치은연하 치석제거	–
3. 상악 좌측 절치부 순면 치석탐지 후 치은연상 치석제거	–
4. 상악 좌측 절치부 순면 치석탐지 후 치은연하 치석제거	–
5. 상악 우측 구치부 협면 치석탐지 후 치은연상 치석제거	–
6. 상악 우측 구치부 협면 치석탐지 후 치은연하 치석제거	–
7. 상악 우측 절치부 순면 치석탐지 후 치은연하 치석제거	–
8. 상악 우측 구치부 구개면 치석탐지 후 치은연상 치석제거	–
9. 상악 우측 구치부 구개면 치석탐지 후 치은연하 치석제거	–
10. 하악 좌측 구치부 협면 치석탐지 후 치은연상 치석제거	–
11. 하악 좌측 구치부 협면 치석탐지 후 치은연하 치석제거	–
12. 하악 좌측 구치부 설면 치석탐지 후 치은연상 치석제거	추 가
13. 하악 좌측 구치부 설면 치석탐지 후 치은연하 치석제거	–
14. 하악 좌측 절치부 순면 치석탐지 후 치은연하 치석제거	–
15. 하악 우측 절치부 순면 치석탐지 후 치은연하 치석제거	–
16. 하악 우측 구치부 협면 치석탐지 후 치은연상 치석제거	–
17. 하악 우측 구치부 협면 치석탐지 후 치은연하 치석제거	–

※ 시험시간 : 4분

⊙ 부위별 자세위치

■ Front(7–8시)
■ Side(9–11시)
■ Back(12시)

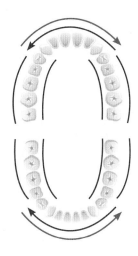

❯ 치은연상 치석제거

★ 기구 고르기 전 체크사항 ★

- ▸ 의자높이 조절
- ▸ 올바른 자세위치 확인
- ▸ 올바른 부위 확인
- ▸ 눈으로 기구 골라놓기

Modified pen grasp		부위	
		1. 상악 좌측 구치부 협면	10. 하악 좌측 구치부 협면
		3. 상악 좌측 절치부 순면	12. 하악 좌측 구치부 설면
		5. 상악 우측 구치부 협면	16. 하악 우측 구치부 협면
		8. 상악 우측 구치부 구개면	–
탐지(Explore) ※ 전치부 탐지 시 가 면 사용 후, 먼 면 탐지 전에는 tip 꼭 바꾸기	손고정	인접치아의 교합면 or 협면(협면교두) or 절단연 or 절단연 포함한 설면 일부	
	적 합	0도	
	삽 입	15도	
	작업 각도	15도	
	동 작	**Pull stroke** • 전치부 : 수직 • 구치부 : 인접면 – 수직/협설 – 사선 or 수직 • 측방압 : 10~15g	

손고정	인접치아의 교합면 or 협면(협면교두) or 절단연 or 절단연 포함한 설면 일부
적 합	0도
작업 각도	70~80도
동 작	(측방압 : 550~950g) • 전치부 근심 : 수직/구치부 근심 : 수직 or 사선 • 전치부 원심 : 수직/구치부 원심 : 수직 • Pull, Overlapping, Short, 수직, 사선

전치부	구치부

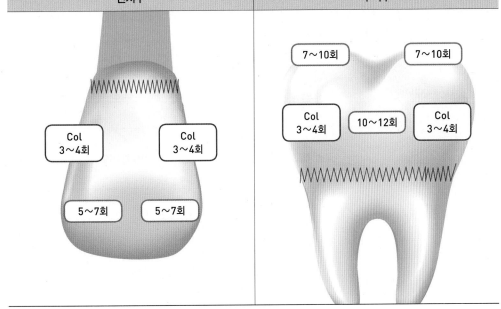

치은연하 치석제거

★ 기구 고르기 전 체크사항 ★

▶ 의자높이 조절   ▶ 올바른 부위 확인

▶ 올바른 자세위치 확인   ▶ 눈으로 기구 골라놓기

Modified pen grasp	부위	
	2. 상악 좌측 구치부 협면	11. 하악 좌측 구치부 협면
	4. 상악 좌측 절치부 순면	13. 하악 좌측 구치부 설면
	6. 상악 우측 구치부 협면	14. 하악 좌측 절치부 순면
	7. 상악 우측 절치부 순면	15. 하악 우측 절치부 순면
	9. 상악 우측 구치부 구개면	17. 하악 우측 구치부 협면

탐지(Explore) ※ 전치부 탐지 시 가 면 사용 후, 먼 면 탐지 전에는 tip 꼭 바꾸기	손고정	인접치아의 교합면 or 협면(협면교두) or 절단연 or 절단연 포함한 설면 일부
	적 합	0도
	삽 입	15도
	작업 각도	10~15도
	동 작	Pull stroke • 전치부 : 수직 • 구치부 : 인접면 – 수직/협설 – 사선 or 수직 • 측방압 : 10~15g

손고정	인접치아의 교합면 or 협면(협면교두) or 절단연 or 절단연 포함한 설면 일부
적 합	0도
★삽 입	0도
작업 각도	60~70도
동 작	(측방압 : 550~950g) • 전치부 근심 : 수직/구치부 근심 : 수직 or 사선 • 전치부 원심 : 수직/구치부 원심 : 수직 • Pull, Overlapping, Short, 수직, 사선

전치부	구치부
❖ 그리면서 연습해보세요.	❖ 그리면서 연습해보세요.

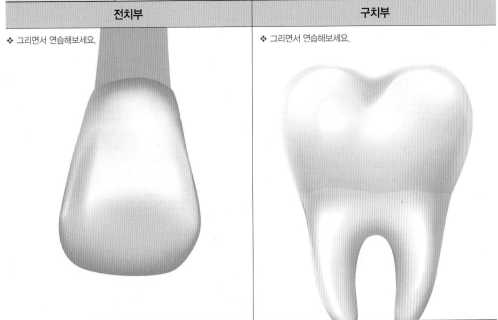

이 책의 구성과 특징 STRUCTURES

실기꿀팁

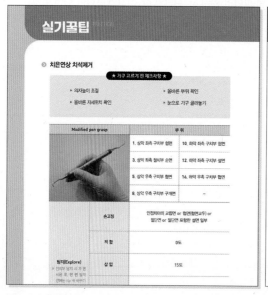
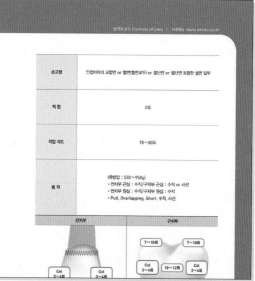

현직 치과위생사인 저자가 친절하고 자세하게 합격 노하우를 전합니다. 꼼꼼하게 숙지하여 실기시험에 완벽하게 대비하세요.

빨리보는 간단한 키워드

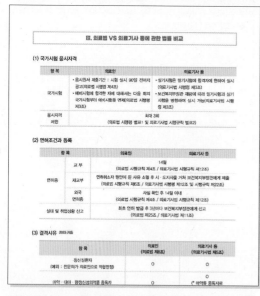
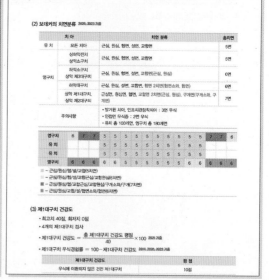

핵심 법규(4개 파트의 의료관계법규)와 핵심 개념('치위생학 1', '치위생학 2'에서 출제빈도가 높고 주요하게 다뤄지는 개념)으로 구성된 빨·간·키를 통해 기본기를 다져보세요. 깔끔하고 체계적인 구성이 정확한 이해와 빠른 암기를 돕습니다.

최종모의고사 5회분

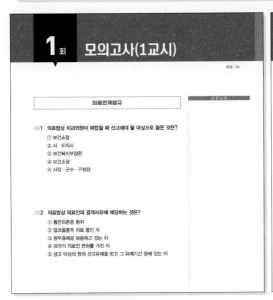

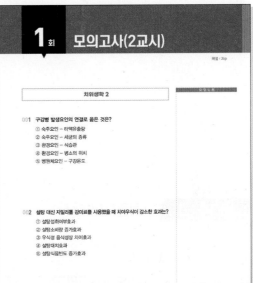

역대 치과위생사 시험의 난이도, 출제유형, 주요이론 등을 분석하여 만든 모의고사 5회분으로 실전 감각을 익혀보세요. 모의고사를 풀어본 뒤에는 각 문제 옆의 '오답노트' 자리를 활용하여 부족한 부분을 보완하고 반복적으로 복습할 수 있습니다.

정답 및 해설

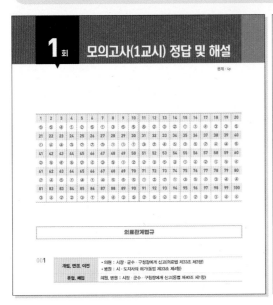

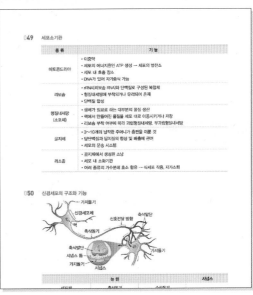

한눈에 볼 수 있는 정답표로 정답을 간편하게 확인할 수 있습니다. 저자의 꼼꼼하고 전문적인 해설은 쉬운 개념을 반복적으로 익히고, 어렵거나 복잡한 개념을 자세히 이해할 수 있게 합니다.

이 책의 차례 CONTENTS

빨 간 키	빨리보는 간단한 키워드	
	핵심 법규	**003**
	핵심 개념	**026**

문 제 편	최종모의고사	
	제1회 최종모의고사	**004**
	제2회 최종모의고사	**062**
	제3회 최종모의고사	**120**
	제4회 최종모의고사	**178**
	제5회 최종모의고사	**236**

해 설 편	정답 및 해설	
	제1회 정답 및 해설	**003**
	제2회 정답 및 해설	**071**
	제3회 정답 및 해설	**127**
	제4회 정답 및 해설	**175**
	제5회 정답 및 해설	**213**

빨리 보는 간단한 키워드

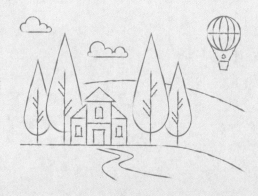

꿈을 꾸기에 인생은 빛난다.

– 모차르트 –

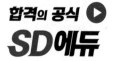

핵심 법규

치과위생사 시험에서 의료관계법규 파트는 의료법, 의료기사 등에 관한 법, 지역보건법, 구강보건법에서 출제됩니다. 총 20문제가 출제되지만 4개 법규의 내용을 모두 학습하기에는 그 내용과 범위가 방대하여 많은 어려움이 있습니다. 빨리보는 간단한 키워드에 수록된 출제 빈도가 높은 핵심 법규를 토대로 기본기를 잡는다면, 의료관계법규 파트를 효율적으로 학습할 수 있습니다.

- 과락(40% 이하) : 20문제 중 8문제 이상 틀릴 시
- 범위 : 시험 시행일 현재 시행되고 있는 법령 출제
  예 시험 시행일이 2024.12.8.이고 개정된 법령 시행일이 2024.12.8.이라면 해당 법령은 법규과목 출제범위에 포함된다.
- 법의 구조

구 분	법	시행령	시행규칙
상위지령	법 령	대통령령	보건복지부령

1. 제1장 총칙

(1) 의료법의 목적(법 제1조)
- 모든 국민이 수준 높은 의료 혜택을 받을 수 있도록
- 국민의료에 필요한 사항을 규정
- 국민의 건강을 보호하고 증진

(2) 의료인 종별 임무(법 제2조)

의 사	치과의사	한의사	조산사	간호사
• 의 료 • 보건지도	• 치과 의료 • 구강 보건지도	• 한방 의료 • 한방 보건지도	• 조 산 • 보건, 양호지도(임산부 및 신생아)	• 간 호 • 진료 보조 • 보건활동 • 간호조무사 지도

(3) 의료기관의 허가(법 제3조)

의원급 의료기관	외래환자를 주 대상으로 각각의 의료행위를 하는 의료기관 예 의원, 치과의원, 한의원
병원급 의료기관	입원환자를 대상으로 의료행위를 하는 의료기관 예 병원, 치과병원, 한방병원, 요양병원, 정신병원, 종합병원
조산원	조산사가 조산과 임산부 및 신생아를 대상으로 보건활동과 교육, 상담을 하는 의료기관

(4) 의료기관 : 종합병원, 상급종합병원, 전문병원의 목적, 규정, 필요사항, 평가(법 제3조의3~제3조의5)

2024 기출

구 분			종합병원	상급종합병원	전문병원
목 적			입원환자를 대상으로 의료행위	중증질환에 대하여 고난이도 의료행위	특정 진료과목이나 특정 질환 등에 대하여 고난이도 의료행위
규 정			병상 100개 이상	• 전문의 수련기관 • 보건복지부령으로 정하는 인력·시설·장비 등을 갖출 것 • 질병군별 환자구성 비율이 보건복지부령으로 정하는 기준에 해당할 것	특정 질환별·진료과목별 환자의 구성비율 등이 보건복지부령으로 정하는 기준에 해당할 것
필요 사항	진료 과목	100병상 ≤x≤ 300병상	내과·외과·소아청소년과·산부인과 중 3개 + 영상의학과·마취통증의학과·진단검사의학과 또는 병리과를 포함한 7개 이상	보건복지부령 지정 20개 이상 과목 • 필수진료과목(9) 내과·외과·소아청소년과·산부인과·영상의학과·마취통증의학과·진단검사의학과 또는 병리과·정신건강의학과·치과 • 선택진료과목(18) 진단검사의학과 또는 병리과·심장혈관흉부외과·방사선종양학과·핵의학과·응급의학과·신경과·피부과·신경외과·안과·재활의학과·정형외과·이비인후과·비뇨의학과·성형외과·가정의학과·예방의학과·결핵과·직업환경의학과	산부인과·소아청소년과·신경과·안과·외과·이비인후과·한방부인과
		300병상 <x 2021 기출	내과·외과·소아청소년과·산부인과·영상의학과·마취통증의학과·진단검사의학과 또는 병리과·정신건강의학과·치과를 포함한 9개 이상		
			필수진료과목 외 추가로 진료과목 설치·운영 가능		
	의료인		각 진료과목마다 전속 전문의 (단, 종합병원의 경우 필수진료과목 외의 진료과목에 대하여는 해당 의료기관에 전속하지 아니한 전문의를 둘 수 있음)		
평가 (보건복지부령)			X	3년마다 평가 후 재지정 또는 지정 취소(보건복지부장관) 지정 취소	• 부정한 방법으로 지정 • 지정 취소를 원함 • 요건 규정 불충족

2. 제2장 의료인

(1) 의료인과 의료기관 장의 의무(법 제4조)

의료인	의료기관장
의료의 질을 높이고, 의료관련감염 예방, 의료기술 발전, 최선의 의료서비스 제공	
• 본인 명의로 의료기관을 개설 및 운영 • 일회용 의료기기 재사용 금지	• 환자의 권리 게시 • 의료기관 내 근무자 명찰사용 지시 · 감독

(2) 의료인의 면허자격요건 및 결격사유(법 제5조~제8조)

구 분	의사 · 치과의사 · 한의사	조산사	간호사
필요요건	• 평가인증기구의 인증을 받은 의학 · 치의학 또는 한의학을 전공하는 대학을 졸업하고 의학사 · 치의학사 또는 한의학사 학위를 받은 자 • 평가인증기구의 인증을 받은 의학 · 치의학 또는 한의학을 전공하는 전문대학원을 졸업하고 석사학위 또는 박사학위를 받은 자 • 인정된 외국의 학교를 졸업하고 외국의 의사 · 치과의사 또는 한의사 면허를 받은 자로서 예비시험에 합격한 자	• 간호사 면허를 가지고 보건복지부장관이 인정하는 의료기관에서 1년간 조산 수습과정을 마친 자 • 인정된 외국의 조산사 면허를 받은 자	• 평가인증기구의 인증을 받은 간호학을 전공하는 대학이나 전문대학을 졸업한 자 • 인정된 외국의 학교를 졸업하고 외국의 간호사 면허를 받은 자
필수조건	–	간호사 면허증 또는 인정된 외국의 조산사 면허증	–
결격사유	• 정신질환자(제1호) • 마약 · 대마 · 향정신성의약품 중독자(제2호) • 피성년후견인 · 피한정후견인(제3호) • 금고 이상의 실형을 선고받고 그 집행이 끝나거나 그 집행을 받지 아니하기로 확정된 후 5년이 지나지 아니한 자(제4호) • 금고 이상의 형의 집행유예를 선고받고 그 유예기간이 지난 후 2년이 지나지 아니한 자(제5호) • 금고 이상의 형의 선고유예를 받고 그 유예기간 중에 있는 자(제6호)		

(3) 의료인의 권리와 의무

구 분	내 용
권 리	• 의료기술 등에 대한 보호(법 제12조) – 의료행위에 대하여는 간섭 X – 의료용 시설 · 기재 · 약품 등을 파괴 · 손상 X, 의료기관을 점거하여 진료 방해 X, 이를 교사하거나 방조 X – 의료행위가 이루어지는 장소에서 의료행위를 행하는 의료인, 간호조무사 및 의료기사 또는 의료행위를 받는 사람을 폭행 · 협박 X • 의료기재 압류 금지(법 제13조) • 기구 등 우선공급. 단, 인력은 제외(법 제14조)
의 무	• 명찰 패용화(법 제4조 제5항) : 의료인, 학생, 간호조무사, 의료기사에게 명찰을 달도록 지시 · 감독(응급의료상황, 수술실 내인 경우, 의료행위를 하지 않을 땐 의무 X) • 일회용 의료기기 재사용 금지(법 제4조 제6항) : 예 다나의원 집단 C형간염 사건 • 진료거부 금지(법 제15조) • 세탁물 처리(법 제16조) : 의료인 · 의료기관 또는 특별자치시장 · 특별자치도지사 · 시장 · 군수 · 구청장에게 신고한 자가 아니면 처리할 수 없음 **2021, 2022 기출** • 정보 누설 금지(법 제19조) • 진단서, 처방전, 변사체 신고(법 제17조, 제17조의2, 제26조)

구 분	의 사	치과의사	한의사	조산사	간호사
출생증명서, 사산(사태)증명서	O	X	O	O	X
사망진단서, 시체검안서	O	O	O	X	X
처방전(2부)	O	O	O	X	X
변사체 신고(경찰서장)	O	O	O	O	X

* 최종진료 후 48시간 이내 사망 시 재진료 없이 진단서나 증명서 교부 가능
• 진료기록부 등의 보존(시행규칙 제15조) **2019, 2020, 2021, 2022, 2024 기출**

보존기간	종 류
2년	처방전, 치과기공물제작의뢰서(의료기사법상)
3년	진단서 등의 부본, 보수교육 관계 서류(시행규칙 제23조)
5년	환자명부, 검사내용 및 검사소견기록, 방사선 사진 및 그 소견서, 간호기록부, 조산기록부
10년	진료기록부, 수술기록

• 기록 열람 금지(법 제21조) **2019, 2020, 2022 기출**
– 환자의 배우자나 직계존속이 신청 시 → 환자본인의 동의서와 친족관계증명서 필요
– 환자대리인이 신청 시 → 환자본인의 동의서와 대리권 증명서류 필요
– 의료급여 수급권자 확인, 급여비용 심사 · 지급 등 업무를 위해서는 기록열람 가능
• 전자의무기록 작성, 보관(법 제23조)
• 요양방법 지도(법 제24조)
• 실태, 취업신고(법 제25조) : 3년마다 보건복지부장관에게 신고

무면허
의료행위 금지
(법 제27조)
	• 의료인이 아니면 누구든지 의료행위 금지, 의료인도 면허된 것 이외의 의료행위 금지
	• 의료인이 아니면 유사명칭 사용 금지
	• 본인부담금 면제 · 할인, 금품 제공, 불특정 다수인에게 교통편의 제공 등 영리를 목적으로 환자를 의료기관이나 의료인에게 소개 · 알선 · 유인하는 행위 및 이를 사주하는 행위 금지
	  * 예 외
	    – 환자의 경제적 사정 등을 이유로 관할 시장 · 군수 · 구청장의 사전승인을 받은 자
	    – 건강보험 없는 외국인 환자 유치 시
	• 보험회사나 보험중개사 등은 외국인환자 유치 금지
	• 의료인이 아닌 자에게 의료행위를 하게 하거나 의료인에게 면허 사항 외의 의료행위 지시 금지

3. 제3장 의료기관

(1) 의료기관의 개설(법 제33조, 제40조, 제40조의2) 2019, 2020, 2024 기출

구 분	종 류		관리 및 인허가	허 가	신 고
의료기관의 허가	병원급 의료기관	• 병 원 • 치과병원 • 한방병원 • 요양병원 • 정신병원 • 종합병원	시 · 도지사	O	–
	의원급 의료기관	• 의 원 • 치과의원 • 한의원	시장 · 군수 · 구청장	–	O
	조산원				
폐업 · 휴업 신고	폐업 · 휴업	보건복지부령	시장 · 군수 · 구청장	–	O
	진료기록부 등		보건소장 (보건소장 허가 시 개설자 보관)	O	–

(2) 진료과목의 표시(법 제43조 및 제77조, 시행규칙 제41조) 2023 기출

- 전문의 자격을 인정받은 자가 아니면 전문과목을 표시하지 못한다.
- 진료과목을 설치 · 운영하는 경우에는 보건복지부령에 따라 진료에 필요한 시설 · 장비를 갖추고, 정해진 진료과목명으로 표시할 수 있다.
- 치과병원 · 치과의원 : 구강악안면외과, 치과보철과, 치과교정과, 소아치과, 치주과, 치과보존과, 구강내과, 영상치의학과, 구강병리과, 예방치과 및 통합치의학과

(3) 진단용 방사선 발생장치(법 제37조)

신고/등록 (보건복지부령)	시장 · 군수 · 구청장
안전관리책임자	• 정기적인 장비검사와 측정 • 선임된 날부터 1년 이내 교육이수 필수 • 주기적인 보수교육

(4) 의료관련감염 예방(법 제47조)

기 준	100개 이상의 병상을 갖춘 병원급 의료기관
필요사항	• 보건복지부령 기준 감염관리 전담인력(각 병원당 1명씩) • 정기교육
운영 및 보고	• 질병관리청장은 의료관련감염의 발생 · 원인 등에 대한 의과학적인 감시를 위하여 의료관련 감염 감시 시스템을 구축 · 운영 • 의료관련감염 발생 시 질병관리청장에게 보고(자율보고)

4. 제5장 의료광고 2019, 2020, 2021, 2022, 2023, 2024 기출

		의료광고금지(법 제56조) : 의료기관 개설자, 의료기관의 장 또는 의료인만 가능
내 용	기 술	• 평가를 받지 아니한 신의료기술에 관한 광고 • 수술 장면 등 직접적인 시술행위를 노출하는 내용의 광고 • 의료인 등의 기능, 진료 방법과 관련하여 심각한 부작용 등 중요한 정보를 누락하는 광고 • 객관적인 사실을 과장하는 내용의 광고 • 법적 근거가 없는 자격이나 명칭을 표방하는 내용의 광고 • 거짓된 내용을 표시하는 광고 • 각종 상장 · 감사장 등을 이용하는 광고 또는 인증 · 보증 · 추천을 받았다는 내용을 사용하거나 이와 유사한 내용을 표현하는 광고
	소비자	• 환자에 관한 치료경험담 등 소비자로 하여금 치료 효과를 오인하게 할 우려가 있는 내용의 광고 • 국민의 보건과 건전한 의료경쟁의 질서를 해치거나 소비자에게 피해를 줄 우려가 있는 광고 • 외국인환자를 유치하기 위한 국내광고 • 소비자를 속이거나 소비자로 하여금 잘못 알게 할 우려가 있는 방법으로 비급여 진료비용을 할인하거나 면제하는 내용의 광고
	타의료기관	• 다른 의료인 등의 기능 또는 진료 방법과 비교하는 내용의 광고 • 다른 의료인 등을 비방하는 내용의 광고
	전파방식	신문, 방송, 잡지 등을 이용하여 기사 또는 전문가의 의견형태로 표현되는 광고
	검 사	심의를 받지 아니하거나 심의받은 내용과 다른 내용의 광고

5. 제6장 감독

(1) 개설 허가 취소 등(법 제64조) 2019, 2021 기출

보건복지부장관 또는 시장·군수·구청장은 의료업을 1년의 범위에서 정지시키거나 개설 허가의 취소 또는 의료기관 폐쇄를 명할 수 있음

- 개설 신고나 개설 허가를 한 날부터 3개월 이내에 정당한 사유 없이 업무를 시작하지 아니한 때
- 의료인이 다른 의료인 또는 의료법인 등의 명의로 의료기관을 개설하거나 운영한 때
- 무자격자에게 의료행위를 하게 하거나 의료인에게 면허 사항 외의 의료행위를 하게 한 때
- 관계 공무원의 직무 수행을 기피 또는 방해하거나 명령을 위반한 때
- 의료법인·비영리법인, 준정부기관·지방의료원 또는 한국보훈복지의료공단의 설립허가가 취소되거나 해산된 때
- 개설사항, 폐업·휴업 신고와 진료기록부 등의 이관 또는 의료광고의 금지 등을 위반한 때
- 폐업·휴업 신고를 하지 아니하고 6개월 이상 의료업을 하지 아니한 때
- 시정명령을 이행하지 아니한 때
- 약사법을 위반하여 담합행위를 한 때
- 준수사항을 위반하여 사람의 생명 또는 신체에 중대한 위해를 발생하게 한 때
→ 취소된 날이나 폐쇄 명령을 받은 날부터 6개월 이내에, 의료업 정지처분을 받은 자는 그 업무 정지기간 중에 각각 의료기관을 개설·운영 불가

허가 취소 또는 폐쇄	의료기관 개설자가 거짓으로 진료비를 청구하여 금고 이상의 형을 선고받고 그 형이 확정된 때 → 취소당한 날이나 폐쇄 명령을 받은 날부터 3년 안에는 의료기관을 개설·운영 불가

(2) 면허취소와 재교부, 자격정지(법 제65조 및 제66조) 2020 기출

구 분	재교부 시기	사 유
면허 취소	사유 소멸 시	결격사유에 해당하는 경우
	1년 이후	면허조건을 이행하지 아니한 경우(의료시책 필요시 3년 이내로 특정지역 및 업무 종사)
	2년 이후	• 자격정지 처분 기간 중에 의료행위를 하거나 3회 이상 자격정지 처분을 받은 경우 • 면허를 재교부받은 사람이 자격정지 사유에 해당하는 경우
	3년 이후	• 면허를 대여한 경우 • 일회용 의료기기를 재사용하여 사람의 생명 또는 신체에 중대한 위해를 발생하게 한 경우 • 사람의 생명 또는 신체에 중대한 위해를 발생하게 할 우려가 있는 수술, 수혈, 전신마취를 의료인 아닌 자에게 하게 하거나 의료인에게 면허사항 외로 하게 한 경우 • 제8조(결격사유) 제4호부터 제6호까지에 따른 사유로 면허가 취소된 경우
	10년 이후	제8조(결격사유) 제4호에 따른 사유로 면허가 취소된 경우
	재교부 불가	거짓이나 그 밖의 부정한 방법으로 의료인 면허발급요건을 취득하거나 국가시험에 합격한 경우
자격 정지 (1년 미만)		• 의료인의 품위를 심하게 손상시키는 행위를 한 때 • 의료기관 개설자가 될 수 없는 자에게 고용되어 의료행위를 한 때 • 일회용 의료기기를 재사용한 때 • 진단서·검안서 또는 증명서를 거짓으로 작성하여 내주거나 진료기록부 등을 거짓으로 작성하거나 고의로 사실과 다르게 추가기재·수정한 때 • 태아 성 감별을 목적으로 임부를 진찰하거나 검사한 때 • 의료기사가 아닌 자에게 의료기사의 업무를 하게 하거나 의료기사에게 그 업무 범위를 벗어나게 한 때 • 관련 서류를 위조·변조하거나 속임수 등 부정한 방법으로 진료비를 거짓 청구한 때 • 부당한 경제적 이익 등을 제공받은 때 • 그 밖에 이 법 또는 이 법에 따른 명령을 위반한 때

Ⅱ. 의료기사 등에 관한 법률 시행 2024.11.1.

(1) 의료기사 등 법의 목적(법 제1조) 2019, 2021 기출

- 의료기사, 보건의료정보관리사 및 안경사의 자격과 면허 등에 필요한 사항 규정
- 국민의 보건 및 의료향상에 이바지

(2) 의료기사의 종류 및 업무(법 제2조)

종 류	치과위생사	물리치료사	작업치료사	방사선사	임상병리사	치과기공사
업 무	치아 및 구강질환의 예방과 위생 관리	신체의 교정 및 재활을 위한 물리요법적 치료	신체적·정신적 기능장애를 회복시키기 위한 작업요법적 치료	방사선 등의 취급 또는 검사 및 방사선 등 관련 기기의 취급 또는 관리	각종 화학적 또는 생리학적 검사	보철물의 제작, 수리 또는 가공

(3) 치과위생사 업무와 행위분류-대통령령 2020, 2024 기출

	업 무	행위분류
1	치석 등 침착물의 제거	치석 등 침착물의 제거
2	불소 바르기	불소 도포
3	임시 충전	임시 충전
4	임시 부착물의 장착 및 부착물 제거	• 접착용 시멘트 혼합 • 임시 부착물의 장착 및 부착물 제거 예 작업모형 제작 X, 임시치관 제작 X
5	치아 본뜨기	• 트레이 시적 • 인상재료 혼합 등 준비 • 치아 본뜨기 • 초기경화 후 트레이 유지 • 트레이 제거
6	교정용 호선의 장착·제거	• 결찰용 호선 제작 • 교정용 호선 장착 및 제거
7	치아 및 구강질환의 예방과 위생 관리 등에 관한 업무	치면열구전색 등 시행
8	구내 진단용 방사선 촬영	• 환자 자세 및 설명 • 구내 필름 고정 • 방사선 촬영 • 아날로그 방사선 사진 현상 및 정착 • 디지털 방사선 사진 출력 및 저장

(4) 면허자격요건 2019, 2020, 2021, 2022, 2024 기출

필요요건 (법 제4조)	국가시험에 합격한 후 보건복지부장관의 면허 소지
결격사유 (법 제5조)	• 정신질환자 • 마약류 중독자 • 피성년후견인, 피한정후견인 • 관련법(12종)을 위반하여 금고 이상의 형을 선고받고 그 집행이 끝나지 아니하거나 면제되지 아니한 사람
실태 신고 (법 제11조)	최초로 면허를 받은 후부터 3년마다 그 실태와 취업상황을 보건복지부장관에게 신고. 실태 등 신고 수리업무를 면허 종류별로 중앙회에 위탁 가능
의무 (법 제10조)	비밀누설의 금지
무면허자의 업무금지 (법 제9조)	• 의료기사가 아닌 자는 의료기사 업무 금지 • 유사명칭 사용 금지 • 면허 대여 금지(면허 대여받는 것도 아니 되며 알선 금지)

(5) 국가시험(법 제7조 및 시행규칙 별표2) 2023, 2024 기출

시험이 정지되거나 합격이 무효가 된 사람에 대하여 처분의 사유와 위반 정도 등을 고려하여 보건복지부령으로 정하는 바에 따라 그 다음에 치러지는 국가시험 응시를 3회의 범위에서 제한할 수 있다. 이에 따른 국가시험 응시제한의 기준은 다음과 같다.

응시요건	현장실습 320시간 이상 이수 및 관련과목 이수
1회	• 시험 중에 대화, 손동작 또는 소리 등으로 서로 의사소통을 하는 행위 • 허용되지 아니한 자료를 가지고 있거나 이용하는 행위
2회	• 시험 중에 다른 응시한 사람의 답안지 또는 문제지를 엿보고 자신의 답안지를 작성하는 행위 • 시험 중에 다른 응시한 사람을 위하여 답안 등을 알려주거나 엿보게 하는 행위 • 다른 사람으로부터 도움을 받아 답안지를 작성하거나 다른 응시한 사람의 답안지 작성에 도움을 주는 행위 • 답안지를 다른 응시한 사람과 교환하는 행위 • 시험 중에 허용되지 아니한 전자장비, 통신기기, 전자계산기기 등을 사용하여 답안을 전송하거나 작성하는 행위 • 시험 중에 시험문제 내용과 관련된 물건(시험 관련 교재 및 요약자료를 포함한다)을 주고받는 행위
3회	• 대리시험을 치르거나 치르게 하는 행위 • 사전에 시험문제 또는 답안을 타인에게 알려주거나 알고 시험을 치른 행위

(6) 개설등록(법 제11조의2, 제12조, 제13조)

치과기공소 안경사	• 1개소만 개설 가능 • 특별자치시장 · 특별자치도지사 · 시장 · 군수 · 구청장에게 개설등록(+폐업 시 신고)

(7) 보수교육(시행령 제11조) ^{2021, 2022, 2023 기출}

※ 위 내용 참조

시 간	매년 8시간 이상
방 법	대면교육 또는 정보통신망을 활용한 교육
내 용	• 직업윤리 • 업무 전문성 향상 및 업무 개선 • 의료 관계 법령의 준수 • 보건복지부장관이 보수교육에 필요하다고 인정하는 사항

(8) 면허취소와 자격정지(법 제21조 및 제22조) ^{2020, 2022, 2023, 2024 기출}

면허취소	자격정지(6개월 이내)
① 결격사유에 해당하게 된 경우 ② 다른 사람에게 면허를 대여한 경우 ③ 치과의사가 발행하는 치과기공물제작의뢰서에 따르지 아니하고 치과기공물제작 등 업무를 한 때 ④ 면허자격정지 또는 면허효력정지 기간에 의료기사 등의 업무를 하거나 3회 이상 면허자격정지 또는 면허효력정지 처분을 받은 경우	• 품위를 현저히 손상시키는 행위를 한 경우 • 치과기공소 또는 안경업소의 개설자가 될 수 없는 사람에게 고용되어 치과기공사 또는 안경사의 업무를 한 경우 • 치과진료를 행하는 의료기관 또는 치과기공소가 아닌 곳에서 치과기공사의 업무를 행한 때 • 개설등록을 하지 아니하고 치과기공소를 개설·운영한 때 • 치과기공물제작의뢰서를 보존하지 아니한 때 • 기공물 제작 등이 치과기공물제작의뢰서에 따라 적합하게 이루어지고 있는지 여부를 확인해줄 수 없는 경우 • 그 밖에 이 법 또는 이 법에 따른 명령을 위반한 경우
* 처분 원인의 사유가 소멸되는 등 대통령령으로 정하는 사유 인정 시 면허 재발급 가능(단, ② 또는 ④에 따라 면허가 취소된 경우와 금고 이상의 형을 받은 경우 취소 1년 이후에 발급 가능) * 면허 취소 또는 등록 취소 시 청문해야 함(보건복지부장관 또는 특별자치시장·특별자치도지사, 시장·군수·구청장)	* 3년마다 그 실태와 취업상황을 보건복지부장관에게 신고하지 아니한 때에는 신고할 때까지 면허의 효력을 정지할 수 있음

Ⅲ. 의료법 VS 의료기사 등에 관한 법률 비교

(1) 국가시험 응시자격

항 목	의료인	의료기사 등
국가시험	• 응시원서 제출기간 : 시험 실시 90일 전까지 공고(의료법 시행령 제4조) • 예비시험에 합격한 자에 대해서는 다음 회의 국가시험부터 예비시험을 면제(의료법 시행령 제3조)	• 실기시험은 필기시험에 합격자에 한하여 실시(의료기사법 시행령 제3조) • 보건복지부장관 재량에 따라 필기시험과 실기시험을 병합하여 실시 가능(의료기사법 시행령 제3조)
응시자격 제한	최대 3회 (의료법 시행령 별표1 및 의료기사법 시행규칙 별표2)	

(2) 면허조건과 등록

항 목		의료인	의료기사 등
면허증	교 부	14일 (의료법 시행규칙 제4조 / 의료기사법 시행규칙 제12조)	
	재교부	면허취소자 원인이 된 사유 소멸 후 시 · 도지사를 거쳐 보건복지부장관에게 제출 (의료법 시행규칙 제6조 / 의료기사법 시행령 제12조 및 시행규칙 제22조)	
	외국 면허증	사실 확인 후 14일 이내 (의료법 시행규칙 제4조 / 의료기사법 시행규칙 제12조)	
실태 및 취업상황 신고		최초 면허 발급 후 3년마다 보건복지부장관에게 신고 (의료법 제25조 / 의료기사법 제11조)	

(3) 결격사유 2023 기출

항 목	의료인 (의료법 제8조)	의료기사 등 (의료기사법 제5조)
정신질환자 (예외 : 전문의가 의료인으로 적합판정)	O	O
마약 · 대마 · 향정신성의약품 중독자	O	O (* 마약류 중독자로 표기되어 있음)
피성년후견인	O	O
피한정후견인	O	O
금고 이상의 형을 받은 자	O	O

(4) 면허자격정지 2020, 2023 기출

의료인 (의료법 제66조)	의료기사 등 (의료기사법 제22조)
• 일회용 의료기기 재사용 • 진단서 · 검안서 · 증명서 · 진료기록부 등 관련 서류 거짓으로 작성 또는 추가 · 수정 • 부정한 방법으로 진료비 거짓 청구 • 태아 성 감별을 목적으로 임부를 진찰하거나 검사한 때 • 비의료인 의료행위 지시 • 의료기사 업무 외 행위 지시 • 부당이익 취득	• 치과기공소가 아닌 곳에서 기공 업무 • 개설등록 안 하고 기공소 운영 • 치과기공물 제작 의뢰서 보존 X • 치과의사 기공제작의뢰서 무시
공통사항 • 면허신고 X • 품위손상행위 • 개설권 없는 자에게 고용되어 업무를 한 경우 • 법 또는 명령 위반	

(5) 품위손상행위–대통령령 2019, 2021 기출

의료인 (의료법 시행령 제32조)	의료기사 등 (의료기사법 시행령 제13조)
• 학문적으로 인정되지 아니하는 진료행위 • 비도덕적 진료행위 • 거짓 또는 과대 광고행위 • 방송, 신문 · 인터넷신문 또는 정기간행물 또는 인터넷 매체에서 건강 · 의학정보에 대하여 거짓 또는 과장하여 제공하는 행위 • 불필요한 검사 · 투약 · 수술 등 지나친 진료행위를 하거나 부당하게 많은 진료비를 요구하는 행위 • 전공의의 선발 등 직무와 관련하여 부당하게 금품을 수수하는 행위 • 다른 의료기관을 이용하려는 환자를 영리를 목적으로 자신이 종사하거나 개설한 의료기관으로 유인하거나 유인하게 하는 행위 • 자신이 처방전을 발급하여 준 환자를 영리를 목적으로 특정 약국에 유치하기 위하여 약국개설자나 약국에 종사하는 자와 담합하는 행위	• 의료기사 등의 업무 범위를 벗어나는 행위 • 의사나 치과의사의 지도를 받지 아니하고 업무를 하는 행위(보건의료정보관리사와 안경사의 경우는 제외) • 학문적으로 인정되지 아니하거나 윤리적으로 허용되지 아니하는 방법으로 업무를 하는 행위 • 검사 결과를 사실과 다르게 판시하는 행위

(1) 지역보건법의 목적(법 제1조)

- 지역보건의료기관의 설치 · 운영
- 보건의료 관련기관 · 단체와 연계 · 협력
- 지역보건의료기관의 기능을 효과적으로 수행하는 데 필요한 사항을 규정
- 지역보건의료정책 효율적 추진
- 지역주민의 건강증진에 이바지

(2) 지역사회 건강실태조사(시행령 제2조) 2022, 2023, 2024 기출

방법	• 질병관리청장은 보건복지부장관과 협의하여 지역사회 건강실태조사를 매년 지방자치단체의 장에게 협조를 요청하여 실시 • 매년 보건소를 통해 지역사회 건강실태조사 실시 • 표본조사를 원칙으로 하되, 필요한 경우 전수조사
내용	• 흡연, 음주 등 건강 관련 생활습관에 관한 사항 • 건강검진 및 예방접종 등 질병 예방에 관한 사항 • 질병 및 보건의료서비스 이용 실태에 관한 사항 • 사고 및 중독에 관한 사항 • 활동의 제한 및 삶의 질에 관한 사항 • 그 밖에 지역사회 건강실태조사에 포함되어야 한다고 질병관리청장이 정하는 사항

(3) 지역보건의료계획의 수립

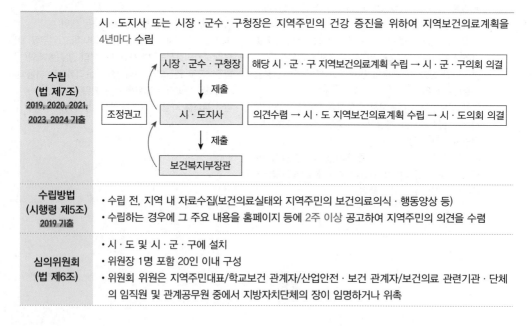

수립 (법 제7조) 2019, 2020, 2021, 2023, 2024 기출	시 · 도지사 또는 시장 · 군수 · 구청장은 지역주민의 건강 증진을 위하여 지역보건의료계획을 4년마다 수립 시장 · 군수 · 구청장 → 해당 시 · 군 · 구 지역보건의료계획 수립 → 시 · 군 · 구의회 의결 ↓ 제출 조정권고 시 · 도지사 → 의견수렴 → 시 · 도 지역보건의료계획 수립 → 시 · 도의회 의결 ↓ 제출 보건복지부장관
수립방법 (시행령 제5조) 2019 기출	• 수립 전, 지역 내 자료수집(보건의료실태와 지역주민의 보건의료의식 · 행동양상 등) • 수립하는 경우에 그 주요 내용을 홈페이지 등에 2주 이상 공고하여 지역주민의 의견을 수렴
심의위원회 (법 제6조)	• 시 · 도 및 시 · 군 · 구에 설치 • 위원장 1명 포함 20인 이내 구성 • 위원회 위원은 지역주민대표/학교보건 관계자/산업안전 · 보건 관계자/보건의료 관련기관 · 단체의 임직원 및 관계공무원 중에서 지방자치단체의 장이 임명하거나 위촉

	지역보건의료계획	
지역보건 의료계획 (법 제7조 제1항 및 시행령 제4조) 2020, 2021, 2022 기출	• 보건의료 수요의 측정 • 지역보건의료서비스에 관한 장기 · 단기 공급대책 • 인력 · 조직 · 재정 등 보건의료자원의 조달 및 관리 • 지역보건의료서비스의 제공을 위한 전달체계 구성 방안 • 지역보건의료에 관련된 통계의 수집 및 정리	
	시 · 군 · 구청장	시 · 도지사, 특별자치시장 · 특별자치도지사
	• 지역보건의료계획의 달성 목표 • 지역현황과 전망 • 지역보건의료기관과 보건의료 관련기관 · 단체 간의 기능 분담 및 발전 방향 • 법에 따른 보건소의 기능 및 업무의 추진계획과 추진현황 • 지역보건의료기관의 인력 · 시설 등 자원 확충 및 정비 계획 • 취약계층의 건강관리 및 지역주민의 건강 상태 격차 해소를 위한 추진계획 • 지역보건의료와 사회복지사업 사이의 연계성 확보 계획 • 그 밖에 시장 · 군수 · 구청장이 지역보건의료계획을 수립함에 있어서 필요하다고 인정하는 사항	• 지역보건의료계획의 달성 목표 • 지역현황과 전망 • 지역보건의료기관과 보건의료 관련기관 · 단체 간의 기능 분담 및 발전 방향 • 법에 따른 보건소의 기능 및 업무의 추진계획과 추진현황 • 지역보건의료기관의 인력 · 시설 등 자원 확충 및 정비 계획 • 취약계층의 건강관리 및 지역주민의 건강 상태 격차 해소를 위한 추진계획 • 지역보건의료와 사회복지사업 사이의 연계성 확보 계획 • 의료기관의 병상(病床)의 수요 · 공급 • 정신질환 등의 치료를 위한 전문치료시설의 수요 · 공급 • 특별자치시 · 특별자치도 · 시 · 군 · 구 지역보건의료기관의 설치 · 운영 지원 • 시 · 군 · 구 지역보건의료기관 인력의 교육훈련 • 지역보건의료기관과 보건의료 관련기관 · 단체 간의 협력 · 연계 • 그 밖에 시 · 도지사 및 특별자치시장 · 특별자치도지사가 지역보건의료계획을 수립함에 있어서 필요하다고 인정하는 사항
제출시기 (시행령 제6조)	시장 · 군수 · 구청장 → 시 · 도지사 → 보건복지부장관 　　　　　　　　　　1월 31일까지　　　2월 말까지	
비용보조 (법 제24조) 2019 기출	• 설치비와 부대비 : 3분의 2 이내 • 운영비와 시행비 : 2분의 1 이내	

(4) 보건소의 설치

설치 (법 제10조) 2020 기출	• 시 · 군 · 구별로 1개소씩 • 시 · 군 · 구의 인구가 30만 명을 초과하는 등 특별히 필요하다고 인정되는 경우에는 대통령령으로 정하는 기준에 따라 해당 지방자치단체의 조례로 추가 설치 가능
업무 (법 제11조) 2019, 2020, 2024 기출	• 건강 친화적인 지역사회 여건의 조성 • 지역보건의료정책의 기획, 조사 · 연구 및 평가 • 보건의료인 및 보건의료기관 등에 대한 지도 · 관리 · 육성 • 국민보건 향상을 위한 지도 · 관리 • 보건의료 관련기관 · 단체, 학교, 직장 등과의 협력체계 구축 • 지역주민의 건강증진 및 질병예방 · 관리를 위한 지역보건의료서비스 제공 → (5) 참고

보건의료원 (법 제12조)	보건소 중 병원의 요건을 갖춘 곳
보건지소 (시행령 제10조) 2024 기출	• 읍 · 면마다 1개소씩 • 필요하다고 인정되는 경우에 필요한 지역에 설치 · 운영하거나 여러 개의 보건지소 통합하여 설치 · 운영 가능
건강생활 지원센터 (법 제14조 및 시행령 제11조) 2022 기출	• 지역주민의 만성질환 예방 및 건강한 생활습관 형성 지원 • 보건소가 없는 읍 · 면 · 동마다 1개씩 설치 가능

보건소장 (시행령 제13조, 제14조 및 제15조) 2023 기출	**보건소장** • 1명, 의사 면허 • 의사충원 불가 시 치과의사 · 한의사 · 조산사, 간호사, 약사 또는 보건소에서 실제로 보건 등과 관련된 업무를 하는 공무원으로서 대통령령으로 정하는 자격을 갖춘 사람을 보건소장으로 임용할 수 있음 • 임 무 　－ 소속 공무원을 지휘 · 감독 　－ 보건지소, 건강생활지원센터 및 보건진료소의 직원 및 업무에 대한 지도 · 감독 ↓ 지휘, 감독

건강생활지원센터장	보건지소장
• 보건 등 직렬의 공무원 또는 보건의료인 1명을 센터장으로 임명 • 건강생활지원센터의 업무 관장 • 소속 직원을 지휘 · 감독	• 지방의무직공무원 또는 임기제공무원 1명을 보건지소장으로 임용 • 임 무 　－ 보건지소의 업무 관장 　－ 소속 직원을 지휘 · 감독 　－ 보건진료소의 직원 및 업무에 대하여 지도 · 감독

전문인력 2019, 2020, 2021, 2022, 2023 기출	적정배치 (법 제16조)	• 면허 · 자격 또는 전문지식을 가진 인력 • 지역보건의료기관 간 전문인력 교류 가능 • 교육훈련 실시 • 배치 및 운영실태 조사 가능
	임용자격기준 (시행령 제17조)	• 해당 면허 · 자격 또는 전문지식이 있는 사람 • 해당 분야 업무에 2년 이상 종사자 우선 임용
	실태조사 (시행령 제20조)	2년마다 전문인력 배치 및 운영 실태조사
	교육훈련 (시행령 제19조)	• 기본교육훈련 : 3주 이상 • 전문교육훈련 : 1주 이상

(5) 지역보건의료서비스 제공 세부항목(보건소의 업무)(법 제11조 제1항 제5호 및 제19조) 2021, 2023 기출

- 국민건강증진 · 구강건강 · 영양관리사업 및 보건교육
- 감염병의 예방 및 관리
- 모성과 영유아의 건강유지 · 증진
- 여성 · 노인 · 장애인 등 보건의료 취약계층의 건강유지 · 증진
- 정신건강증진 및 생명존중에 관한 사항
- 지역주민에 대한 진료, 건강검진 및 만성질환 등의 질병관리에 관한 사항
- 가정 및 사회복지시설 등을 방문하여 행하는 보건의료 및 건강관리사업
- 난임의 예방 및 관리
- 관할 시장 · 군수 · 구청장에게 지역보건의료서비스의 제공을 신청할 수 있다.

(6) 방문건강관리 전담공무원(시행규칙 제4조의2)

- 방문건강관리사업을 담당하기 위해 보건복지부령으로 정하는 전문인력 : 의사, 치과의사, 한의사, 간호사, 물리치료사, 작업치료사, 치과위생사, 영양사, 약사, 한약사, 체육지도자
- 그 밖에 방문건강관리사업에 관한 전문지식과 경험이 있다고 보건복지부장관이 인정한 사람

V. 구강보건법 시행 2025.6.14.

(1) 구강보건법의 목적(법 제1조)

- 국민의 구강보건에 관한 필요사항 규정
- 구강보건사업의 효율적 추진
- 국민의 구강질환 예방
- 국민의 구강건강 증진

(2) 주요 내용의 정의(법 제2조, 제3조, 제4조, 제4조의2)

구 분	내 용
구강보건사업	구강질환의 예방 · 진단, 구강건강에 관한 교육 · 관리 등을 함으로써 국민의 구강건강을 유지 · 증진시키는 사업
수돗물불소농도조정사업	수돗물의 불소농도를 적정수준으로 유지 · 조정하는 사업 또는 이와 관련되는 사업
초등학생 치과주치의사업	초등학생의 구강건강관리를 위하여 구강검사, 구강질환 예방진료, 구강보건교육 등을 지원하는 사업
국가와 지방단체의 책무 2019, 2020, 2023 기출	• 국민의 구강건강 증진을 위하여 필요한 계획을 수립 · 시행 • 구강보건사업과 관련된 자료의 조사 · 연구, 인력 양성 등 그 사업 시행에 필요한 기술적 · 재정적 지원
국민의 의무	• 구강건강 증진을 위한 구강보건사업이 효율적으로 시행되도록 협력 • 스스로의 구강건강 증진을 위하여 노력
구강보건의 날	매년 6월 9일

(3) 구강보건사업의 기본계획(법 제5조) 2020, 2021, 2024 기출

특 징	• 5년마다 수립 • 보건복지부령으로 정함 • 기본계획에 따라 매년 세부계획(시행계획)을 시행(제6조)
사 업	• 구강보건에 관한 조사 · 연구 및 교육사업 • 수돗물불소농도조정사업 • 학교 구강보건사업(초등학생 치과주치의사업 포함) • 사업장 구강보건사업 • 노인 · 장애인 구강보건사업 • 임산부 · 영유아 구강보건사업 • 구강보건 관련 인력의 역량강화에 관한 사업 • 그 밖에 구강보건사업과 관련하여 대통령령으로 정하는 사업 　－ 구강보건 관련 인력의 양성 및 수급에 관한 사업 　－ 구강보건에 관한 홍보사업 　－ 구강보건사업에 관한 평가사업 　－ 구강보건에 관한 국제협력 등 보건복지부장관이 필요하다고 인정하는 사업

(4) 구강건강실태조사(법 제9조 및 시행령 제4조) 2019, 2021, 2022, 2023, 2024 기출

특 징	• 질병관리청장은 보건복지부장관과 협의하여 3년마다 실시 • 표본조사
구강건강상태조사 (직접 구강검사)	• 치아건강상태 • 치주조직건강상태 • 틀니보철상태 • 그 밖에 치아반점도 등 구강건강상태에 관한 사항
구강건강의식조사 (면접설문조사)	• 구강보건에 대한 지식 • 구강보건에 대한 태도 • 구강보건에 대한 행동 • 그 밖에 구강보건의식에 관한 사항

(5) 대통령령(시행령), 보건복지부령(시행규칙) 사업권한 비교 2023 기출

구 분	사업내용
대통령령	• 구강보건사업기본계획의 내용 • 구강건강실태조사의 시기, 방법 • 학교 구강보건사업의 세부 내용 및 방법 등 • 보건복지부장관의 권한 위임, 위탁
보건복지부령	• 수돗물불소농도조정사업의 계획 및 시행 • 수돗물불소농도조정사업 기술지원단의 구성, 운영 및 기술지원사항 • 구강보건사업기본계획의 수립절차 • 구강보건사업 세부계획 및 시행계획의 수립, 시행 • 구강보건사업시행결과의 평가 • 구강보건사업 교육훈련 • 모자, 영유아 구강보건사업(구강보건교육과 구강검진) • 장애인구강진료센터의 설치 및 위탁

(6) 수돗물불소농도조정사업의 관리 2019 기출

```
┌──────────────────────┐         ┌─────────┐    ┌──────────────────────────┐
│ • 시 · 도지사           │         │ 업무지시  │    │ • 일반수도사업을 하는 사업소의 장 │
│ • 시장 · 군수 · 구청장   │  ──────→│         │    │ • 보건소장                  │
│ • 한국수자원공사 사장     │         └─────────┘    └──────────────────────────┘
└──────────────────────┘
```

시 · 도지사/ 시장 · 군수 · 구청장/ 한국수자원공사 사장	업무 (법 제11조 제1항)	• 불소화합물 첨가시설의 설치 및 운영 • 불소농도 유지를 위한 지도 · 감독 • 불소화합물 첨가 인력의 안전관리 • 불소제제의 보관 및 관리에 관한 지도 · 감독
상수도사업소장 (상수도시설의 운영자)	기록 (시행규칙 제7조 제2항)	• 1일 1회 이상 불소농도 측정 · 기록 • 측정한 달의 다음 달 10일까지 사업관리자에게 통보 • 사업관리자는 통보 받은 후 5일 이내 보건복지부장관에게 통보
	업무 (시행규칙 제7조 제1항)	• 불소화합물 첨가 • 불소농도 유지 • 불소농도 측정 및 기록 • 불소화합물 첨가시설의 운영 · 유지관리 • 불소화합물 첨가 담당자의 안전관리 • 불소제제의 보관 및 관리 • 그 밖에 보건복지부장관이 불소화합물 첨가의 적정화와 안정성 확보를 위하여 필요하다고 인정하는 사항
보건소장 2020 기출	기록 (시행규칙 제9조 제2항 · 제3항)	• 주 1회 이상 수도꼭지 불소농도 측정 · 기록 • 연 2회 이상 현장을 방문하여 불소화합물 첨가시설을 점검한 후 그 점 검결과를 기록
	업무 (시행규칙 제9조 제1항)	• 불소농도 측정 및 기록 • 불소화합물 첨가시설의 점검 • 수돗물불소농도조정사업에 대한 교육 및 홍보
사업계획 내용 공고 (시행령 제5조)	3주 이상 공고 • 시행 목적 또는 중단 사유 • 필요성 • 시행 또는 중단 대상정수장 및 사업대상지역 • 그 밖에 주민들의 의견수렴에 필요하다고 인정되는 사항	
불소제제 (시행규칙 제4조 및 제10조) 2022 기출	• 불화나트륨, 불화규산 및 불화규소나트륨 • 시 · 도지자, 시장 · 군수 · 구청장 또는 한국수자원공사사장이 유지하고자 하는 수돗물불소 농도는 0.8ppm / 허용범위는 최대 1.0ppm, 최소 0.6ppm	

불소 사용	농도(%)	ppm	비 고
매일 1회 양치	0.05	500	
매주 1회 양치	0.2	2,000	
수돗물	0.00008	0.8	0.6~1.0
불소도포			6개월에 1회

(7) 사업내용과 기간 비교

사업내용		기간
구강보건사업계획수립(법 제5조)		5년
구강보건사업 세부계획(시행계획)수립(법 제6조)		1년
구강건강실태조사(시행령 제4조)		3년
수돗물불소농도조정사업계획 공고(시행령 제5조)		3주 이상
상수도사업소장	불소농도 측정 · 기록(시행규칙 제7조)	매일 1회 이상
보건소장	수도꼭지 불소농도 측정(시행규칙 제9조)	주 1회 이상
	불화불첨가시설 방문(시행규칙 제9조)	연 2회 이상

(8) 특징별 구강보건사업 내용

학교 구강보건 (법 제12조) 2019, 2024 기출	유치원 및 학교의 장이 실시 • 구강보건교육 • 구강검진 • 칫솔질과 치실질 등 구강위생관리 지도 및 실천 • 불소용액 양치와 치과의사 또는 치과의사의 지도에 따른 치과위생사의 불소 도포 • 지속적인 구강건강관리 • 그 밖에 학생의 구강건강 증진에 필요하다고 인정되는 사항
사업장 구강보건 (시행령 제13조) 2020, 2022 기출	• 구강보건에 관한 사항 • 직업성 치과질환의 종류에 관한 사항 • 직업성 치과질환의 위험요인에 관한 사항 • 직업성 치과질환의 발생 · 증상 및 치료에 관한 사항 • 직업성 치과질환의 예방 및 관리에 관한 사항 • 그 밖에 구강보건증진에 관한 사항
임산부, 영유아 구강보건 (시행규칙 제15조) 2019 기출	• 임산부 　– 치아우식증(충치) 상태 　– 치주질환(잇몸병) 상태 　– 치아마모증 상태 　– 그 밖의 구강질환 상태 • 영유아 　– 치아우식증(충치) 상태 　– 치아 및 구강발육 상태 　– 그 밖의 구강질환 상태
노인, 장애인 구강보건 (시행령 별표1) 2021, 2024 기출	• 치아우식증의 예방 및 관리 • 치주질환의 예방 및 관리 • 치아마모증의 예방과 관리 • 구강암의 예방 • 틀니 관리 • 그 밖의 구강질환의 예방과 관리

(9) 장애인구강진료센터 2020, 2022 기출

장애인구강진료센터의 설치 등 (법 제15조의2)	• 시·도지사는 권역장애인구강진료센터 및 지역장애인구강진료센터 설치·운영. 이 경우 권역장애인구강진료센터는 각 시·도에 1개소 이상 설치·운영 • 보건복지부장관과 시·도지사는 장애인구강진료센터의 설치·운영업무에 필요한 전문인력과 시설을 갖춘 기관(병원급)에 위탁 가능, 또한 위탁과 운영에 필요한 경비를 보조

(10) 모자보건수첩의 기재사항

모자보건수첩의 기재사항 (시행규칙 제13조)	특별자치시장, 특별자치도지사 및 시장·군수·구청장이 기록 • 임산부의 산전 및 산후의 구강건강관리에 관한 사항 • 임산부 또는 영유아의 정기 구강검진에 관한 사항 • 영유아의 구강발육과 구강관리상의 주의사항 • 구강질환 예방진료에 관한 사항 • 그 밖에 임산부 및 영유아의 구강건강관리에 필요한 사항

(11) 교육훈련 위탁대상 전문관계기관

교육훈련 위탁대상 전문관계기관 (시행규칙 제17조)	• 시·도 지방공무원교육원 • 구강보건전문연구기관 • 구강보건사업을 하는 법인 또는 단체

(12) 지역보건법과 구강보건법 비교

지역보건법		구강보건법	
지역보건의료계획	4년 주기	구강보건기본계획	5년 주기
지역보건실태조사	매 년	구강보건실태조사	3년 주기
지역보건의료계획 수립 시	2주 이상 공고	수돗물 불소농도 조정사업	3주 이상 공고

※ 각 법의 목적 비교

의료법	모든 국민이 수준 높은 의료 혜택을 받을 수 있도록 국민의료에 필요한 사항을 규정함으로써 국민의 건강보호, 증진
의료기사법	의료기사, 보건의료정보관리사 및 안경사의 자격·면허 등에 관하여 필요한 사항을 정함으로써 국민의 보건 및 의료 향상
지역보건법	보건소 등 지역보건의료기관의 설치·운영에 관한 사항과 보건의료 관련기관·단체와의 연계·협력을 통하여 지역보건의료기관의 기능을 효과적으로 수행하는 데 필요한 사항을 규정함으로써 지역보건의료정책을 효율적으로 추진하여 지역주민의 건강증진
구강보건법	국민의 구강보건에 관하여 필요한 사항을 규정하여 구강보건사업을 효율적으로 추진함으로써 국민의 구강질환 예방/구강건강 증진

※ 의료기사 등의 벌칙(의료기사 등에 관한 법률)

양벌규정 (법 제32조)	위법행위자 및 법인 또는 개인 모두 처벌	
3년 이하의 징역 또는 3천만원 이하의 벌금 (법 제30조) 2021 기출	• 면허 없이 의료기사 등의 업무를 한 사람 • 면허를 대여한 사람 • 면허를 대여받거나 면허 대여를 알선한 사람 • 업무상 알게 된 비밀을 누설한 사람 • 치과기공사(안경사)의 면허 없이 치과기공소(안경업소)를 개설한 자 • 치과의사가 발행한 치과기공물제작의뢰서에 따르지 아니하고 치과기공물제작 등 업무를 행한 자	
500만원 이하의 벌금 (법 제31조)	면허 없이 의료기사 등의 명칭 또는 이와 유사한 명칭을 사용	
	치과기공소	**안경업소**
	• 2개 이상 업소개설 • 무등록 업소개설 • 영리 목적으로 고객을 알선 · 소개 유인	
	—	• 안경 및 콘택트렌즈의 전자상거래 및 통신판매 • 판매자의 사이버몰로부터 안경 및 콘택트렌즈 구매 또는 배송 대행 • 안경업소 외의 안경 및 콘택트렌즈 판매
500만원 이하의 과태료 (법 제33조)	보수교육 미수료	
100만원 이하의 과태료 (법 제33조)	• 실태와 취업 상황을 허위로 신고한 사람 • 폐업신고를 하지 아니하거나 등록사항의 변경신고를 하지 아니한 사람 • 보고를 하지 아니하거나 검사를 거부 · 기피 또는 방해한 자	

핵심 개념

1교시 치위생학 1과 2교시 치위생학 2에서 출제빈도가 높고 중요한 개념을 정리했습니다. 모의고사 풀이에 앞서 빨리보는 간단한 키워드에 수록된 핵심 개념을 통해 중요한 내용을 정리하고 기본기를 탄탄히 다져 보시기 바랍니다.

구강보건 통계 공식정리

(1) 영구치우식증 통계 공식 2019, 2020, 2021, 2022, 2023, 2024 기출

RATE	DMF rate 영구치우식경험(자)률	치아우식증을 한 번이라도 경험한 사람의 비율 $\dfrac{\text{DMFT 가진 사람 수}}{\text{피검자수}} \times 100(\%)$
	DMFT rate 우식경험영구치율	전체치아 중에서 치아우식을 경험한 치아의 비율 $\dfrac{\text{우식경험영구치아수}}{\text{피검영구치아수}} \times 100(\%)$
	DMFS rate 우식경험영구치면율	$\dfrac{\text{우식경험영구치면수}}{\text{피검영구치면수}} \times 100(\%)$
	DT/MT/FT rate 우식/상실/처치영구치율	치아우식증을 경험한 영구치 중에서 현재 우식/상실/처치 치아의 비율 $\dfrac{\text{DT수/MT수/FT수}}{\text{DMFT수}} \times 100(\%)$

* 우식영구치율 : 치아우식증을 경험한 영구치 중에서 현재 시점에 우식이 있는 치아의 비율
* 상실영구치율 : 치아우식증을 경험한 영구치 중에서 치아우식증으로 인해 치아를 이미 상실했거나 그 부위가 이미 인공치아(예 임플란트)로 대체된 치아의 비율
* 처치영구치율 : 치아우식증을 경험한 영구치 중에서 치아우식증을 처치하여 영구 충전되어 있는 치아의 비율

INDEX (1인당 평균 보유량)	DMFT index 우식경험영구치 지수	$\dfrac{\text{우식경험영구치수}}{\text{피검자수}}$
	DMFS index	$\dfrac{\text{우식경험영구치면수}}{\text{피검자수}}$
	DT/MT/FT index	$\dfrac{\text{DT수/MT수/FT수}}{\text{피검자수}}$

* 지수(INDEX) : 1인당 평균 보유량 따라서 분모는 항상 피검자수(사람)

(2) 보데커의 치면분류 2020, 2023 기출

치아		치면 분류	총치면
유 치	모든 치아	근심, 원심, 협면, 설면, 교합면	5면
영구치	상하악전치 상악소구치	근심, 원심, 협면, 설면, 교합면	5면
	하악소구치 상악 제3대구치	근심, 원심, 협면, 설면, 교합면(근심, 원심)	6면
	하악대구치	근심, 원심, 설면, 교합면, 협면 2치면(협면소와, 협면)	6면
	상악 제1대구치, 상악 제2대구치	근심면, 원심면, 협면, 교합면 2치면(근심, 원심), 구개면(구개소와, 구개면)	7면
	주의사항	• 발거된 치아, 인조치관장착치아 : 3면 우식 • 인접면 우식증 : 2면 우식 • 유치 총 100개면, 영구치 총 180개면	

영구치	6	7	7	5	5	5	5	5	5	5	5	5	5	7	7	6
유 치			5	5	5	5	5	5	5	5	5	5				
유 치			5	5	5	5	5	5	5	5	5	5				
영구치	6	6	6	6	6	5	5	5	5	5	5	6	6	6	6	6

- 근심/원심/협/설/교합(5치면)
- 근심/원심/협/설/교합근심/교합원심(6치면)
- 근심/원심/협/교합근심/교합원심/구개소와/구개(7치면)
- 근심/원심/교합/설/협면소와/협면(6치면)

(3) 제1대구치 건강도

- 최고치 40점, 최저치 0점
- 4개의 제1대구치 검사
- 제1대구치 건강도 $= \dfrac{\text{총 제1대구치 건강도 평점}}{40} \times 100$ 2021 기출
- 제1대구치 우식경험률 $= 100 -$ 제1대구치 건강도 2019, 2020, 2022 기출

제1대구치 건강도	평 점
우식에 이환되지 않은 건전 제1대구치	10점
상실, 발거대상 제1대구치	0점
우식에 이환된 제1대구치의 경우 → 치면에 따라 1점씩 감점	
1치면 우식	9점(1점 감점)
5치면 우식	5점(5점 감점)
충전되어 있는 제1대구치의 경우 → 치면에 따라 0.5점씩 감점	
1치면 충전(예 교합면 아말감)	9.5점(0.5점 감점)
5치면 충전(예 크라운)	7.5점(2.5점 감점)

(4) 기능상실치율 <small>2020 기출</small>

- 조사대상 집단의 영구치아수(상실치 포함) 중에서 치아의 기능을 잃은 상실치아수와 발거대상치아수의 백분율을 나타내는 지표
- 치아우식증, 기타 구강질환에 의해 발거 및 발거대상치아 모두 포함
- MT rate와 다른 점 : '발거대상치아수'를 포함

기능상실치율	기능발휘치율
$\dfrac{\text{상실치아수}+\text{발거대상치아수}}{\text{피검영구치아수(상실치 포함)}}\times100$	100% − 기능상실치율

(5) 우식치명률 <small>2020, 2021, 2023 기출</small>

조사대상 집단의 전체 우식경험영구치 중 우식으로 인한 상실치아와 발거대상우식치아의 백분율을 나타내는 지표

우식치명률	$\dfrac{\text{우식으로 인한 상실치아수}+\text{발거대상우식치아수}}{\text{우식경험영구치수}}\times100$

(6) 유치우식통계기준 <small>2019, 2022, 2023 기출</small>

구 분	5세 이하	6세 이상(치아교환기)	세계보건기구(WHO)
유치표시기호	d : 충전 가능한 우식유치	d : 충전 가능한 우식유치	d : 충전으로 보존할 수 있는 우식유치와 발거 대상 우식유치
	m : 우식증으로 인해 발거된 유치, 발거대상유치	e : 우식증으로 인한 발거대상유치	f : 충전되어 있는 과거의 우식유치
	f : 충전된 과거의 우식유치	f : 충전된 과거의 우식유치	–
기 타	우식증으로 발거한 유치는 우식경험유치에 포함(생리적으로 탈락되지 않기 때문)	우식증으로 발거한 상실유치를 우식경험유치에 포함시키지 않음(우식발거와 생리적 탈락의 감별이 곤란하기 때문)	5세 이하든 치아교환기 아동이든 구별하지 않음

(7) 유두변연부착 치은염지수(PMA index) : 개인별 발생 치은염의 양을 표시

- 유두치은(Papilla), 변연치은(Marginal gingiva), 부착치은(Attached gingiva)
- 상하악 6전치에 각각 5개씩 있는 치간유두를 중심으로 10개의 단위 치은
- 염증 있을 시 1점 / 없을 시 0점(최고치 30, 최저치 0)

A	A	A	A	A	
M	M	M	M	M	
P	P	P	P	P	
13	12	11	21	22	23
43	42	41	31	32	33
P	P	P	P	P	
M	M	M	M	M	
A	A	A	A	A	

(8) 지역사회 치주요양필요지수(CPI/CPITN) 2019, 2020, 2021, 2022 기출

- 특정집단이나 지역사회주민에게 전달하여야 할 치주요양의 필요를 표시한 구강보건지표
  - 치은염 발생 여부, 치석부착 여부, 치주낭 깊이를 종합적으로 나타냄
  - 15~19세 집단 CPITN2로 집단 간 비교
- 삼분악

17-14	13-23	24-27
47-44	43-33	34-37

- 지정치아

10대			20대 이상		
6	1	6	7 6	1	6 7
6	1	6	7 6	1	6 7

  - 지치는 제외
  - 발거대상이 아닌 두 개 이상의 치아가 현존하는 삼분악의 치주조직
  - 삼분악에 한 개 치아만 있는 경우 인접 삼분악에 포함
  - 완전히 맹출된 영구치아를 둘러싸고 있는 치주조직만 검사대상
  - 지정치아가 없을 경우 삼분악 모두 검사 후 가장 진행된 치주조직 결과기록
- 치주조직 검사기준

구 분	평 점	기 준
건전치주조직	0	병적증상 X
출혈치주조직	1	깊이 측정 후 출혈
치석부착치주조직	2	치석이 부착된 경우
천치주낭형성치주조직	3	4~5mm 치주낭 형성, 탐침 흑색부에 치은연 위치
심치주낭형성치주조직	4	6mm 이상 치주낭 형성, 탐침 흑색부 보이지 않음

- CPITN

치주조직검사	치주요양필요자	지역사회치주요양필요지수
건전치주조직(0)	치주요양불필요자(0)	치주요양불필요지수 (CPITN0)
출혈치주조직(1)	치면세균막관리필요자(1)	치면세균막관리필요지수 (CPITN1)
치석부착치주조직(2)	치면세마필요자(2)	치면세마필요지수 (CPITN2)
천치주낭형성치주조직(3)		
심치주낭형성치주조직(4)	치주조직병치료필요자(3)	치주조직병치료필요지수 (CPITN3)

(9) 구강환경 평가 2021, 2022, 2023, 2024 기출

구 분	구강환경지수(OHI)	간이구강환경지수 (S-OHI)	구강환경관리능력 지수(PHP)	개량구강환경관리 능력지수(M-PHP)
대상치아	모든 치아 협설면	협　순　협 6　1　6 6　1　6 설　순　설	협 6 6	5　3　　6 4　　2　6
검 사	음식물잔사지수＋치석지수		치면착색된 부위	
최고점	한 치아당 12점 (음식물잔사3＋치석3) ×협, 설	한 치아당 6점 (음식물잔사＋치석3)	한 치아당 5점	전체 60점 (5부위×6치아 ×협, 설)
치아등분	치면 3등분하여 0~3점 계산		치면 5등분 부착 1점/비부착 0점	
그 림	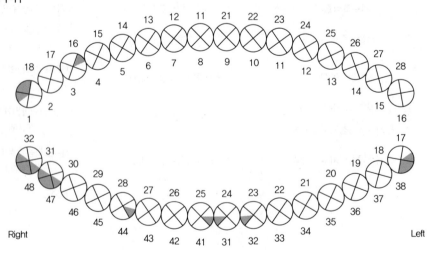			

* **오리어리지수(O'Leary index)** 2018 기출
  - 치면의 치면세균막부착 정도 측정지표
  - 한 치아를 근심, 원심, 순(협)면, 설(구개)면 4부분으로 구분함
  - 부착 시 1점, 미부착 시 0점으로 산정

오리어리지수	$\dfrac{\text{착색된 치아 면의 수}}{\text{피검치아 면의 수}} \times 100$

  - 검사부위

- 반점치아 *2019, 2020, 2021, 2022 기출*
  - Dean과 Mckay의 반점치 지수
  - 최고점 4점, 최저점 0점
  - 개인의 반점도는 구강에 두 개 이상 존재하는 최고도 반점치아로 계산
    - 예 A 사람 → 1개 치아 고도, 3개 치아 중등도, 나머지 경도 : 중등도
      - B 사람 → 3개 치아 고도, 1개 치아 중등도, 나머지 경도 : 고도
      - C 사람 → 1개 치아 고도, 1개 치아 경도, 나머지 정상 : 경도
  - 음료수 불소이온 농도가 높은 지역사회에서 고도 반점치 유병률이 높고 의문 반점치 유병률은 비교적 낮음

정 상	0	정상, 투명도 유지
반점의문	0.5	투명도 약간 상실, 백반 2~3개 존재
경미도	1	백색 불투명한 치면 25% 이하
경 도	2	백색 불투명한 치면 25~50% 이하, 연한 갈색 착색
중등도	3	백색반점 50~75%, 갈색소 침착
고 도	4	백색반점 75% 이상, 형성부전, 부식증상

구강미생물학

(1) 치아우식과 미생물

- 치아우식 발생기전
  - 세균이 당을 대사한 뒤 발생하는 젖산에 의해 치아 경조직이 탈회
  - 과정요약 : *S.mutans*가 주요 원인균(그람양성)

  > 설탕을 포도당 · 과당으로 분해 → 과당을 균의 에너지원으로 사용 후 젖산이 생성(포도당은 치면세균막 형성에 관여) → 젖산의 체류로 치면세균막의 pH가 저하 → pH 5.5 이하의 상태에서 탈회 발생

- 우식발생 부위별 주요 구강미생물

치아우식의 종류	주요 구강세균
소와열구 우식	*Streptococcus mutans, Lactobacillus acidophilus*
평활면 우식	*Streptococcus mutans*
치아뿌리면 우식	*Streptococcus mutans, Lactobacillus acidophilus*
심부 상아질 우식	*Actinomyces naeslundii, Lactobacillus acidophilus*

- *Streptococcus mutans*의 특징 **2019 기출**
  - 산 생성 능력 존재
  - 금속이나 플라스틱, 치아와 같이 단단한 표면에 부착할 수 있는 부착인자 소유
  - 내산성균으로 산성 환경에서도 강함
  - 통성 혐기성균

(2) 치주질환과 미생물

- *gingivalis*와 *intermedia*
  - 공통점 : 흑색 색소의 형성, 혈액을 좋아함
  - 차이점 : *gingivalis*(성인 치주질환), *intermedia*(사춘기성 치주질환)
  - * *A.actinomycetemcomitans*(유년형 치주염)
- 주요균의 특징

Porphyromonas gingivalis	Prevotella intermedia **2022 기출**
• 흑색색소 생산, 그람음성 간균 • 만성치주염환자에게 특징적으로 나타남 • 악취생성 역할, 섬모를 이용한 세포부착 • LPS 내독소로 골흡수 활성	• 혐기성 그람음성 간균 • 호르몬 분비의 영향으로 사춘기, 임신기에 급증 • 급성괴사성궤양성치은염(ANUG) 원인균 • 협막과 내독소 존재

- *Aggregatibacter actinomycetemcomitans*의 특성 **2020 기출**
  - 그람음성 혐기성 간균
  - 급진성 치주염(유년형 치주염)과 성인에서 일어나는 파괴적인 치주질환의 원인
  - 외독소와 내독소 모두 가짐
    - 외독소 루코톡신 생산 : 다형백혈구와 단핵구에 독성
    - LPS 내독소 보유 : 골흡수 높임
  - 섬모에 의한 세포 부착
  - 호이산화탄소성 세균
  - 흑색색소 생산하지 않음

(3) 구강질환과 미생물 2019, 2020 기출

질 환	병원체	특성과 증상		
구강 칸디다증 **2022 기출**	*Candida albicans*	**특 성**		
		• 진균성 감염 • 항생제 남용 시 가장 빈발 • 기회감염, 균교대증으로 발병 • 고령자 틀니 또는 에이즈 환자에게 호발		
		증 상		
		• 구강점막에 붉은 반점 위에 미세한 백색 침착물 • 응결된 우유처럼 부드럽고 융기된 백색반점 • 작열감, 압박감, 통증, 자극성 음식의 섭취 시 불편감		
구강매독	*Treponema pallidum*	**특 성**		
		• 성적 접촉에 의해 발생, 수혈 통해 전파, 건조에 매우 약함 • 그람음성 혐기성 나선균이 원인		
		증 상		
		• 후천성 매독 　- 제1기 매독 : 감염 후 3주간 대부분 증상 없음, 구강점막, 혀, 연구개 편 　　도 부위 등에서 호발 　- 제2기 매독 : 감염 후 8~12주, 회백색 반이점막인 점막반, 매독성구강 　　미란, 매독성 구협염 　- 제3기 매독 : 감염 후 3년 경과, 증상 대부분이 구강에 발생, 고무종·간 　　질성 설염 등 발생 • 선천성 매독 　- 임신기간 중 태반을 통해 수직감염 　- Hutchinson 치아, Mulberry molar, 실질성 각막염 등 발생		
구강결핵	*Mycobacterium tuberculosis*	**특 성**		
		폐에 많이 감염되는 세균성 만성 전염병		
		증 상		
		구강궤양, 치근단 주위 육아종 및 골감염, 결핵성 림프절염		
방선균증	*Actinomyces israelii*	**특 성**		
		치면세균막 내의 *Actinomyces*속 균이 발치나 악골외상에 의해 조직에 침입해 발생		
		증 상		
		종창, 농양, 누공 형성, 농즙 배출, 황색이나 갈색 과립 보임, 개구장애		

단순포진 바이러스 감염증	Human herpes virus 1 and 2	특 성
		• Ⅰ형 : 구강, 점막, 중추신경 등 상반신 감염에 관여 • Ⅱ형 : 생식기를 중심으로 하반신 감염에 관여 • 감염된 후 신경절에 잠복 • 피부와 점막에 수포성 병변 유발
		증 상
		• 경미한 또는 심한 발열 • 림프절 비대, 입과 목 통증 수반 • 소포 발생, 터진 후 홍반성 및 노란 회색 기저 부위를 지닌 작은 원형 또는 표층 궤양 형성
수두-대상포진	Varicella-zoster virus	특 성
		• 수두 : 2~8세 어린이에게서 호발 • 대상포진 : 수두를 경험한 50세 이상 고령자에게서 호발 • 편측성이라는 특징
		증 상
		• 수두 : 구강 내 특히 경구개, 목구멍, 목젖 등에서 발생, 구강병소에서는 홍반으로 둘러싸인 궤양, 수포 발생 • 대상포진 : 혀의 앞 1/2, 연구개, 볼에서 흔히 발생, 소포는 몇 시간 이내 터짐, 홍반성 경계 부위와 노란 회색 표면을 가진 궤양병소 유발
에이즈	Human immunodeficiency virus(HIV)	특 성
		T helper cell에 침투ㆍ감염시키고 최장 10년 이상 잠복기, 혈액이나 정액 등의 체액ㆍ태반ㆍ모유를 통해 감염
		증 상
		구강칸디다증, 구각구순염, 구강모발성 백반증, 카포시 육종, Non-Hodgkin's lymphoma, 괴사성 궤양성 치주질환
타액선염	유행성 이하선염 Paramyxovirus, Mumps virus	특 성
		잠복 중인 환자의 침은 귀밑샘염이 나타나기 전 며칠 동안 감염성이 있고 임상증상이 시작된 후 2주까지 감염성 있음
		증 상
		타액선의 염증과 비대, 발열, 목통증, 저작 시 통증, 이하선관 입구의 발적, 하악각 하부의 상향성 압력에 의한 통증 또는 통각, 이하선 편측 또는 양측에 통증을 동반한 종창
기 타	Coxsackievirus	수족구병
		손발에 가벼운 증상, 입안에 붉은 반점이 특징
		포진성구협염
		갑작스러운 열과 인후통

(1) 고전산란, 광전효과, 콤프턴효과

구 분	고전산란 (coherent scattering)	광전효과 (photoelectric effect)	콤프턴효과 (콤프턴 산란)
크기 비교	• X선 광자의 E < 전자의 결합 E • 입자광선, 방향만 전환 → 전리는 일어나지 않음	• X선 광자의 E ≥ 전자의 결합 E • X선 광자가 물질에 흡수 → 특성방사선 발생	• X선 광자의 E > 전자의 결합 E • 입자광자와 전자의 충돌 → 편향 산란, 되튐전자 발생
설 명	• 입자광자의 방향만 바뀜 • 전리 일어나지 않음(임상적 의의 없음)	• X선 광자가 물질에 흡수되는 현상의 일종 • 전자가 이탈된 빈 공간으로 바깥쪽의 궤도전자가 채워지며 이 과정에서 특성방사선이 발생	• 전자는 X선 광자와 충돌하여 되튐전자(반도전자)가 되며 입사광자는 편향되어 충돌부위에서 편향되어 산란 • 콤프턴 산란 : 광자 에너지를 원자 입자들에게 부분적으로 전달하는 것
이 해			

(2) X선관의 구성 2019, 2020, 2022 기출

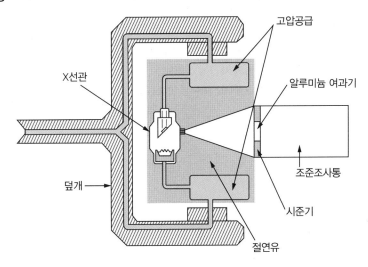

유리관	• X선관 진공상태 유지(전자의 이동속도 유지) • 필라멘트의 산화를 방지하여 수면 연장 • 붕소규산염유리 사용
음극	• 텅스텐 필라멘트 : 열전자 방출, 전자구름 형성 • 몰리브덴 집속컵 : 필라멘트에서 방출된 열전자를 양극의 초점으로 향하도록 하는 역할
양극	• 텅스텐 타겟 : 고속전자가 충돌하여 X선이 발생되는 곳 • 구리동체 : X선이 발생하는 동안 초점으로부터 열전도를 빠르게 함
절연유	전기의 절연작용과 X선관의 냉각작용 담당
여과기	 • 불필요한 장파장의 광자를 흡수하거나 여과하는 작용 • 고유여과 : 촬영기 자체의 여과(타겟 자체), 유리관, 절연유, 조사창 등에 의한 여과 • 부가여과 : 부가적으로 첨가된 물질에 의한 여과(알루미늄 1.5mm) → 관전압 높아지면 더 두꺼운 것 사용, 70kVp까지는 1.5mm, 그 이상은 2.5mm
시준기	• X선속 조절기구 • X선속의 크기와 형태를 조절하는 기구(재질 : 납) • 일차방사선의 크기를 제한하는 역할(주변으로 산란하는 방사선을 제거) • 주로 원통형으로 직경 7cm 이내로 조절 • 시준하지 않으면 진단에 불필요한 부위까지 조사되어 환자의 방사선 조사량이 증가하고 그 결과 환자로부터 발생하는 산란선 증가 → 방사선의 질 저하

* 거리역자승의 법칙

X선속의 강도는 초점으로부터 거리의 제곱에 반비례

= X선속의 강도는 타겟−필름거리의 제곱에 반비례

∴ 타겟−필름의 거리가 멀수록 X선속의 강도는 약해진다.

(3) X선 사진상의 특성 2019, 2020, 2022 기출

구 분	정 의	영향을 주는 요인
시각적 특성		
HD곡선 (특성곡선)	필름의 노출시간에 대해 흑화도의 점들을 연결한 선	노출 X선이 많을수록 어두워짐
흑화도	필름 전체의 어두운 정도	• 관전류, 관전압, 노출시간에 비례 • 초점과 필름 사이의 거리 : 짧을수록 증가 • 물체의 두께 : 두꺼울수록 감소 • 물체의 밀도 : 높을수록 감소 • 현상액 온도와 시간 : 온도 높고 시간 길수록 증가
대조도	방사선 사진상 서로 다른 부위에서 필름의 흑화도 차이	• 물체의 두께와 밀도 • 관전압 : 관전류 높이고 관전압 낮추면 증가 • 포그와 산란선 : 감소
관용도	특정 곡선의 직선부 영역의 크기	높은 관전압 → 넓은 관용도 + 낮은 대조도
감광도	표준흑화도 1.0을 갖는 방사선 사진을 만드는 데 필요한 X선 조사량	• 할로겐화은 크기 • 감광유제의 두께
기하학적 특성		

선예도와
해상력
	• 선예도 : 물체의 외형을 정확하게 재현할 수 있는 능력
	• 해상력 : 서로 인접한 작은 피사체를 식별하는 능력
		• 기하학적 흐림 : 주요인은 반음영
		• 해결 방법
		  – 초점크기를 작게
		  – 필름–피사체 거리 짧게
		  – 초점(타겟)–피사체 거리 증가

(4) 평행촬영법, 등각촬영법 2019, 2020, 2022 기출

구 분	평행촬영법	등각촬영법
원 리	• 필름이 치아장축에 평행 • 중심선은 필름과 치아장축에 수직 • 필름유지기구(XCP) 이용 	치아장축과 필름이 이루는 각의 이등분선에 중심방사선 직각
장 점	• 정확성 : 상의 왜곡이 적고 명확 • 편이성 : 필름유지기구 사용으로 조사, 각 위치조정이 간편함 • 재현성 : 반복촬영 시 표준화 쉬움	• 평행촬영이 어려운 곳에 적용 가능 • 단조사통으로 노출시간 감소
단 점	• 필름위치 : 소아환자, 구강 크기가 작은 환자에게 적용 어려움 • 필름유지기구의 불편감	• 상의 왜곡 발생 • 수직각을 정확하게 맞추기 어려워 상의 연장이나 축소 발생 • 구강 내 구조물에 의한 어려움 • 손가락으로 필름 유지 시 손가락에 방사선 노출

기 타	• 장조사통을 사용하는 이유(초점–필름 간의 거리가 긴 조사통) : 평행촬영법은 등각촬영법에 비해 물체와 필름 간의 거리가 증가되므로 상의 확대, 선명도 감소가 일어나는데 장조사통을 사용하면 방지할 수 있음
	• 평행촬영 시 장조사통 사용으로 인한 X선 강도가 감소되는 것을 보상하는 방법
	  – 관전압, 관전류 증가
	  – 노출시간 증가
	  – 고감광도 필름 사용
		
		상악촬영
		
		하악촬영

(5) 상투영 5원칙

상투영 5원칙에 의하여 등각촬영법보다 평행촬영법이 더 나은 촬영방법임을 알 수 있다.

상투영 5원칙	등각촬영법	평행촬영법
방사선원은 가능한 한 작아야 한다.	O	O
방사선원과 피사체 간의 거리는 가능한 한 멀어야 한다.	X	O
피사체와 필름 간의 거리는 가능한 한 짧아야 한다.	O	X
피사체와 필름은 가능한 한 평행이 되어야 한다.	X	O
중심선은 피사체와 필름에 대해 가능한 한 수직으로 조사해야 한다.	X	O

(6) 교익촬영법, 교합촬영법 2019, 2020, 2022, 2023 기출

구 분	교익촬영법	교합촬영법
목 적	• 초기 인접면 치아우식증 검사 • 치주질환 유무 및 정도 평가 • 상하악치아 교합검사 • 치수강 검사 • 치아우식 치수접근도 검사 • 충전물 적합도 검사	• 악골의 전체적인 모양이나 크기 관찰 • 종양이나 낭처럼 큰 병소 관찰 • 매복치나 과잉치 위치 파악 • 악골 골절 위치 파악 • 타액선 관찰
장 점	• 한 장의 필름으로 여러 개의 치아를 볼 수 있음 • 왜곡이 적음	• 치근단이나 교익사진보다 더 넓은 부위 사진 촬영 가능 • 개구 제한이 있는 환자에게 적용 가능 • 협설의 위치 관계 파악
단 점	치근단부 볼 수 없음	전체 치아 상의 왜곡
기 타	〈촬영원리〉 • 상하악 교합한 상태에서 촬영 • 필름은 치아 치관부와 평행 • 교익용 탭, 필름유지기구 사용 • 중심선은 수직각+10°, 치아 인접면을 향하게 • 수평각 : 촬영할 치아 인접면 통과하도록 • 수직각 : +10°	〈촬영종류〉 • 전방부 교합촬영 : 등각촬영처럼 촬영 • 절단면 교합촬영 　– 병소나 물체위치 결정 　– 필름에 수직으로 중심방사선 조사

(7) 피사체 위치결정법 2020 기출

구 분	관구이동법	직각촬영법
원 리	• 클라크 법칙 　– 관구의 수평각을 다르게 2장 촬영하여 협설의 위치 관계 파악 　– SLOB법칙(Same-Lingual Opposite Buccal) 　– 설측의 물체는 관구와 같은 방향으로 이동 　– 협측의 물체는 관구와 반대 방향으로 이동 • 협측 피사체 법칙 　– 수직각에 변화를 주어 2장의 사진 촬영 　– SLOB법칙 적용됨	• 최소한 2장의 필름을 이용하여 서로 다른 90° 방향으로 촬영 • 주로 하악골에서 사용 • 하악 제3대구치 이외의 것 위치결정에 효과적

예방치학

(1) 대상자별 칫솔질 방법 2021, 2022, 2023 기출

구 분	대상자	장 점	단 점
회전법 (Rolling)	• 일반대중 • 특별한 구강병 X	• 치면세균막 제거 효과 높음 • 잇몸마사지 효과 높음	• 어린이에게 적용 어려움 • 특별환 질환이 있는 경우 완벽하지 않음
바스법 (Bass)	• 치은염, 치주염 환자 • 교육인지도가 있는 자	• 치은열구 내 치면세균막 제거 효과 • 잇몸마시지 효과 • 잇몸염증 완화 및 치주조직 건강회복 능력	• 올바른 시행 어려움 • 치은손상 우려 • 치간, 치면 청결이 어려움
변형 바스법	• 치주질환자 • 구강위생에 관심 있는 자	바스법의 치간, 치면의 단점 보완	• 올바른 시행 어려움 • 치은손상 우려
스틸맨법 (Stillman)	광범위한 치주질환자	• 치은의 염증 완화 • 치은마사지 효과	• 올바른 시행 어려움 • 치은손상 우려 • 치간 음식물잔사 제거 어려움
변형 스틸맨법 (Modified stillman)	• 치주질환자 • 구강위생에 관심 있는 자	스틸맨법의 치간 청결의 단점 보안	• 올바른 실행 어려움 • 치은에 위해작용 우려
챠터스법 (Chater's)	• 교정장치 장착 부위 • 고정성 보철물 장착자	• 치아 사이와 인접면, 인공치아 기저부의 치면세균막 제거 효과 • 고정성 보철물 주위 치주조직에 대한 마사지 효과	• 실천 어려움 • 치은손상 우려 • 적절한 부위 선택 어려움 • 치면, 치간 청결이 어려움
변형 챠터스법		챠터스법의 치면, 치간 청결의 단점 보완	• 실천 어려움 • 치은손상 우려
묘원법 (Fones)	• 미취학 아동 • 회전법이 서투른 아동	• 비교적 배우기 쉽고, 실천성 높음 • 치아 닦기 쉽고 잇몸마사지 효과 • 회전법으로 전환 쉬움	• 치아의 설면 닦기 어려움 • 치간 사이 청결 어려움 • 칫솔질 효과 크지 않음
횡마법 (Scrub)	일정한 방법을 교육할 수 없는 영유아들에게 회전법의 전 단계로 사용	배우기 쉽고 사용 쉬움	• 치간의 치면세균막 제거 어려움 • 치아의 설면 잘 닦이지 않음 • 치은퇴축의 유발 우려 • 치경부마모증 유발 우려

(2) 치아우식 발생요인 검사 2019, 2020, 2021, 2022, 2023, 2024 기출

**타액분비율
검사**
	• 정의 : 비자극성 타액분비량과 자극성 타액분비량을 측정해 평가
	• 장비 : 비가향 파라핀, 타액수집용 시험관
	• 검사과정 : 안정상태, 자극상태의 타액분비량 측정, 각각 5분 동안 타액 수집
	• 판정 및 처방
	  – 비자극성 타액의 분비량은 3.7mL, 자극성 타액의 분비량은 13.8mL
	  – 자극성 타액의 경우 분비량이 8.0mL 이하일 경우에 검토
	• 구강위생관리, 탄소식품 섭취 제한, 청정식품 권장, 필로카핀 투여

타액점조도 검사	• 정의 : 자극성 타액을 증류수와 비교해 측정 • 장비 : 오스왈드피펫, 비가향 파라핀, 증류수, 초시계 • 검사과정 : 타액의 점조도 $= \dfrac{2mL \text{ 타액이 흐르는 데에 소요되는 시간(초)}}{2mL \text{ 증류수가 흐르는 데에 소요되는 시간(초)}}$ • 판정 및 처방 : 평균비 점조도가 1.3~1.4, 자극성 타액의 점조도가 2.0 이상인 경우에는 검토 • 구강위생관리, 탄소식품 섭취 제한, 청정식품 권장, 필로카핀 투여

타액완충능 검사

• 정의 : 타액에 산을 첨가함에 따라 생기는 산도의 변화에 저항하는 능력
• 장비 : 비가향 파라핀, 시험관, 시험관 꽂이, 0.1N 유산용액, 지시약(BCG + BCP), 뷰렛 스포이드
• 검사과정
  1) 비가향 파라핀을 저작해 자극성 타액을 채취한 후 2mL를 시험관에 넣음
  2) 혼합한 지시약 3방울을 2mL 타액이 든 시험관에 넣음
  3) pH 5.0이 될 때까지 0.1N 유산용액을 떨어뜨리고 방울 수를 기록
• 판 정

타액완충능	판정 기준	타액완충능	판정 기준
매우 부족	6방울 미만	충 분	10~14방울 미만
부 족	6~10방울 미만	매우 충분	14방울 이상

• 처 방
  – 6방울 이하 : 탄산소다 이용, 일시적으로나마 완충능 보충
  – 탄산소다를 사용해 일시적으로 부족한 완충능을 보충
  – 과일, 채소를 많이 섭취하도록 하여 완충능을 높이고 필요한 예방치과 처치

**구강 내 산 생성 균 검사
(스나이더
검사)**
2021 기출

• 정의 : 구강 내 산 생성능을 비색적으로 측정하는 검사법
• Snyder Test 배지 조제 : 증류수 1,000cc, Beef Extracts 3g, Dextrose 20g, Agar 20g, BCG 50cc, 0.1N 유산용액
• 판 정

우식활성도 \ 시간	24시간	48시간	72시간
무활성	녹 색	녹 색	녹 색
경도활성	녹 색	녹 색	황 색
중등도활성	녹 색	황 색	황 색
고도활성	황 색	황 색	황 색

• 처 방
  – 무활성 : 평소의 구강환경관리습관을 지속
  – 경도 : 설탕 식음량과 횟수↓, 매 식후 칫솔질
  – 중등도 : 설탕 식음량과 횟수↓, 간식 횟수↓, 매 식후 칫솔질
  – 고도 : 설탕 식음량과 횟수↓, 간식 횟수↓, 매 식후 칫솔질 + 식이조절

연쇄상구균
검사
	• 정의 : 구강 내 *S.mutans*의 양을 정량화하여 활성도를 파악
	• 검사과정
	  1) Bacitracin tablet을 배양액에 넣어 녹임
	  2) 파라핀 왁스를 씹게 한 후 자극성 타액 2mL를 배양액에 넣어 혼합
	  3) 배지를 꺼내 배양액에 넣고 배지가 담겼던 용액에 물 1~2방울 넣고 CO_2 tablet을 넣음
	  4) 배지 뚜껑과 배양액 뚜껑을 바꾸어 닫고 37℃에서 48시간 배양
	  5) 배양기에서 꺼내 실온에서 24시간 보관 후 판정
	• 판정 및 처방

집락 수	판 정	예방관리방법
1~5만	무활성	–
5~10만	경도활성	칫솔질 횟수나 방법 등의 수정
10~25만	중등도활성	• 불소도포나 치면열구전색술 우선 시행 • 치면세마와 칫솔질 재교육 필요
25만 이상	고도활성	모든 예방처치를 집중적으로 시행

구강 내
포도당
잔류시간
검사
	• 정의 : 사탕을 먹은 후 구강 내 타액 중의 포도당이 없어질 때까지의 시간을 측정해 우식 발생
	  가능성을 판정
	• 검사과정 : tes-tape를 이용해 3분 간격으로 구강 내 포도당 잔류 여부 확인
	• 판정 및 처방
	  – 구강 내에서 포도당이 소실되는 데에는 보통 10~15분
	  – 15분 이상 : 구강환경을 철저하게 관리, 부착성 당질음식의 섭취를 제한

치면세마

(1) 각 기구별 특징과 사용법 2019, 2020, 2021, 2022 기출

종 류	특 징	사용법

시클
스케일러
	• 날의 내면과 측면이 2개의 절단연 형성
	• 날의 내면과 측면이 이루는 각 : 70~80°
	• 날의 내면과 경부가 이루는 각 : 90°
	• 기구단면 : 삼각형
	• 연결부 : 직선형
	• 전치부 : 직선형
	• 구치부 : 굴곡형
		1) 변형연필잡기법 후 시술치아나 인접치아에
		  손고정
		2) 적합부위–전치부는 중앙, 구치부는 원심협
		  (설)측 능각
		3) 치은연 직상방 1~2mm 위에서 팁의 배면
		  이 치아에 닿게 적합
		4) 작업각도
		  – 60~80°, 중등도의 측방압, 1~2mm로 짧
		   고 중첩된 동작
		  – 전치부 : 수직 동작
		  – 구치부 : 수직 또는 사선 동작

유니버셜
큐렛
		• 날의 내면과 말단 경부의 각 : 90°
		• 전치부용 : 경부의 각도가 작고 길이 짧음
		• 구치부용 : 경부의 각도가 크고 길이가 긺
			1) 변형연필잡기법 후 시술치아나 인접치아에
			   손고정
			2) 유리치은연 상부의 치아면에 작동부를 놓고
			   날의 toe-third는 동작 시 항상 치아면에 적합
			3) 날이 치아면에 0°인 상태에서 부착상피를 향
			   해 삽입
			4) 작업각도
			   – 45~90°, 가벼운 힘으로 동작
			   – 교합면을 향해 짧고 중첩된 동작
			   – 부위에 따라 사선 동작 및 수직 동작

그레이시
큐렛
		• 치아 부위별로 특수하게 고안
		• 1~18번까지 9개가 한 세트
		• 날의 내면과 terminal shank가 60~70°로 만나
		  기울어짐
		• 한쪽의 절단연만 사용 가능
			1) 변형연필잡기법 후 시술치아나 인접치아에
			   손고정
			2) 올바른 절단연 선택 후 terminal shank가 치
			   아장축에 평행하도록 함
			3) 날이 치아면에 대해 0°인 상태에서 부착상피
			   에 삽입
			4) 작업각도 : 60~70°, 부위에 따라 사선 동작
			   및 수직 동작

특수큐렛	After-five curette	gracey보다 terminal shank가 3mm 더 길고 blade가 더 얇음	깊은 치주낭에 사용
	Mini-five curette	gracey보다 terminal shank가 3mm 더 길고 blade가 1/2 정도 짧고 더 얇음	• 치근 분지부에 사용 • 깊고 좁은 치주낭에 사용

호
스케일러
		• terminal shank와 날의 내면 : 99~100°
		• 하나의 절단연 : 내면에 대해 45° 경사
		• 전치부용 : 짧은 직선형
		• 구치부용 : 긴 만곡형
			1) 변형연필잡기법 후 시술치아나 인접치아에
			   손고정
			2) 기구의 절단연과 치아는 90°로 접촉시켜 수
			   직 pull 동작으로 제거
			3) 시클스케일러로 마무리

파일
스케일러
		• 여러 개의 절단연
		• 한쪽에만 날이 있거나 쌍으로 되어있음
		• 절단연과 경부의 각 : 90~105°
		• 전치부 연결부 : 곧음
		• 구치부 연결부 : 각이 크고 굽음
		• 절단연 단면 : 장방형, 직사각형
			1) 변형연필잡기법 후 시술치아나 인접치아에
			   손고정
			2) terminal shank가 치아장축에 평행하게 해
			   치은연 상방에 위치
			3) pull & push stroke로 제거
			4) curette scaler로 마무리

치즐 스케일러		• 하나의 절단연 : 곧고 편평 • 연결부와 작동부가 같은 면에 있음 • 절단연과 내면의 각도 : 45° • 날의 단면 : 직사각형	1) 변형연필잡기법 후 시술치아나 인접치아에 손고정 2) 기구의 절단연 전체가 치면에 접촉하게 함 3) 순면에서 설면으로 미는 동작 사용 4) sickle이나 curette으로 마무리

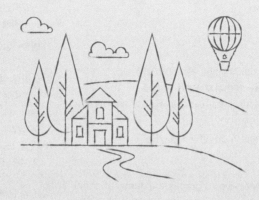

교육은 우리 자신의 무지를 점차 발견해 가는 과정이다.

- 윌 듀란트 -

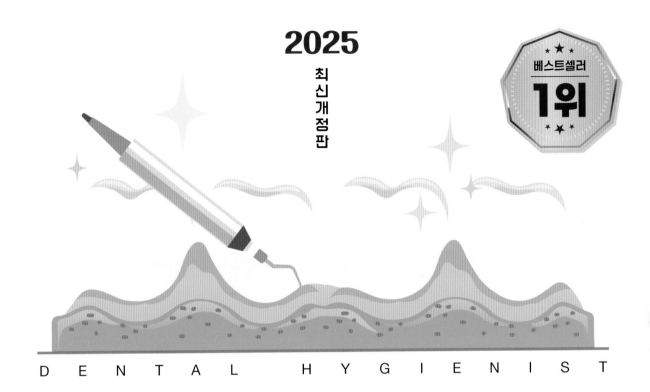

2025
최신개정판

베스트셀러
1위

DENTAL HYGIENIST

치과위생사
최종모의고사

문제편

1회
최종모의고사

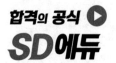

치과위생사
제1회 모의고사

응시번호		성 명	

본 시험은 각 문제에서 가장 적합한 답 하나만 선택하는 최선답형 시험입니다.

유의사항

○ 문제지 표지 상단에 인쇄된 문제 유형과 본인 응시번호 끝자리의 일치 여부를 확인하고 답안카드 문제 유형에 정확히 표기합니다.
- 응시번호 끝자리가 홀수 : 홀수형 문제지
- 응시번호 끝자리가 짝수 : 짝수형 문제지

○ 종료 타종 후에도 답안카드를 계속 기재하거나 제출을 거부하는 경우 해당 교시가 0점 처리됩니다.

○ 응시자는 시험 종료 후 문제지를 가지고 퇴실할 수 있습니다.

1교시 100문항

○ 의료관계법규(20)
의료법(5), 의료기사 등에 관한 법(5), 지역보건법(5), 구강보건법(5)

○ 치위생학 1(80)
- **기초치위생(40)**
구강해부학(7), 치아형태학(7), 구강조직발생학(7), 구강병리학(7), 구강생리학(7), 구강미생물학(5)
- **치위생관리(40)**
- 사회치위생 : 지역사회구강보건(12), 구강보건행정(10), 구강보건통계(8)
- 교육치위생 : 구강보건교육학(10)

의료관계법규

001 의료법상 치과의원이 폐업할 때 신고해야 할 대상으로 옳은 것은?

① 보건소장
② 시 · 도지사
③ 보건복지부장관
④ 보건소장
⑤ 시장 · 군수 · 구청장

002 의료법상 의료인의 결격사유에 해당하는 것은?

① 흡연의존증 환자
② 알코올중독 치료 중인 자
③ 항우울제를 복용하고 있는 자
④ 외국의 의료인 면허를 가진 자
⑤ 금고 이상의 형의 선고유예를 받고 그 유예기간 중에 있는 자

003 의료법상 의료인의 진단서 · 처방 · 신고에 대한 설명으로 옳은 것은?

① 치과의사 A 씨는 같은 병원 내에 있던 출생아의 출생증명서를 교부하였다.
② 간호사 B 씨는 변사체를 경찰서장에게 신고하였다.
③ 조산사 C 씨는 조산 중 사망한 아이의 시체검안서를 교부하였다.
④ 한의사 D 씨는 한의원에서 출생한 아이의 출생증명서를 교부하였다.
⑤ 의사 E 씨는 내원환자에게 1장의 처방전을 교부하였다.

004 의료법상 의료광고를 할 수 없는 매체는?

① 잡 지
② 현수막
③ 정기간행물
④ 지하철광고판
⑤ 인터넷신문의 광고배너

005 의료법상 전자차트에 저장된 환자의 개인정보를 누출하였을 때 받는 벌칙으로 옳은 것은?

① 7년 이하의 징역이나 1천만원 이상 7천만원 이하의 벌금
② 5년 이하의 징역이나 5천만원 이하의 벌금
③ 3년 이하의 징역이나 3천만원 이하의 벌금
④ 2년 이하의 징역이나 2천만원 이하의 벌금
⑤ 1년 이하의 징역이나 1천만원 이하의 벌금

006 의료기사 등에 관한 법률상 면허 없이 치과위생사의 업무를 수행할 수 있는 자는?

① 면허의 효력이 정지된 자
② 면허 신고를 하지 않은 자
③ 치과기공사 면허를 취득한 자
④ 면허는 없으나 치과계열에서 10년 이상 종사한 자
⑤ 취득하려는 면허에 상응하는 교육과정을 이수하기 위해 실습 중인 자

007 의료기사 등에 관한 법률상 치과위생사 국가고시 시험을 보러간 A 씨는 시험 중 감독관이 허용하지 않은 요약자료집을 가지고 있다가 발각되어 응시제한을 받았다. A 씨가 받은 응시제한 횟수는?

① 1회
② 2회
③ 3회
④ 4회
⑤ 5회

008 의료기사 등에 관한 법률상 의료기사의 보수교육에 대한 설명으로 옳은 것은?

① 매년 6시간 이상의 보수교육을 이수해야 한다.
② 정보통신망을 활용한 보수교육은 인정되지 않는다.
③ 보수교육이 1년 유예된 경우 12시간 이상 보수교육을 이수해야 한다.
④ 보건의료인협회 보수교육을 들어도 인정된다.
⑤ 보수교육을 면제받으려는 자는 면제사유를 증명하는 서류를 보건복지부장관에게 제출하여야 한다.

009 의료기사 등에 관한 법률상 의료기사의 자격정지에 해당하는 사유로 옳은 것은?

① 결격사유에 해당하는 경우
② 타인에게 의료기사면허증을 빌려준 경우
③ 면허효력정지 기간에 의료기사 업무를 한 경우
④ 치과의사가 발행한 치과기공물제작의뢰서를 따르지 않은 경우
⑤ 품위손상행위를 한 경우

010 의료기사 등에 관한 법률상 치과기공물제작의뢰서를 따르지 아니하고 업무를 수행한 치과기공사가 받을 벌칙으로 옳은 것은?

① 100만원 이하의 벌금
② 500만원 이하의 벌금
③ 1년 이하의 징역 또는 1천만원 이하의 벌금
④ 2년 이하의 징역 또는 2천만원 이하의 벌금
⑤ 3년 이하의 징역 또는 3천만원 이하의 벌금

011 지역보건법상 지역주민의 건강을 증진하고 질병을 예방하는 기관은?

① 지역병원
② 보건의료인 단체
③ 약 국
④ 종합병원
⑤ 건강생활지원센터

012 지역보건법상 지역주민의 건강증진을 위하여 지역보건의료계획을 수립하는 주기로 옳은 것은?

① 3년마다
② 4년마다
③ 5년마다
④ 7년마다
⑤ 10년마다

013 지역보건법상 보건소전문인력에 관한 사항으로 옳은 것은?

① 전문인력 최소배치 기준은 대통령령으로 정한다.
② 전문인력을 대상으로 기본교육훈련을 1주 이상 시행한다.
③ 해당 분야의 업무에서 2년 이상 종사한 사람을 우선적으로 임용한다.
④ 전문인력 배치 및 운영실태를 3년마다 조사한다.
⑤ 보건소 간의 전문인력의 교류는 어렵다.

014 지역보건법상 시·도가 지역보건의료기관 운영비와 시행비를 보조할 수 있는 범위로 옳은 것은?

① 1/4 이내
② 1/2 이내
③ 2/3 이내
④ 3/4 이내
⑤ 2/5 이내

015 지역보건법상 의료법에 맞는 병원의 요건을 갖춘 보건소의 명칭은?

① 보건의료원
② 보건지소
③ 특별보건소
④ 의료보건소
⑤ 지원보건소

016 구강보건법상 구강보건의 날에 대한 목적과 일정으로 옳은 것은?

① 구강보건에 대한 국민의 관심증가 – 매년 6월 9일
② 구강보건에 대한 국민의 이해증가 – 매년 9월 6일
③ 구강보건에 대한 국민의 참여증가 – 매년 6월 9일
④ 구강보건에 대한 국민의 태도변화 – 매년 9월 6일
⑤ 구강보건에 대한 국민의 인식변화 – 매년 6월 9일

017 구강보건법상 구강건강실태조사 시 구강건강의식조사에 해당하는 것으로 옳은 것은?

① 치아건강상태
② 치주조직의 처치상태
③ 틀니보철상태
④ 구강보건에 대한 태도
⑤ 계속구강건강관리의 주기조사

018 구강보건법상 수돗물불소농도조정사업을 시행하는 시·도지사, 시장·군수·구청장 또는 한국수자원공사사장의 업무로 옳은 것은?

① 불소화합물의 첨가
② 불소농도 측정 및 기록
③ 불소농도 유지를 위한 지도·감독
④ 불소제제의 보관 및 관리
⑤ 불소화합물 첨가시설의 운영·유지관리

019 구강보건법상 학교구강보건사업에 관한 설명으로 옳은 것은?

① 유치원은 학교구강보건사업의 범위에 포함되지 않는다.
② 지속적인 구강건강관리는 사업에 포함되지 않는다.
③ 세부 방법과 내용은 대통령령으로 정한다.
④ 구강보건시설 설치비용을 보건소에서 지원받을 수 있다.
⑤ 학교의 장은 대통령령으로 정하는 학교구강보건시설을 설치할 수 있다.

020 구강보건법상 사업장 구강보건교육 내용으로 옳지 <u>않은</u> 것은?

① 구강보건에 관한 사항

② 직업성 치과질환의 종류에 관한 사항

③ 직업성 치과질환의 위험요인에 관한 사항

④ 직업성 치과질환의 예방 및 관리에 관한 사항

⑤ 구강검진에 관한 사항

치위생학 1

---

021 하악골의 외측면 제2소구치 부위에서 관찰되는 구조물은?

① 이 공

② 이 극

③ 이복근와

④ 하악공

⑤ 하악소설

022 상악골의 비강면과 구개골에서 관찰되는 구조물이면서 상악절치부에서 시작되는 봉합을 이루는 조합은?

① 상악골의 구개돌기 후연과 구개골의 수평판 전연

② 구개골의 좌·우 수직판

③ 상악골의 구개돌기 전연과 구개골의 수평판 전연

④ 구개골의 좌·우 수평판

⑤ 구개골의 수평판과 상악골의 구개돌기

023 안면근의 특징으로 옳은 것은?

① 하악신경이 지배한다.

② 저작에 긴밀히 관여한다.

③ 근막이 존재한다.

④ 기시는 뼈나 근막에서 한다.

⑤ 교근이 대표적이다.

024 **악관절의 운동에 관한 설명으로 옳은 것은?**

① 기본운동은 접번운동과 후퇴운동이다.

② 전진운동은 한쪽의 하악두는 하악와에 남아있고 한쪽은 관절결절상
에 있는 운동이다.

③ 개구운동에 관여하는 근육은 외측익돌근과 악이복근이다.

④ 활주운동은 하악두와 관절원판 전체가 측방으로 움직인다.

⑤ 접번운동은 개구만 관여하는 운동이다.

025 **연구개와 구개편도의 감각을 담당하는 신경은?**

① 비구개신경

② 소구개신경

③ 대구개신경

④ 후상치조신경

⑤ 하치조신경

026 **다음이 설명하는 혈관으로 옳은 것은?**

> • 머리와 목의 혈액을 받음
> • 판막이 존재하지 않음
> • 감염의 확산과 관련됨

① 외경정맥

② 내경정맥

③ 하치조정맥

④ 익돌근정맥총

⑤ 천측두동맥

027 뇌신경에 대한 설명으로 옳은 것은?

① 미주신경은 경정맥공을 통과한다.

② 설인신경은 혀의 운동을 담당한다.

③ 삼차신경의 익구개신경절에서 상악신경이 나온다.

④ 안면신경은 순수감각신경이다.

⑤ 설하신경은 혀의 감각과 미각을 담당한다.

028 상악우측 제1유구치의 치아표기법으로 옳은 것은?

①	두 자리 숫자표기법(FDI system)	54
②	사분구획법(Palmer notation system)	64
③	연속표기법(Universal numbering system)	16
④	European numbering system	B
⑤	만국표기법(Universal numbering system)	2

029 협측과 설측으로 치근이 분지되는 치아로 옳은 것은?

① 상악 제1소구치

② 상악 제2소구치

③ 하악 제1소구치

④ 하악 제2소구치

⑤ 하악 제1대구치

030 하악 중절치의 특징으로 옳은 것은?

① 근심과 원심면의 접촉부위가 절단 1/3이다.

② 근심반부의 크기는 원심반부보다 크다.

③ 순설경의 폭이 근원심경의 폭보다 작다.

④ 치근 근심면에 구가 존재한다.

⑤ 설면결절의 정점은 근심에 위치한다.

031 상악 견치와 하악 견치를 비교한 것으로 옳은 것은?

① 상악 견치는 치관의 길이가 가장 긴 치아이다.

② 상악 견치는 첨두가 약간 원심에 있다.

③ 상악 견치에 극돌기가 절치보다 발달되어 있다.

④ 하악 견치는 상악견치보다 설면결절의 발육이 좋다.

⑤ 하악 견치는 원심연이 근심연보다 길다.

032 상악 제1대구치에 나타나는 이상결절의 위치는?

① 근심협측교두의 협면

② 근심설측교두의 설면

③ 원심협측교두의 협면

④ 원심설측교두의 설면

⑤ 원심교두와 원심설측교두 사이

033 하악 제1대구치 교합면의 특징으로 옳은 것은?

① 3개의 삼각융선이 나타난다.

② 2개의 사주융선이 나타난다.

③ 5개의 발육구와 5개의 교두가 나타난다.

④ 교두의 크기는 원심교두가 가장 작다

⑤ 협설경이 근원심경보다 더 크다.

034 영구치와 유치의 차이점으로 옳은 것은?

① 유치는 수각이 낮은 편이다.

② 유치의 법랑질이 더 두껍다.

③ 유구치의 우각상징은 영구치보다 명확하다.

④ 유치의 치근이개도는 영구치보다 작다.

⑤ 유구치의 치근은 치경선 가까이에서 분지된다.

035 골조직의 특징으로 옳은 것은?

① 상피세포의 분포가 많으며 상피세포끼리 결합력이 강하다.

② 혈관은 분포되어있으나, 신경은 분포하지 않는다.

③ 하버스관은 주변 뼈 조직 세포에 영양을 공급한다.

④ 인체의 기본조직 중 두 번째로 많은 무게를 차지한다.

⑤ 골막에서는 림프구의 성장과 성숙이 일어난다.

036 배아모체가 2층의 판 모양으로 나뉘었을 때에 대한 설명으로 옳은 것은?

① 자궁에서 가까운 쪽은 위판이다.

② 원시선과 신경관이 형성되어 있다.

③ 배아의 심장이 박동하기 시작한다.

④ 신경능선세포층이 발생하여 5개의 돌기가 발견된다.

⑤ 양막강과 난황주머니가 관찰 가능하다.

037 구개열의 원인으로 옳은 것은?

① 상악돌기와 내측비돌기의 융합부전이다.

② 좌우구개돌기와 비중격의 융합부전이다.

③ 상악돌기와 상순의 융합부전이다.

④ 전방부 상악돌기와 내측비돌기의 융합부전이다.

⑤ 후방부 상악돌기와 비중격의 융합부전이다.

038 상아모세포에 대한 설명으로 옳은 것은?

① 법랑기질과 상아전질의 접촉을 만든다.

② 톰스돌기에서 분비된다.

③ 내법랑상피의 분화로 형성된다.

④ 치유두 바깥세포가 분화되어 형성된다.

⑤ 법랑기질의 분화에 주된 역할을 한다.

039 구강점막상피에 대한 설명으로 옳은 것은?

① 특수점막은 단층편평상피로 구성된다.

② 저작점막은 점막하조직이 존재한다.

③ 이장점막은 경구개와 같이 단단한 점막이다.

④ 진성각질 중층편평상피는 뚜렷한 4개의 층으로 구성되어 있다.

⑤ 혀배면은 비각질 중층편평상피가 분포되어 있다.

040 법랑모세포에 의해 1~2주간 형성되는 법랑질의 성장선은?

① 신생선

② 법랑총

③ 에브너선

④ 법랑엽판

⑤ 레찌우스선조

041 치수의 표층구조에서 혈관과 신경이 특징적으로 분포하는 부위에 해당하는 것으로 옳은 것은?

① 세포결핍층

② 치수 중심

③ 상아전질

④ 세포밀집층

⑤ 상아모세포층

042 만성염증의 특징으로 옳은 것은?

① 진행이 빠르다.

② 증상이 심하고 뚜렷하다.

③ 삼출액에 의해 부종이 나타난다.

④ 삼출액이 현저하다.

⑤ 림프구와 대식세포가 많아진다.

043 구강점막에서 재발성 아프타 궤양이 자주 나타나 환자가 치과에 내원하였고, 검사 결과 생식기 궤양과 안구염증이 함께 관찰되었다. 추정 가능한 질환은?

① 편평태선
② 다형홍반
③ 쇼그렌증후군
④ 베체트증후군
⑤ 전신성 홍반성루프스

044 5세 아동이 치과에 내원하였는데, 하악 제1유구치의 치수가 노출되었고, 노출된 치수가 자극을 받아 섬유화된 치수용종이 관찰되었다. 추정 가능한 질환은?

① 치수충혈
② 급성장액성치수염
③ 급성화농성치수염
④ 만성궤양성치수염
⑤ 만성증식성치수염

045 융합치에 대한 설명으로 옳은 것은?

① 하나의 치배가 불완전한 두 개의 치배로 분리되며, 전치부에 호발한다.
② 두 개의 치배가 합쳐져 나타나며 분리되거나 합쳐진 치근이 관찰된다.
③ 두 개의 인접한 치아가 백악질에서 결합한다.
④ 치근부위에 작은 법랑질덩어리가 발생한다.
⑤ 교합면에 법랑질교두가 나타나며, 하악소구치에 호발한다.

046 치과에 내원한 20대 남성 A 씨가 사랑니 근처 잇몸이 아프다며 치과에 내원하였다. 방사선 사진을 촬영하니, 제3대구치의 치관이 낭종 내에 포함되어 있었다. 의심되는 병리학적 소견으로 옳은 것은?

① 맹출낭
② 잔류낭
③ 치근단낭
④ 함치성낭
⑤ 치성각화낭

047 20대 이전에 발견이 가능하고, 정상치아와 유사한 치관구조를 가져 법랑질과 상아질 등의 배열을 보이며, 임상적으로 나타나는 증상이 거의 없는 구강 내 질환은?

① 유두종

② 섬유종

③ 복합치아종

④ 복잡치아종

⑤ 편평상피암종

048 구강 내 협점막에 5mm 정도 크기의 백색을 띤 원형 모양의 탈락세포를 채취하여 세포학적 검사를 하려할 때 쓰이는 생검방법으로 옳은 것은?

① 절제생검

② 절개생검

③ 펀치생검

④ 천자흡인생검

⑤ 박리세포진단법

049 미토콘드리아의 특징으로 옳은 것은?

① 이중막 구조로 ATP를 생성한다.

② 과산화수소를 분해한다.

③ 단백질을 합성한다.

④ rRNA와 단백질로 구성된 복합체이다.

⑤ 쌍으로 존재하는 원통형 구조이다.

050 다음에서 설명하는 구조로 옳은 것은?

> • 신경세포의 연결부위
> • 아세틸콜린 분비
> • 신호전달이 이루어지는 곳

① 세포체   ② 시냅스

③ 축 삭   ④ 수상돌기

⑤ 랑비에결절

051 다음에서 설명하는 호르몬으로 옳은 것은?

> • 열 생산과 대사 촉진
> • 크레틴병이 있을 때 투여
> • 표적기관은 체조직

① 칼시토닌   ② 티록신

③ 파라토르몬   ④ 에피네프린

⑤ 알도스테론

052 구강점막의 감각 중 온도를 느끼는 감각으로 전치부에 집중되어 있는 것은?

① 마이너스소체

② 메르켈촉각세포

③ 루피니소체

④ 파치니소체

⑤ 자유신경종말

053 실제로 하악 제3대구치가 아프지만 턱관절과 귀 근처까지 아프다고 느끼는 치아의 감각으로 옳은 것은?

① 압 각

② 교합감각

③ 위치감각

④ 유효자극

⑤ 연관통

054 음식물 연하 시에 일어나고, 신체 운동 시 하악의 자세위치를 유지 시켜주는 하악의 반사 종류는?

① 개구반사
② 저작근 반사
③ 폐구반사
④ 부하반사
⑤ 탈부하 반사

055 연하과정에 대한 설명으로 옳은 것은?

① 구강단계는 수의단계이다.
② 구강단계에서 연하반사가 일어난다.
③ 인두단계에서는 숨을 쉴 수 있다.
④ 인두단계에서는 음식물이 위에 도달한다.
⑤ 식도단계에서는 호흡이 일시정지된다.

056 세균이 가지는 특징은?

① 미토콘드리아를 가진다.
② 유사분열을 한다.
③ 살아있는 세포 내에서 증식이 가능하다.
④ 펩티도글리칸층이 존재한다.
⑤ 다세포생물이다.

057 다음의 특징을 보이는 구조물을 가진 미생물은?

> • 펩티도글리칸 외측에 존재
> • 내독소(LPS)가 있음
> • 숙주의 면역학적 공격 회피

① *Streptococcus mutans*
② *Prevotella intermedia*
③ *Actinomyces israelii*
④ *Peptostreptococcus anaerobius*
⑤ *S.anginosus*

058 세포벽 합성을 저해하는 항미생물제제로 옳은 것은?

① 세펨(Cephem)류
② 폴리엔(Polyene)류
③ 마크로라이드(Macrolide)류
④ 아미노당(Aminosugar)류
⑤ 테트라사이클린(Tetracycline)류

059 흑색색소를 형성하지 않으며, 섬모에 의해 세포에 부착되고, 외독소와 내독소를 모두 가지는 그람음성 혐기성 간균은?

① *Prevotella denticola*
② *Prevotella intermedia*
③ *Porphyromonas gingivalis*
④ *Actinomyces viscosus*
⑤ *A.actinomycetemcomitans*

060 용해소체(lysosome)를 가지며, 기회감염을 일으키는 미생물은?

① *Mycobacterium tuberculosis*
② *Varicella−zoster virus*
③ *Treponema pallidum*
④ *Candida albicans*
⑤ *Mycobacterium tuberculosis*

061 공중을 대상으로 한 구강보건의 특징으로 옳은 것은?

① 개인의 관리를 우선으로 한다.
② 분업 방식으로 사업을 진행한다.
③ 치료가 필요한 사람을 우선대상으로 한다.
④ 구강별 발생요인 중 숙주요인 위주로 관리한다.
⑤ 구강보건산업 발전을 목적으로 사업을 진행한다.

062 다음에 해당하는 공중구강보건의 시기로 옳은 것은?

> • 전문가 불소사업 시작
> • 최초의 치과위생사 교육 시작
> • 대한구강보건학회 창립

① 전통구강보건기
② 구강보건여명기
③ 구강보건태동기
④ 구강보건발생기
⑤ 구강보건성장기

063 대학생 300명의 집단의 구강건강 실태 자료를 수집하여 구강건강문제를 파악하고, 구강보건지표를 산출하였다. 그 다음으로 진행할 과정으로 옳은 것은?

① 실태조사
② 사업평가
③ 재정조치
④ 실태분석
⑤ 사업기획

064 대상자와 구강보건관리 방법의 연결로 옳은 것은?

① 임산부 – 호르몬 변화에 따른 구강의 변화에 대한 구강보건교육
② 영아 – 치면열구전색을 우선순위로 실시
③ 유아 – 우유병을 물어 심리적 안정을 취함
④ 초등학생 – 식이조절을 최우선 구강보건교육으로 진행
⑤ 중학생 – 혼합치열기에 대한 구강보건교육 실시

065 학교 정기구강검진의 목적에 대한 설명으로 옳은 것은?

① 학생의 전신건강을 파악한다.
② 학교구강보건을 기획한다.
③ 학생 스스로 구강을 관리하는 교육을 진행한다.
④ 구강병을 초기에 발견하여 치료한다.
⑤ 중대구강병의 예방법을 교육한다.

066 지역사회조사 영역 중 내용과 올바르게 연결된 것은?

① 인구실태 – 출신인물

② 환경조건 – 교육제도

③ 사회제도 – 지역사회 유형

④ 구강보건실태 – 식음수불소농도

⑤ 구강보건실태 – 주민의 일반적 위생상태

067 지도력이나 기술이 미흡한 지역에서 채택할 수 있는 구강보건기획의 특징으로 옳은 것은?

① 지역사회 구강보건지도력이 상승한다.

② 주민의 자발적 참여를 기대할 수 있다.

③ 지역사회의 요구를 적극적으로 반영한다.

④ 정부의 주도로 수립된다.

⑤ 외부와의 제반협조가 어렵다.

068 A지역 초등학생 300명에게 실시한 불소도포사업을 평가하기 위한 평가원칙은?

① A지역 주관성에 따라 평가한다.

② 불소도포사업의 장점을 부각한다.

③ 단편적 평가를 원칙으로 한다.

④ 불소도포의 최종결과로 평가한다.

⑤ 평가결과를 다음 계획의 자료로 사용한다.

069 A초등학교의 학급 내에 점심식사 후 칫솔질하는 학생의 수 실태를 직접 관찰하여 정보를 수집하는 조사방법의 장점으로 옳은 것은?

① 조사시간이 절약된다.

② 특정 사례만 분석하면 된다.

③ 고도의 관찰기술이 요구된다.

④ 조사대상 사례가 제한적이다.

⑤ 조사대상의 협조를 필요로 하지 않는다.

070 다음의 특성을 가진 지역사회구강보건 사업으로 옳은 것은?

> • 사회적 지위나 수준에 관계없이 공평하게 적용된다.
> • 용이하고 안전한 사업이다.
> • 개인의 협력을 필요로 하지 않는다.

① 불소복용사업
② 불소용액양치사업
③ 불소도포사업
④ 집단칫솔질사업
⑤ 수돗물불소농도조정사업

071 집단의 불소용액양치사업에 대한 설명으로 옳은 것은?

① 0.05% 불화나트륨을 매일 1회 실시한다.
② 칫솔질 전에 불소용액을 양치한다.
③ 양치 후 바로 음식섭취가 가능하다.
④ 용액양치 시간이 4분 이상이다.
⑤ 전문가가 사용 가능한 특수한 기구를 필요로 한다.

072 연령이나 성별과 같은 숙주의 생체 특성에 따라 치주병이 높게 나타나는 현상은?

① 시간적 현상
② 지리적 현상
③ 생체적 현상
④ 사회적 현상
⑤ 전염적 현상

073 계속구강관리를 처음 시행하려는 지역에서 치주염의 유병률이 10%로 나타났다. 이때 치주염 치료를 위해 제공해야 할 구강보건 진료는?

① 일반구강보건진료
② 기초구강보건진료
③ 유지구강보건진료
④ 응급구강보건진료
⑤ 일상구강보건진료

074 다음 제시된 내용에서 파악 가능한 유효구강보건진료수요로 옳은 것은?

> • 구강검사 결과 : 2개의 우식치, 중등도의 치석침착, 치경부 마모
> 증, 하악 사랑니 발치 필요
> • 환자가 인지한 내용 : 2개의 우식치료, 치석제거, 하악 좌측 사랑
> 니 발치
> • 실제 받은 치료 : 치석제거, 하악 좌측 사랑니 발치

① 치석제거, 하악 좌측 사랑니 발치
② 치석제거, 하악 좌측 사랑니 발치, 2개 우식치료
③ 2개 우식치료, 하악 우측 사랑니 발치
④ 2개 우식치료, 치경부마모치료, 하악 사랑니 발치
⑤ 2개 우식치료, 치석제거, 치경부마모치료, 하악 사랑니 발치

075 다음이 설명하는 구강보건진료제도로 옳은 것은?

> • 생산자와 소비자와 정부가 개입
> • 모든 국민에게 균등한 기회를 제공
> • 국민이 자기의사 선택권을 가짐
> • 행정체계가 복잡함

① 전통구강진료제도
② 자유방임형 구강진료제도
③ 혼합구강보건진료제도
④ 공공부조형 구강보건진료제도
⑤ 민간주도형 구강보건진료제도

076 구강보건진료전달체계의 일반원칙에 대한 설명으로 옳은 것은?

① 치과대학 부속병원은 연구에 집중하도록 권장한다.
② 기존 민간구강진료자원을 최소 활용한다.
③ 지역사회 외부의 도움을 받아 구강보건문제를 해결한다.
④ 가급적 삼차의료기관을 우선적 활용한다.
⑤ 구강상병관리원칙이 적용되는 체계를 개발한다.

077 구강보건진료자원의 분류의 연결로 옳은 것은?

① 구강보건관리인력 – 치과위생사

② 유형 비인력자원 – 치과체어

③ 구강보건보조인력 – 보건소 직원

④ 무형 비인력자원 – 구강관리용품

⑤ 진료 비분담 구강보건보조인력 – 치과치료사

078 크라운 보철치료를 위하여 치과에 내원한 20세 여성 환자에게 담당 치과위생사는 크라운의 3가지 종류와 각각의 장단점을 설명하였다. 환자가 가장 저렴한 크라운을 결정하였다면 여기서 나타난 소비자의 권리는?

① 개인비밀보장권

② 단결조직활동권

③ 구강진료선택권

④ 피해보상청구권

⑤ 안전구강진료소비권

079 구강보건진료비 책정제도 중 질병별로 미리 책정되어 있는 진료비를 지급함으로써 영수과정이 간단해지면서 과잉진료를 방지하는 효과가 있는 제도로 옳은 것은?

① 인두제

② 선불지불제

③ 후불지불제

④ 포괄수가제

⑤ 행위별 수가제

080 한 치과 내에서 A 치과위생사는 일반재료를 담당하고, B 치과위생사는 임플란트를 담당하며, C 치과위생사는 기공물관리를 담당하여 관리하고 있다. 해당되는 조직원 원리로 옳은 것은?

① 계층제의 원리
② 통솔범위의 원리
③ 명령통일의 원리
④ 분업의 원리
⑤ 조정의 원리

081 시민 측이 일방적으로 자신의 필요를 행정기관에 요구하는 비제도적 참여방법으로, 부작용으로 님비(NIMBY)현상을 일으키는 공중의 참여 방법은?

① 협 찬
② 자 치
③ 운 동
④ 교 섭
⑤ 간 섭

082 생계를 스스로 영위하기 어려운 대상에게 자력으로 생활이 가능할 때까지 돕는 우리나라의 구빈제도는?

① 사회보험
② 산재보험
③ 사보험
④ 공공부조
⑤ 실업보험

083 구강건강실태조사를 하기 위한 준비과정으로 표본추출 후에 이루어질 과정은?

① 조사목적의 설정
② 조사의 승인과 취득
③ 조사요원 교육훈련
④ 조사대의 편성 및 본조사 준비
⑤ 설문도구 제작

※ 다음 주어진 보기를 참조하여 문제를 푸시오(084~085).

> 500명의 A기업 직원을 대상으로 구강검사를 실시하였다. 300명이 1개 이상의 우식경험치아를 가졌고, 상실치를 포함한 전체 피검치아 15,000개 중에서 우식경험영구치는 총 8,000개로 우식치아 3,500개, 충전치아 4,000개, 상실치아 500개로 나타났다.

084 이 집단의 우식경험영구치지수(DMFT index)는?

① 약 26.6

② 16

③ 30

④ 50

⑤ 10

085 이 집단의 처치영구치율(FT rate)은?

① 40

② 약 43.7

③ 50

④ 55

⑤ 약 58.6

086 40대 김모 씨의 제1대구치 구강검사결과, 상악 우측 제1대구치는 근심면과 교합면에 우식이 있었고, 상악 좌측 제1대구치는 골드크라운이었으며, 하악 우측 제1대구치는 근심면 교합면 원심면에 아말감충전이 되어 있었고, 하악 좌측 제1대구치에는 근심면에 우식이 있었다. 김모 씨의 제1대구치 우식경험률은?

① 17.5

② 20.5

③ 40.5

④ 75.5

⑤ 82.5

087 구강환경지수(OHI)에 대한 설명으로 옳은 것은?

① 치은연하치석이 있을 경우 점수는 1점이다.

② 음식물잔사가 치면의 2/3 이하일 때 1점이다.

③ 대상치아는 6개 치아이다.

④ 한 치아당 최고치는 12점이다.

⑤ 치석지수만 검사하면 된다.

088 치주조직의 상태를 검진하였을 때, 치아를 완전히 둘러싼 상태로 치은에 염증이 관찰되고, 치주탐침 시 출혈과 함께 6mm 치주낭이 형성되어 있으나 치아는 동요되지 않았다. 러셀의 치주조직병지수로 옳은 것은?

① 1점

② 2점

③ 4점

④ 6점

⑤ 8점

089 수돗물불소농도조정사업을 실시하고 있는 지역에서 살고 있는 15세 A학생에게서 3개 치아에 불투명한 반점이 관찰되었다. 이 학생의 반점치 지수는?

① 0점

② 0.5점

③ 1점

④ 2점

⑤ 3점

090 개량구강환경관리능력지수에 해당하는 치아로 옳은 것은?

① 상악 좌측 제1대구치, 상악 좌측 견치

② 상악 우측 제1소구치, 상악 좌측 견치

③ 상악 우측 제2소구치, 하악 우측 중절치

④ 하악 좌측 제2소구치, 하악 우측 제1대구치

⑤ 하악 좌측 제1대구치, 하악 좌측 측절치

091 다음 설명에 해당하는 생애주기로 옳은 것은?

> • 신체와 뇌의 급격한 성장시기
> • 칭찬과 명성을 좋아함
> • 보호자가 구강건강관리습관을 길러주기 좋은 시기
> • 모방을 좋아하는 시기

① 영아기
② 학령전기
③ 학령기
④ 걸음마기
⑤ 청소년기

092 동기화의 방법 중 내재적 동기에 해당하는 것은?

① 상과 벌
② 경쟁과 협동
③ 교육자의 태도
④ 교육장소
⑤ 학습목표의 확인

093 다음 주어진 글에서 김모 씨의 욕구로 옳은 것은?

> 20세 여자 김모 씨는 치아가 튀어나와 보여 입을 항상 다물고 있다.
> 김모 씨는 치아가 고르고 튀어나와 보이지 않기를 원했다. 어느 날
> 김모 씨는 인터넷에서 A치과의 교정치료 광고를 보았다. 그리고 그
> 광고에 이끌려 교정치료를 받기 위해 A치과에 예약전화를 했다. 얼
> 마 뒤 김모 씨는 A치과에 내원하였다.

① 20세 여자 김모 씨는 치아가 튀어나와 보여 입을 항상 다물고 있다.
② 김모 씨는 치아가 고르고 튀어나와 보이지 않기를 원했다.
③ 어느 날 김모 씨는 인터넷에서 A치과의 교정치료 광고를 보았다.
④ 그 광고에 이끌려 교정치료를 받기 위해 A치과에 예약전화를 했다.
⑤ 얼마 뒤 김모 씨는 A치과에 내원하였다.

094 교육목표의 설정원칙으로 옳은 것은?

① 각 목표에 여러 성과를 집중 기술한다.

② 학습성취도는 모든 학습종료 후 표시한다.

③ 광범위하고 포괄적으로 작성한다.

④ 구체적인 행동에 대해 하나로 기술한다.

⑤ 목표는 목적을 포용한다.

095 '치아의 역할을 나열할 수 있다.'에 해당하는 영역으로 옳은 것은?

① 지적 영역 – 암기수준

② 지적 영역 – 판단수준

③ 지적 영역 – 문제해결수준

④ 정의적 영역

⑤ 정신운동 영역

096 대집단에게 가장 대표적인 수업방법이며, 단시간에 많은 정보의 전달이 가능하고 교육자의 능력에 따라 학습자에게 동기화되는 교육방법은?

① 토의법

② 강의법

③ 관찰법

④ 상담법

⑤ 모의학습법

097 치과에 내원한 6세 아동을 대상으로 한 칫솔질 교육에 가장 적합한 교육매체는?

① 화이트보드

② 치아와 칫솔사진

③ 치아모형과 칫솔

④ 회전법 설명 포스터

⑤ 파워포인트

098 치과에 내원한 30대 여성 A 씨의 구강보건교육을 위해 A 씨의 주된 증상을 파악하고 치료를 위한 문진표를 작성하고 분석하는 단계는?

① 환자의 요구 파악
② 환자의 동기유발인자 파악
③ 구강진료
④ 구강보건교육 계획 수립
⑤ 계속관리

099 다음에 해당하는 구강보건교육의 대상자로 옳은 것은?

> • 감각, 냄새, 소리에 매우 예민함
> • 교육 시 직접 만져보게 하여 익숙하게 함
> • 음악이나 오디오를 활용하여 교육함
> • 불안감과 공포를 없애도록 함

① 영유아
② 청소년
③ 임산부
④ 시각장애인
⑤ 사업장근로자

100 A집단에게 구강보건교육 후 PHP 지수를 측정하여 전후를 비교하려한다. 이때 적용이 가능한 평가로 옳은 것은?

① 학습 성취도 평가
② 학습 변별도 평가
③ 교육 유효도 평가
④ 구강보건 증진도 평가
⑤ 교육 타당도 평가

치과위생사
제1회 모의고사

응시번호		성 명	

본 시험은 각 문제에서 가장 적합한 답 하나만 선택하는 최선답형 시험입니다.

유의사항

○ 문제지 표지 상단에 인쇄된 문제 유형과 본인 응시번호 끝자리의 일치 여부를 확인하고 답안카드 문제 유형에 정확히 표기합니다.
  • 응시번호 끝자리가 홀수 : 홀수형 문제지
  • 응시번호 끝자리가 짝수 : 짝수형 문제지
○ 종료 타종 후에도 답안카드를 계속 기재하거나 제출을 거부하는 경우 해당 교시가 0점 처리됩니다.
○ 응시자는 시험 종료 후 문제지를 가지고 퇴실할 수 있습니다.

2교시 100문항

○ 치위생학 2(100)
  • **임상치위생처치(58)**
    예방치과처치(18), 치면세마(20), 치과방사선학(20)
  • **임상치과지원(42)**
    구강악안면외과학(6), 치과보철학(6), 치과보존학(6), 소아치과학(6), 치주학(6), 치과교정학(6), 치과생체재료학(6)

해설 / 36p

치위생학 2

001 구강병 발생요인의 연결로 옳은 것은?

① 숙주요인 – 타액유출량
② 숙주요인 – 세균의 종류
③ 환경요인 – 식습관
④ 환경요인 – 병소의 위치
⑤ 병원체요인 – 구강온도

002 설탕 대신 자일리톨 감미료를 사용했을 때 치아우식이 감소한 효과는?

① 설탕섭취여부효과
② 설탕소비량 증가효과
③ 우식성 음식성상 차이효과
④ 설탕대치효과
⑤ 설탕식음빈도 증가효과

003 치아우식 예방법 중 병원체요인 제거법은?

① 우식성 식품제한 및 식이조절
② 불소도포법
③ 치면열구전색법
④ 칫솔질, 치간세정법
⑤ 항생제 배합 세치제 사용법

004 치면세균막의 대사산물 중 세포 외 다당류에서 세균의 가장 중요한
에너지원으로 옳은 것은?

① 젖 산
② 자 당
③ 레 반
④ 덱스트란
⑤ 글리코겐

005 4단 치아우식예방법 중 치아우식 감수성이 높은 환자의 경우 반드
시 필요한 과정은?

① 식이조절
② 불소 이용
③ 치면열구전색
④ 치면세균막 관리
⑤ 치면세마

006 60대 남성 A 씨는 평소 지각과민증을 앓고 있으며, 치경부마모증이
4개 이상의 치아에서 발견되었다. 이 환자에게 적합한 세치제로 옳
은 것은?

① 고도마모력의 분말세치제
② 중강도마모력의 크림세치제
③ 불소가 함유된 액상세치제
④ 향이 함유된 분말세치제
⑤ 자일리톨이 함유된 크림세치제

007 다음 환자에게 권장되는 칫솔질 방법으로 옳은 것은?

> • 고정성 교정 장치가 부착되어 있다.
> • 광범위한 치주질환자이다.

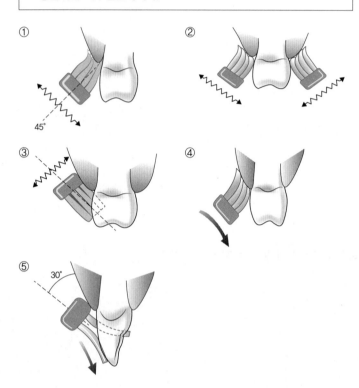

008 오리어리지수(O'Leary index)에 대한 설명으로 옳은 것은?

① 최고점은 60점이다.
② 탈락된 치아도 대상에 포함시킨다.
③ 구강 내 지정된 6개 치아를 검사한다.
④ 한 치아를 4개의 면으로 나누어 검사한다.
⑤ 구강 내 부착된 치석을 검사하는 방법이다.

009 국소도포에 사용하는 산성불화인산염의 특성으로 옳은 것은?

① 분말의 형태로 물에 탔을 때 안정성이 높다.
② 쓰고 떫은 맛을 낸다.
③ 향료나 색소의 첨가가 가능하다.
④ 1주 간격 4회 도포로 시행한다.
⑤ 치은에 자극을 줄 수 있다.

010 불소도포에 관한 설명으로 옳은 것은?

① 치면세마 시 글리세린이 포함된 연마제를 사용한다.
② 치아에 물기가 있는 상태에서 도포한다.
③ 불소용액양치법은 0.2% 불화나트륨 용액으로 2주에 1회 실시한다.
④ 불소바니쉬 도포 후 1시간 이내 물 섭취가 가능하다.
⑤ 불소이온 도포 시 전류는 100mA 이하로 작동시킨다.

011 치면열구전색에 대한 설명으로 옳은 것은?

① 대상자는 20세 이상 성인이다.
② 와동을 형성하는 과정이 필수적이다.
③ 수복물의 여부와 상관없이 적용이 가능하다.
④ 불소치약 사용 시 적용이 어려운 술식이다.
⑤ 치아우식 예방효과를 높이기 위한 술식이다.

012 다음 설명에 해당하는 과정으로 옳은 것은?

- 불량한 식이습관을 지적
- 치아우식병소를 확인하는 단계

① 식이조사
② 식이분석
③ 식이상담
④ 식단처방
⑤ 식이진단

013 식품의 전당량과 점착도를 이용하여 산출 가능한 지표는?

① 치아우식유발지수
② 치아우식유발가능시간
③ 치아우식취약지수
④ 구강취약지수
⑤ 식품 당질의 함량

014 다음 환자에게서 평소와 다르게 나타날 구강 내 변화로 옳은 것은?

> 30대 남성 A 씨는 야구선수로 평소와는 다르게 야구경기 시에 당이 첨가되지 않은 무가당 껌을 매일 저작하며 경기에 임한다.

① 타액완충능 증가
② 타액점조도 증가
③ 타액분비율 증가
④ 구강 내 산 생성균 감소
⑤ 법랑질의 무기질화

015 치아우식 발생요인 검사와 기구의 연결로 옳은 것은?

① 타액분비율 검사 – 증류수
② 타액점조도 검사 – 타액수집용 시험관
③ 타액완충능 검사 – 0.1N 유산용액
④ 구강 내 포도당 잔류시간 검사 – BCG지시약
⑤ 구강 내 산생성균 검사 – 파라핀 왁스

016 치아우식 발생요인 검사의 대상자로 가장 옳은 것은?

① 치경부마모증 환자
② 임플란트 예정 환자
③ 다발성 치아우식증 환자
④ 완전틀니 장착 예정인 노인환자
⑤ 이갈이 장치 장착 환자

017 다음 제시된 환자에게 처방해야 할 것으로 옳은 것은?

> 25세 여성 A 씨는 타액분비율 검사 시 자극성 타액이 14mL, 타액점조도가 1.30이었으며, 구강 내 산생성균 검사 시 24시간 안에 황색으로 변하였다. 또한 타액완충능 검사 시 14방울에 반응을 보였으며, 포도당 잔류시간 검사 시 12분에 포도당이 소실되었다.

① 필로카핀을 투여한다.
② 치과에 방문하여 치석제거를 받도록 권고한다.
③ 당분섭취량을 줄이고, 식후 칫솔질과 식이조절을 병행한다.
④ 탄산소다를 사용하도록 권고한다.
⑤ 포도당잔류시간검사를 다시 실시한다.

018 지각과민증 환자에게 적용 가능한 구강건강관리법으로 가장 옳은 것은?

① 강강도의 칫솔모를 가진 칫솔을 사용한다.
② 횡마법으로 칫솔질을 하도록 권고한다.
③ 초음파치석제거를 3개월에 한 번 받는다.
④ 약마모도의 세치제를 선택한다.
⑤ 치아우식 발생요인 검사를 실시한다.

019 다음이 설명하는 개념으로 옳은 것은?

- 치은퇴축으로 노출된 치근면이나 깊은 치주낭 속을 세척
- 구강 내 세균수 감소
- 연조직 치유 향상

① 치면세마
② 치근활택술
③ 치주세정술
④ 치은소파술
⑤ 치석제거술

020 다량의 흡연자인 50대 남성이 치면세마를 받기 위하여 내원하였다. 환자의 구강 내를 관찰해보니 협면 1/2 이상 심한 착색과 베니어형 치은연하치석이 존재하였고, 5mm 이상 깊은 치주낭과 치아동요를 동반하였다. 이 대상자의 분류로 옳은 것은?

① Class C
② Class Ⅰ
③ Class Ⅱ
④ Class Ⅲ
⑤ Class Ⅳ

021 다음이 설명하는 치면부착물로 옳은 것은?

> • 수분이 80%, 유기질 또는 무기질이 20%로 구성
> • 치아우식증과 치은염의 초기원인
> • 타액 완충작용의 방해
> • 치면착색제에 의해 착색

① 백 질   ② 치면세균막
③ 음식물잔사   ④ 후천성 엷은막
⑤ 치은연상치석

022 40세 여성 A 씨가 흡연을 하지 않고 구강관리도 열심히 하는데, 치은연을 따라 상방 1mm에 뚜렷한 선모양으로 착색이 발생한다고 호소하였다. A 씨에게 생긴 착색물로 옳은 것은?

① 녹색 착색
② 황색 착색
③ 갈색 착색
④ 검은 선 착색
⑤ 불소침착증

023 내원한 환자의 치아를 검사한 결과 하악 제1대구치의 교두가 상아질을 포함하여 파절되어 있었다. 이때 진료기록부 표시로 옳은 것은?

① ///
② O═O
③ Fx
④ C_1
⑤ Mob^+

024 구강검사 시 치경의 용도는?

① 치주낭 깊이를 측정한다.
② 우식치아의 경계를 확인한다.
③ 백악질 표면상태 검사 시에 사용한다.
④ 협점막의 견인을 위하여 사용 가능하다.
⑤ 치은의 출혈을 확인하기 위하여 사용한다.

025 치면세마를 위한 술자와 환자의 자세로 옳은 것은?

① 시술 시 술자의 머리는 20° 이상 굽혀 가까이 본다.

② 술자의 상박(윗팔)은 몸의 측면에 가까이 붙인다.

③ 조명등의 위치는 95cm 이상 높이에 둔다.

④ 하악 시술 시 환자는 턱을 위로 들게 한다.

⑤ 환자의 수직자세(upright position)는 상악 시술 시 적합하다.

026 기구 작동부와 최첨단의 형태의 연결이 옳은 것은?

① Blunt − Curette

② Point − Sickle

③ Blade − Explorer

④ Round − Hoe

⑤ Point − File

027 치면에 사용할 기구를 선택한 뒤 날의 절단연을 치면에 갖다 대는 행위에 대한 설명으로 옳은 것은?

① 중지와 엄지는 항상 접촉한다.

② 평소 펜을 잡듯이 기구를 잡는다.

③ 유리치은연 상방 1〜2mm에 위치시킨다.

④ 말단경부는 항상 치아면에 수직이다.

⑤ 말단경부를 치아에 가까이 기울이는 과정이다.

028 유니버셜큐렛에 대한 설명으로 옳은 것은?

① 날은 한 개만 있다.

② 날의 내면과 말단 경부는 60〜70°를 이룬다.

③ 18개 종류의 작동부가 존재한다.

④ 날의 끝은 날카로워 주의가 필요하다.

⑤ 작업각도는 45〜90°가 적절하다.

029 치은연하치석 제거를 위해 그레이시큐렛을 이용하여 치석제거를 진행하던 치과위생사 A 씨가 4mm 이상 깊은 치주낭의 치석제거를 위해 그레이시큐렛의 말단경부가 3mm 더 긴 기구를 선택하였다. 이 기구의 명칭으로 옳은 것은?

① Universal curette

② Hoe scaler

③ File scaler

④ After-five curette

⑤ Mini-five curette

030 사용한 기구의 관리과정으로 가장 옳은 것은?

① 멸균 – 대기용액 – 기구세척 – 건조 – 포장 – 보관

② 대기용액 – 기구세척 – 건조 – 포장 – 멸균 – 보관

③ 포장 – 멸균 – 대기용액 – 기구세척 – 건조 – 보관

④ 기구세척 – 대기용액 – 멸균 – 건조 – 포장 – 보관

⑤ 건조 – 멸균 – 대기용액 – 기구세척 – 포장 – 보관

031 술자의 교차감염 방지를 위한 개인방호에 대한 설명으로 옳은 것은?

① 손씻기는 손바닥 위주로 고체비누를 활용한다.

② 외과수술 시에는 멸균된 라텍스 장갑을 사용한다.

③ 마스크는 오전, 오후 각각 한 개씩 사용한다.

④ 안면보호대는 치석제거와 같이 물을 많이 사용할 때만 사용한다.

⑤ 보호용 의류는 외과용 수술에만 적용하는 것이 적합하다.

032 상악우측구치부협면 시술에 대한 설명으로 옳은 것은?

① 환자는 Modified-Supine position으로 앉힌다.

② 치아의 중앙에 기구를 적합하여 근 · 원심으로 움직인다.

③ 술자의 위치는 7~8시 방향이다.

④ 손고정은 구외손고정을 허용한다.

⑤ 협점막을 당기지 않아도 충분히 시야확보가 가능하다.

033 과도한 치은연하치석으로 인해 치근활택술을 받은 환자에게 치과위생사가 설명할 주의사항으로 옳은 것은?

① 차가운 물로 양치할 것을 권고한다.

② 칫솔질 시 출혈이 있을 수 있으니 약하게 칫솔질하도록 한다.

③ 뜨거운 음식에 대한 권고는 하지 않아도 된다.

④ 시술 직후 3% 과산화수소를 사용하여 입을 헹굴 수 있도록 한다.

⑤ 흡연은 시술과 상관없음을 일러준다.

034 초음파치석제거기에 대한 설명으로 옳은 것은?

① 큰 치석과 많은 침착물 제거 시 사용한다.

② 소음은 발생하지 않는다.

③ 45~90°의 사용각도로 사용한다.

④ 에어로졸로 인한 문제가 수기구보다 적다.

⑤ 인공심박조율기 사용자에게 적용 가능하다.

035 치석제거 후 거칠어진 치아의 표면을 부드럽게 하는 과정에 대한 설명으로 옳은 것은?

① 치석제거 후 필수적인 과정이다.

② on-off 방식은 치아표면을 3등분한다.

③ Rubber cup은 치아표면에 수직으로 적합한다.

④ Bristle brush는 치면에 사용 가능하다.

⑤ 불소도포 전에는 글리세린이 포함된 연마제를 사용한다.

036 전치부 치은연상치석제거를 시행하고 있던 A 씨가 기구의 날을 빛에 비추어 보니 빛을 반사시켜 밝은 면처럼 보였다. A 씨가 시행해야 할 행동으로 옳은 것은?

① 치석제거를 마무리하고 난 뒤 기구를 확인한다.

② 시술의 효율을 높이기 위해 기구연마를 시행한다.

③ 준비된 그레이시큐렛으로 제거를 마무리한다.

④ Painting 방법으로 치면연마를 시행한다.

⑤ 불소도포를 시행한 뒤 다시 약속을 잡는다.

037 절단날의 횡단면이 반원형이고 날과 말단경부가 이루는 각도가 70°인 기구의 연마방법으로 옳은 것은?

① 날의 측면이 편평해 연마석 고정법이 더 추천된다.
② 날의 내면과 연마석의 각도는 70°이다.
③ 기구의 절단연을 3등분하여 Down stroke로 마무리한다.
④ 연마 후 환자에게 적용하여 확인한다.
⑤ 기구의 양날을 모두 연마한다.

038 치면세마를 시행할 때 특별관리가 필요한 환자에 대한 설명으로 옳은 것은?

① 고혈압 환자는 스트레스와 불안을 최소화하도록 한다.
② 임플란트 장착 환자는 수기구를 이용하여 치석제거를 실시한다.
③ 고정성 교정장치 장착 환자에게는 협면 치면연마가 필수적이다.
④ 결핵 환자는 초음파 스케일러로 빠르게 치석제거를 시행한다.
⑤ 혈전용해제 복용 환자는 치은연하치석제거를 먼저 시행한다.

039 X선과 물질 간 상호작용에 대한 설명으로 옳은 것은?

① 전자의 결합에너지가 X선 광자의 에너지보다 클 때 콤프턴산란이 발생한다.
② 고전산란 시 입자광자의 방향과 전리를 일으킨다.
③ 전자가 X선 광자와 충돌하며 발생하는 되튐전자는 광전효과 시 두드러진다.
④ X선 광자가 물질에 흡수되는 과정에서 특성방사선이 발생된다.
⑤ X선 광자 에너지와 전자의 결합에너지가 같을 시 편향산란이 일어난다.

040 X선관에 대한 설명으로 옳은 것은?

① 여과기는 단파장의 광자를 흡수한다.
② 유리관은 필라멘트의 산화를 돕는다.
③ 텅스텐 타겟에서 전자구름이 형성된다.
④ 시준기의 모양에 따라 X선의 모양이 결정된다.
⑤ 집속컵은 X선의 방향을 결정한다.

041 관전류 조절기에 대한 설명으로 옳은 것은?

① 필라멘트의 온도를 조절한다.

② 전자의 속도를 조절한다.

③ X선의 조사시간에 관여한다.

④ X선의 사진의 질을 결정한다.

⑤ X선의 발생시간을 결정한다.

042 X선속에 대한 설명이 바르게 연결된 것은?

① 유용방사선 – 일차방사선 중 여과기와 시준기를 통해 방출되는 방사선

② 중심방사선 – 일차방사선의 원래 방향에서 편향된 방사선

③ 누출방사선 – 일차방사선이 나오는 동안 물체나 환자를 투과하여 발생한 방사선

④ 이차방사선 – 일차방사선 일부가 관구덮개 밖으로 방출된 방사선

⑤ 산란선 – 주로 원추형태로 X선속의 위치를 결정하는 데 사용되는 방사선

043 X선 광자의 에너지에는 영향을 주지 않지만 X선 발생량과 정비례하는 것은?

① 관전류

② 관전압

③ 부가여과

④ 시준기

⑤ 초점–필름 간 거리

044 흑화도에 대한 설명으로 옳은 것은?

① 방사선 사진상 서로 다른 부위의 어두운 정도 차이이다.

② 필름 전체의 어두운 정도이다.

③ 특정곡선의 직선부 영역의 크기이다.

④ 물체의 외형을 정확히 재현하는 능력이다.

⑤ 서로 인접한 작은 피사체를 식별하는 능력이다.

045 서로 인접한 작은 피사체를 식별하는 영상의 특성은?

① 선예도
② 해상력
③ 감광도
④ 관용도
⑤ 흑화도

046 교익촬영의 목적으로 옳은 것은?

① 치근단 절제술 평가
② 구개부의 과잉치 검사
③ 초기 치주질환의 치조정 변화 관찰
④ 미맹출치아 존재 여부
⑤ 타액선의 관찰

047 등각촬영법의 장점으로 옳은 것은?

① 상의 왜곡이 작다.
② 필름유지기구를 사용하여 각도 조절이 편하다.
③ 반복촬영 시 표준화가 쉽다.
④ 단조사통으로 노출시간이 감소한다.
⑤ 손가락에 방사선이 노출되지 않는다.

048 클라크의 관구이동법에 대한 설명으로 옳은 것은?

① 관구의 수직각에 변화를 준다.
② 협측의 물체는 관구이동과 같은 방향이다.
③ 한 장의 필름으로 위치를 결정할 수 있다.
④ 관전압의 차이를 준다.
⑤ 물체의 협설의 위치관계 파악에 사용된다.

049 무치악 환자의 방사선 촬영에 대한 설명으로 옳은 것은?

① 치조능 흡수가 심한 경우에는 평행촬영을 실시한다.

② 유치악 경우에 비해 방사선을 25% 감소하여 촬영한다.

③ 수직각은 감소하여 촬영한다.

④ 남아있는 골의 양의 평가는 어렵다.

⑤ 치근우식을 확인할 때 사용된다.

050 상악우측 구치부 치근단촬영을 하였는데 제2대구치만 현상되고 나머지 부위는 하얗게 현상되었다. 촬영 실책 원인으로 옳은 것은?

① 수직각 조절

② 수평각 조절

③ 방사선 조사 시간

④ 조사통 위치 조절

⑤ 필름의 앞뒤 구분

051 의료방사선 방호에 대한 설명으로 옳은 것은?

① 술자의 위치는 X선 중심에서 90~135° 사이에 위치한다.

② 여과기를 사용하지 않는다.

③ 납방어복은 어린이에게만 적용한다.

④ 초점과 필름 간의 거리는 가까울수록 유리하다.

⑤ 감광도가 낮은 필름을 사용한다.

052 치경부 법랑질의 치조골 양이 적어 상대적으로 인접부위보다 방사선 투과상처럼 보이는 현상으로 옳은 것은?

① 착시현상

② 마하띠효과

③ 치경부소환

④ 치근부소환

⑤ 경화성골염

053 치아와 치아주위 구조물 중 방사선 불투과성 구조의 연결로 옳은 것은?

① 법랑질 – 치수
② 치수 – 치주인대강
③ 치조정 – 치주인대강
④ 치조골 – 상아질
⑤ 치수 – 치조백선

054 상악동 전내벽을 관찰할 수 있는 구내 치근단 촬영 부위로 옳은 것은?

① 상악 전치부
② 상악 견치부
③ 상악 소구치부
④ 상악 대구치부
⑤ 하악 견치부

055 세포 내에 흡수되어 있는 물과 작용하여 세포를 손상시키는 효과로 옳은 것은?

① 결정적효과
② 확률적효과
③ 직접효과
④ 간접효과
⑤ 만성효과

056 디지털촬영법에 대한 설명으로 옳은 것은?

① 소독이나 멸균이 편리하다.
② 해상도는 떨어지는 편이다.
③ X선 노출량이 60% 정도 증가한다.
④ 구내필름보다 유연하다.
⑤ 빠른 영상조회가 가능하다.

057 기준보다 고개를 높게 들고 파노라마를 촬영했을 경우 나타나는 사진상의 특징으로 옳은 것은?

① 과장된 V자 형태의 파노라마 사진
② 역 V자 형태의 파노라마 사진
③ 상의 확대가 나타난 파노라마 사진
④ 상의 축소가 나타난 파노라마 사진
⑤ 안개상이 보이는 파노라마 사진

058 치주질환이 관찰되는 방사선 사진의 특징으로 옳은 것은?

① 경계가 뚜렷한 방사선 투과성 병소가 보인다.
② 경계가 불명확한 방사선 투과성 병소가 보인다.
③ 치조정이 희미해지고 골소실이 관찰된다.
④ 치주인대강의 확장과 증가된 골소주가 관찰된다.
⑤ 골조직이 치밀해진 양상을 보인다.

059 하악 설측의 융기된 골융기 부위를 제거하고자 할 때 제거에 직접적으로 필요한 기구로 옳은 것은?

① 골막기자
② 발치기자
③ 봉합침
④ 아이리스 시저
⑤ 끌과 망치

060 루트피커(Root picker)의 용도로 옳은 것은?

① 치주인대로부터 치아 분리
② 치조골로부터 치아 제거
③ 도달이 어려운 치근 제거
④ 치조와 연조직 제거
⑤ 시야확보를 위한 기구

061 40대 환자에게 대구치의 난발치를 시행하였다. 발치 후 관리가 되지 않아 심한 동통과 악취로 내원하였을 때 이 질환에 대한 설명으로 옳은 것은?

① 근육경련이 일어난다.
② 창상을 세척하고 항생제를 복용해야 한다.
③ 압박지혈을 다시 시행한다.
④ 발치 중에 일어날 수 있는 합병증의 한 종류이다.
⑤ 치근 파절편이 남아있어 발생한다.

062 다음이 설명하는 치아의 손상으로 옳은 것은?

- 치수를 침범하지 않음
- 법랑질 · 상아질 · 백악질 파절
- 일시적으로 강한 힘이 가해졌을 때 발생

① 비복잡 치관파절
② 복잡 치관파절
③ 비복잡 치관–치근파절
④ 복잡 치관–치근파절
⑤ 치근파절

063 다음의 증상이 있는 환자에게 적용 가능한 구강외과의 소수술로 옳은 것은?

- 혀를 앞으로 내밀 때 반으로 갈라짐
- 혀가 입천장에 닿지 않음
- 발음이상

① 순소대절제술
② 절개 · 배농술
③ 치근단절제술
④ 치아재식술
⑤ 설소대절제술

064 20대 남성 환자가 코 옆쪽 얼굴이 붓고, 악취가 나는 점액농이 콧물로 나오며, 열이 나는 증상으로 내원했을 때 의심 가능한 질환은?

① 급성 악골골수염
② 급성 치성상악동염
③ 루드비히 안자이나(Ludwig's angina)
④ 상악 근막간극
⑤ 이하선염

065 치과에 내원한 20대 남성 환자의 보철 치료를 위해 하악치열을 측방에서 바라보았을 때 소구치와 대구치의 협측교두정을 연결한 선의 모양이 원호를 이루었다. 이 곡선으로 옳은 것은?

① 스피만곡
② 조절만곡
③ 윌슨씨만곡
④ 역몬슨만곡
⑤ 전후적 교합만곡

066 지대치를 형성할 때 고려해야 할 사항으로 옳은 것은?

① 지대치가 잘 보이도록 물은 최소로 줄인다.
② 치아파편이 눈으로 들어가지 않도록 보안경을 착용한다.
③ 치경으로 간접조명은 정확하지 않으므로 직접시진한다.
④ 술자의 위치를 변경하지 않고 한자리에서 지대치를 형성한다.
⑤ 절삭효율이 낮은 Bur를 사용하여 형성에 주의를 기울인다.

067 치과에 내원한 30대 남성 환자가 근관치료했던 치아의 치관부가 부러져서 왔을 때 시행해야 할 보철치료는?

① 치은압배
② 인상채득
③ 교합채득
④ 지대치형성
⑤ 지대축조

068 국소의치를 제작하고자 할 때 전치부에만 치아가 있고 구치부에는 치아가 없는 경우의 케네디분류법으로 옳은 것은?

① Ⅰ급

② Ⅱ급

③ Ⅲ급 1류

④ Ⅲ급 2류

⑤ Ⅳ급

069 치조제의 협측과 접촉하는 가공의치의 형태로 옳은 것은?

① 안정형

② 수직형

③ Hygienic

④ Conical

⑤ Modified ridge lap

070 구강저나 설소대의 부착 부위가 높아서 공간이 불충분한 경우에 사용하는 하악 틀니 주연결장치로 옳은 것은?

① Lingual bur

② Clasp

③ Bar attachment

④ Lingual plate

⑤ Telescopic crown

071 G.V. Black의 와동 분류법과 연결이 옳은 것은?

① 1급 – 구치부 인접면 와동

② 2급 – 구치부 교합면 와동

③ 3급 – 절단연을 포함한 전치부 인접면 와동

④ 4급 – 전치부 절단연에 위치한 와동

⑤ 5급 – 치경부 1/3 위치의 와동

072 다음 설명하는 술식으로 옳은 것은?

> • 상실된 와동의 외벽 대신
> • 인접치아의 접촉점 회복
> • 기구조작이 어려운 인접면 수복을 도움

① 러버댐
② 격벽법
③ 치간이개
④ 치은압배
⑤ 치아격리

073 금인레이의 금기증으로 옳은 것은?

① 넓은 우식 병소의 치아
② 치수강이 넓은 젊은 환자
③ 마모가 심한 치아
④ 교합면 아말감 수복물 대체
⑤ 인접면과 교합면에 걸친 우식치아

074 다음에서 설명하는 근관치료 기구는 무엇인가?

> • K파일의 역할 보조
> • 천공 방지를 위해 옆면에만 날이 있음
> • 엔진에 끼워 사용하는 기구
> • 근관의 입구를 열어주는 기구
> • 크기별로 1~6번까지 존재

① Ni-Ti 파일
② 게이츠-글리든 버
③ 거터퍼쳐 게이지
④ 전자근관장측정기
⑤ 렌튜로 스파이럴

075 근관치료 과정으로 옳은 것은?

① 치수마취 – 근관와동 형성 – 작업장 측정 – 근관형성 – 근관충전

② 근관와동 형성 – 발수 – 작업장 측정 – 근관충전 – 임시충전

③ 발수 – 치수마취 – 임시충전 – 근관충전 – 근관확대 – 근관세척

④ 치수마취 – 근관세척 – 근관와동 형성 – 근관충전 – 임시충전

⑤ 근관와동 형성 – 근관세척 – 근관확대 – 발수 – 근관충전

076 치관부 치수를 외과적으로 제거하고 감염이 되지 않은 치근부의 치수는 생활력을 유지하는 보존술식은?

① 간접 치수복조술

② 직접 치수복조술

③ 치수절단술

④ 치근단형성술

⑤ 치근단절제술

077 치아형태 이상에 해당하는 것은?

① 과잉치

② 거대치

③ 왜소치

④ 치외치

⑤ 법랑질 저형성증

078 맹출한 지 얼마 안 된 영구치의 특징은?

① 2차상아질이 형성되어 있다.

② 절치의 절단결절의 발육이 미약하다.

③ 치수각이 치근 쪽으로 근접해 있다.

④ 상아세관이 얇게 되어 있다.

⑤ 소와열구가 깊고 복잡한 형태를 띤다.

079 치과에 내원한 5세 아동에게 치아홈메우기를 실시하려고 한다. 치과위생사 A 씨가 치료방법에 대해 설명하고 물과 바람이 나오는 것을 보여주며 아동의 이해를 도운 후, 치면열구전색을 시행하였을 때 사용한 행동조절방법은?

① Modeling

② HOME(Hand Over Mouth Exercise)

③ Tell-Show-Do

④ 흡입진정법

⑤ 신체속박법

080 심한 우식을 제거하고 치수노출 없이 2차상아질을 기대하여 치수생활력을 유지하는 술식의 적응증은?

① 전기치수검사에 반응이 없는 치아

② 변색된 치아

③ 발치 시기가 된 유치

④ 상아질 우식이 있어 저작 시 동통 있는 치아

⑤ 치근단의 병소가 관찰되는 치아

081 유치 발치에 대한 설명으로 옳은 것은?

① 발치기자를 사용하여 발치한다.

② 발치와 기저부의 소파를 반드시 실시한다.

③ 거즈를 30분간 물도록 한다.

④ 복수치아 발치 시에 앞쪽에 있는 치아부터 발치한다.

⑤ 유구치 발치 시 근원심으로 움직이며 발치한다.

082 치과에 내원한 5세 아동이 하악 우측 제1유구치의 우식이 너무 심하여 조기 발치를 진행하였다. 공간의 유지를 위하여 사용할 장치로 옳은 것은?

① Distal shoe

② Crown & Loop

③ 설측호선장치

④ 디스킹법

⑤ 고정성 낸스장치

083 정상치은의 임상적 특징으로 옳은 것은?

① 색은 약간 붉은 색을 띤다.

② 치간유두가 치간공극을 채우고 있다.

③ 열구깊이는 3mm 이상이다.

④ 변연치은에 점몰은 나타나지 않는다.

⑤ 탐침 시 약간의 출혈이 나타날 수 있다.

084 수직교합압에 저항하며 백악질 표면의 약 80%를 차지하는 가장 주된 섬유군은?

① 수평섬유군

② 사주섬유군

③ 치조정섬유군

④ 근단섬유군

⑤ 횡중격섬유군

085 과도한 교합으로 치아의 치경부 쪽 치조골이 흡수되어 내려가 골이 파여있는 상태로 옳은 것은?

① 천 공

② 열 개

③ 치경부마모증

④ 지각과민

⑤ 치은퇴축

086 치주낭의 형태에 따른 분류와 연결이 옳은 것은?

① 치은낭 – 치주조직이 파괴되어 생기는 낭

② 골연상낭 – 낭의 시작부위가 치조골보다 치관방향에 있는 낭

③ 단순치주낭 – 치아의 2개 면에서 생긴 치주낭

④ 혼합치주낭 – 치주낭 입구가 2개이고 치주낭 기저부는 1개의 면인 낭

⑤ 복잡치주낭 – 치주낭의 입구는 1개이고 치주낭 내부가 2개의 면에 존재

087 전반적 급진성 치주염의 특징으로 옳은 것은?

① 여자에게서 이환율이 높다.

② 구강 내에서 양측성으로 발병한다.

③ 치면세균막과 치석의 양의 침착이 심하다.

④ 제1대구치 외 3개 이상 영구치의 부착 소실이 발생한다.

⑤ *Actinomyces actinomycetemcomitans*가 주요 원인균이다.

088 치은절제술에서 치주낭표시자 사용 후 다음으로 진행하는 과정은?

① 판막 접합

② 치주포대 부착

③ 육아조직 제거

④ 판막 박리 및 거상

⑤ 출혈점 직하 절개

089 성장발육곡선에 대한 설명으로 옳은 것은?

① 림프형은 사춘기 이후 급격한 성장을 이룬다.

② 신경형은 아데노이드, 편도, 림프선의 성장과 관련된다.

③ 상악은 일반형에 더 가깝게 성장한다.

④ 일반형은 5세경과 사춘기 전후로 많은 성장을 보인다.

⑤ 생식기형은 사춘기에 성장을 완료한다.

090 치열교정을 위해 내원한 15세 여성 환자를 진단한 결과, 상악 치열궁에 대해 하악 치열궁이 정상보다 원심에 있으며, 상악전치의 순측 전위로 수평피개와 스피만곡이 심할 때 Angle의 부정교합 분류로 옳은 것은?

① Ⅰ급

② Ⅱ급 1류

③ Ⅱ급 2류

④ Ⅲ급 1류

⑤ Ⅲ급 2류

091 12세 이후에도 남아있는 구강악습관으로 인해 나타날 수 있는 연하의 특징으로 옳은 것은?

① 구치를 단단히 물고 있는다.
② 입술은 닫고 있는다.
③ 상 · 하악 치아 사이에 혀를 넣는다.
④ 연하운동의 힘을 흡수한다.
⑤ 저작근의 움직임이 활발하다.

092 교정력의 종류와 연결이 옳은 것은?

① 기계력 – 립 범퍼(Lip bumper)
② 기능력 – 확대나사(Screw)
③ 악정형력 – 교합사면판(Inclined plane)
④ 기계력 – 고무체인(Elastic chain)
⑤ 기능력 – 이모장치(Chin cap)

093 영플라이어(Young's pliers)의 용도로 옳은 것은?

① 치아를 결찰하기 위한 기구이다.
② 와이어를 자르기 위한 기구이다.
③ 치간이개를 위한 기구이다.
④ 브라켓을 잡기 편한 기구이다.
⑤ 굵은 와이어를 구부리기 위한 기구이다.

094 상교정장치의 고정원으로 유지부에 해당하는 것은?

① 스크류(Srew)
② 클래스프(Clasp)
③ 스프링(Spring)
④ 상부(Base plate)
⑤ 오픈코일(Open coil)

095 부가중합형 실리콘 고무인상재에 대한 설명으로 옳은 것은?

① 중합수축이 크다.
② 영구변형률이 낮다.
③ 찢김 저항성이 높다.
④ 크기 안정성이 낮다.
⑤ 부산물이 발생한다.

096 복합레진의 분류에 따른 설명으로 옳은 것은?

① 광중합형 복합레진은 깊은 쪽일수록 물성이 좋다.
② 화학중합형 복합레진은 레진의 바깥쪽부터 중합수축이 일어난다.
③ 재래형 복합레진은 필러의 크기가 커서 거칠고, 구치부에 사용한다.
④ 나노입자형 복합레진은 빛이 투과할 때 반사가 생긴다.
⑤ 혼합형 복합레진은 재래형 복합레진과 초미세입자형 복합레진을 배합하였다.

097 중합수축이 적고 지대치에 수분이 있어도 정밀인상이 가능하지만 상당히 뻣뻣하고 알레르기 반응을 일으킬 가능성이 있는 인상재는?

① 축중합형 실리콘
② 폴리설파이드
③ 아가 – 알지네이트
④ 폴리이써
⑤ 부가중합형 실리콘

098 알지네이트에 대한 설명으로 옳은 것은?

① 미세부 재현이 가능하다.
② 물의 온도로 경화시간이 조절된다.
③ 가역성 인상재이다.
④ 비탄성 인상재이다.
⑤ 구강 내 5분 이상 유지해야 한다.

099 석고의 경화시간을 증가시키는 요인으로 옳은 것은?

① 혼합시간의 증가

② 혼수비 감소

③ 소량의 NaCl 첨가

④ 40℃ 미만의 물 사용

⑤ 2% 붕사(Borax) 첨가

100 임시치관의 임시접착이나 기저재와 이장재, 근관충전재로 사용되는 치과용 시멘트는?

> • 바니쉬나 이장재 없이 사용 가능
> • 치수진정효과
> • 산도 중성

① 인산아연시멘트(ZPC)

② 산화아연유지놀시멘트(ZOE)

③ 폴리카복실레이트시멘트(PCC)

④ 글래스아이오노머시멘트(GIC)

⑤ 레진강화형 글래스아이오노머시멘트

2회
최종모의고사

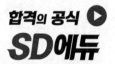
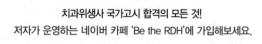

치과위생사
제2회 모의고사

응시번호		성 명	

본 시험은 각 문제에서 가장 적합한 답 하나만 선택하는 최선답형 시험입니다.

유의사항

○ 문제지 표지 상단에 인쇄된 문제 유형과 본인 응시번호 끝자리의 일치 여부를 확인하고 답안카드 문제 유형에 정확히 표기합니다.
- 응시번호 끝자리가 홀수 : 홀수형 문제지
- 응시번호 끝자리가 짝수 : 짝수형 문제지

○ 종료 타종 후에도 답안카드를 계속 기재하거나 제출을 거부하는 경우 해당 교시가 0점 처리됩니다.

○ 응시자는 시험 종료 후 문제지를 가지고 퇴실할 수 있습니다.

1교시 100문항

○ 의료관계법규(20)
  의료법(5), 의료기사 등에 관한 법(5), 지역보건법(5), 구강보건법(5)
○ 치위생학 1(80)
  - **기초치위생(40)**
    구강해부학(7), 치아형태학(7), 구강조직발생학(7), 구강병리학(7), 구강생리학(7), 구강미생물학(5)
  - **치위생관리(40)**
    - 사회치위생 : 지역사회구강보건(12), 구강보건행정(10), 구강보건통계(8)
    - 교육치위생 : 구강보건교육학(10)

해설 / 71p

의료관계법규

001 의료법상 2010년 개원한 치과의원의 확장을 위하여 다른 곳으로 이전하려고 할 때, 신고할 대상은?

① 보건소장
② 시장·군수·구청장
③ 시·도지사
④ 보건복지부장관
⑤ 지역치과의사협회장

002 의료법상 국가시험의 수험이 정지되거나 합격이 무효된 대상자의 처분에 따른 최대 응시제한 횟수는?

① 1회
② 2회
③ 3회
④ 4회
⑤ 5회

003 의료법상 진료기록부의 보관기간과 같은 것은?

① 처방전
② 진단서 등의 부본
③ 조산기록부
④ 치과기공물제작의뢰서
⑤ 수술기록

004 의료법상 진단용 방사선 발생장치와 관련된 설명으로 옳은 것은?

① 대통령령으로 정하는 바에 따라 기준에 맞게 설치한다.

② 시 · 도지사에게 설치신고를 한다.

③ 안전관리책임자를 선임하여 정기적 검사를 시행한다.

④ 방사선 발생장치는 시장 · 군수 · 구청장에게 허가를 받아야 한다.

⑤ 방사선 관계 종사자의 피폭관리는 설치 업체에 위임한다.

005 의료법상 응급실에서 응급환자의 심폐소생술을 진행하던 A 의사는 보호자 B 씨에게 갑작스러운 폭행을 당하는 일이 발생해 갈비뼈가 부러지는 상해를 입었다. 보호자 B 씨가 받을 벌칙으로 옳은 것은?

① 7년 이하의 징역 또는 1천만원 이상 7천만원 이하의 벌금

② 3년 이하의 징역 또는 3천만원 이하의 벌금

③ 2년 이하의 징역 또는 2천만원 이하의 벌금

④ 500만원 이하의 과태료

⑤ 300만원 이하의 과태료

006 의료기사 등에 관한 법률상 의료기사, 보건의료정보관리사 및 안경사의 구체적인 업무범위를 규정하는 것은?

① 대통령령

② 보건복지부령

③ 조 례

④ 의료기사협회장

⑤ 국무총리령

007 의료기사 등에 관한 법률상 의료기사의 결격사유로 옳은 것은?

① 의료관계법 위반으로 금고형을 선고받고 형의 집행이 종료된 자

② 우울증환자

③ 마약류 중독자

④ 파산신청자

⑤ 말기암투병환자

008 의료기사 등에 관한 법률상 치과위생사 A 씨는 최초면허를 받은 지 14년이 된 경력자이다. 보건복지부장관에게 그 실태와 취업상황을 빠짐없이 신고하였을 때의 횟수는?

① 1회

② 4회

③ 7회

④ 10회

⑤ 14회

009 의료기사 등에 관한 법률상 의료기사의 면허취소에 해당하는 경우로 옳은 것은?

① 의료기사의 업무범위를 벗어난 행위

② 의사나 치과의사의 지도를 받지 않고 업무를 한 경우

③ 취업실태신고를 하지 아니한 경우

④ 타인에게 의료기사 면허를 대여한 경우

⑤ 치과기공물제작의뢰서를 보존하지 않은 경우

010 의료기사 등에 관한 법률상 치과의사 A 씨가 치과위생사 면허가 없는 무면허자 B 씨를 고용하여 일을 했을 때 받는 처벌은?

① 양벌규정

② 2년 이하의 징역 또는 2천만원 이하의 벌금

③ 1년 이하의 징역 또는 1천만원 이하의 벌금

④ 500만원 이하 벌금

⑤ 100만원 이하 과태료

011 지역보건법상 2024년에 지역보건의료계획을 수립하였다면 다음 지역보건의료계획은 몇 년 후 수립하여야 하는가?

① 1년

② 2년

③ 3년

④ 4년

⑤ 5년

012 지역보건법상 지역보건의료서비스에 해당하지 <u>않는</u> 것은?

① 감염병의 예방 및 관리

② 구강건강보건교육

③ 정신건강증진에 관한 사항

④ 모성과 영유아의 건강유지 · 증진

⑤ 성인의 건강유지 · 증진

013 지역보건법상 보건소장으로 임명이 가능한 사람으로 옳은 것은?

① 보건의료인으로 5년 이상 근무한 A 씨

② 지방의무공무원으로 10년 근무한 B 씨

③ 보건소 내 의사가 없고 5년 이상 보건업무를 근무한 공무원 C 씨

④ 보건소 내 의사가 없고 보건지소장으로 3년 근무한 D 씨

⑤ 건강생활지원센터장으로 임명된 간호사 E 씨

014 지역보건법상 시 · 도가 지역보건의료기관 설치비와 부대비를 보조할 수 있는 범위로 옳은 것은?

① 1/4 이내

② 1/2 이내

③ 2/3 이내

④ 3/4 이내

⑤ 2/5 이내

015 지역보건법상 지역주민의 만성질환을 예방하고 건강한 생활습관 형성을 지원하는 곳은?

① 보건소

② 보건지소

③ 건강생활지원센터

④ 보건의료원

⑤ 지역 병의원

016 구강보건법상 국민의 의무로 옳은 것은?

① 구강보건사업에 협력
② 구강건강증진사업 실시
③ 구강보건관련 의견 제시
④ 구강보건 자료 조사
⑤ 사업의 재정적 후원

017 구강보건법상 구강보건사업기본계획의 수립과 관련하여 빈칸에 들어갈 내용으로 옳은 것은?

> ( )는(은) 구강보건사업의 효율적인 추진을 위하여 ( )마다 구강보건사업에 관한 기본계획을 수립해야 한다.

① 보건복지부장관 – 4년
② 대통령 – 4년
③ 보건복지부장관 – 5년
④ 시장 · 군수 · 구청장 – 4년
⑤ 시 · 도지사 – 5년

018 구강보건법상 지역주민에게 수돗물불소농도조정사업계획에 관한 사항을 공고할 때의 기간으로 옳은 것은?

① 1주 이상
② 2주 이상
③ 3주 이상
④ 4주 이상
⑤ 5주 이상

019 구강보건법상 임산부의 구강검진의 내용으로 옳지 <u>않은</u> 것은?

① 치아우식증 상태
② 치주질환 상태
③ 치아마모증 상태
④ 치아의 발육상태
⑤ 구강질환의 상태

020 구강보건법상 노인과 장애인의 구강보건사업에 구강검진과 구강보건교육을 포함해야 하는 의무자는?

① 국가와 지방자치단체
② 보건복지부장관
③ 시·도지사
④ 시장·군수·구청장
⑤ 보건소장

치위생학 1

021 하악골 외측면 제2소구치 치근단하방에서 관찰되는 구멍에 대한 특징은?

① 하악지의 앞쪽에서 비스듬히 내려오는 능선이다.
② 나이가 들어 노인이 될수록 치조연에 가까이 위치한다.
③ 하악지에서 관찰할 수 있는 구조물이다.
④ 치근을 감싸는 부분이다.
⑤ 하악공이라 부른다.

022 상악동의 특징으로 옳은 것은?

① 부비동 중에서 두 번째로 크다.
② 전치부 치근단 촬영에서 관찰 가능하다.
③ 마름모꼴 모양의 공간이다.
④ 하치조 신경이 분포한다.
⑤ 비강으로 분비물이 배출된다.

023 다음과 같은 특징을 가진 구조물로 옳은 것은?

> • 머리뼈에서 분리되어 있다.
> • U모양의 독립된 구조물이다.
> • 설근과 설골상근이 부착되어 있다.

① 설 골
② 구개골
③ 측두골
④ 하악골
⑤ 접형골

024 얼굴의 보조개를 형성하는 근육으로 옳은 것은?

① 소 근
② 비 근
③ 구륜근
④ 구각거근
⑤ 상순거근

025 다음 중 설골상근으로 옳은 것은?

① 악이복근
② 견갑설골근
③ 흉골설골근
④ 흉골갑상근
⑤ 갑상설골근

026 혀의 지배신경에 관련된 설명으로 옳은 것은?

① 설신경은 미각을 지배한다.
② 설하신경은 혀의 운동에 관여한다.
③ 설인신경은 혀 앞 1/3의 지각을 담당한다.
④ 미주신경은 혀 뒤 2/3의 미각을 담당한다.
⑤ 고삭신경은 혀의 일반감각을 담당한다.

027 다음 중 상악동맥의 연결로 옳은 것은?

① 하악부 – 측두동맥
② 익돌근부 – 이동맥
③ 익구개부 – 후상치조동맥
④ 익돌근부 – 익돌관동맥
⑤ 하악부 – 협동맥

028 견치의 근·원심설면와로 구분하는 것은?

① 변연융선
② 설면융선
③ 교두융선
④ 삼각융선
⑤ 사주융선

029 교두와 교두를 구분하는 선에 해당하는 함몰부위로 옳은 것은?

① 와
② 소 와
③ 부 구
④ 삼각구
⑤ 발육구

030 상악 중절치를 순면에서 볼 때, 근심우각은 직각에 가깝고 예리하며, 원심우각은 둔각에 가깝게 나타나는 상징은?

① 만곡상징
② 우각상징
③ 치근상징
④ 치경선 만곡상징
⑤ 치경선 우각상징

031 상악 측절치에 나타나는 상징으로 옳은 것은?

① 우각상징이 불명확하다.

② 맹공과 사절흔이 존재한다.

③ 순면이 설면보다 작다.

④ 절단이 중절치보다 얇다.

⑤ 복와상선이 드러난다.

032 상악 제1소구치 근심면에 나타나는 것은?

① 근심변연구

② 근심중앙구

③ 근심소와

④ 근심설면구

⑤ 횡주융선

033 상악 제1대구치의 특징으로 옳은 것은?

① 근심협측교두가 가장 크다.

② 근원심경이 협설경보다 크다.

③ 제6교두가 이상결절로 나타난다.

④ 2개의 사주융선이 나타난다.

⑤ 치근은 설측근의 크기가 가장 크다.

034 상악 제2유구치의 교합면의 특징과 가장 비슷한 영구치로 옳은 것은?

① 상악 제1대구치

② 상악 제2대구치

③ 상악 제1소구치

④ 하악 제1대구치

⑤ 하악 제2대구치

035 다음에 설명하는 표피의 세포층으로 옳은 것은?

> • 가장 바닥층에 해당한다.
> • 멜라닌세포, 랑게르한스세포, 메켈세포 등이 존재한다.
> • 유사분열이 일어나면서 세포를 생성한다.

① 각질층
② 투명층
③ 기저층
④ 유극층
⑤ 과립층

036 구강점막의 비각질 중층편평상피에 대한 설명으로 옳은 것은?

① 혀의 배면에 대부분 분포한다.
② 점막하조직이 존재하지 않는다.
③ 국소마취 시 불편감이 심하고 확산이 느리다.
④ 촉촉하게 젖어있는 표면으로 3개의 세포층을 구성한다.
⑤ 경계면은 뚜렷하고 많은 융기그물과 결합조직유두를 가진다.

037 구개의 형성과정으로 옳은 것은?

① 일차구개는 발생 12주부터 형성된다.
② 이차구개의 융합부전으로 구개열이 발생할 수 있다.
③ 구순은 상악돌기와 비중격이 만나 형성된다.
④ 일차구강은 비강과 구강이 구분되어 있다.
⑤ 하순의 발생은 발생 20주에 시작된다.

038 치아배의 구성과 생기는 시기의 연결로 옳은 것은?

① 법랑기관, 치아유두, 치아주머니 – 모상기(태아기)
② 내법랑상피, 치아판, 치아유두 – 종상기(종시기)
③ 치아주머니, 치아유두, 신경능선세포 – 뇌상기(싹시기)
④ 외법랑상피, 치아유두, 신경능선세포 – 종상기(종시기)
⑤ 외배엽, 내배엽, 중간엽 – 개시기(배자기)

039 치근의 형성과정에 대한 설명으로 옳은 것은?

① 치근이 먼저 발생된 후 치관이 형성된다.

② 치경고리가 치근단부에서 형성되기 시작한다.

③ 허트위그(Hertwig) 상피근초에 의해 치근의 형성방향이 결정된다.

④ 치근의 상아질이 완성되면 상아모세포의 분화는 정지된다.

⑤ 말라세즈(Malassez) 상피잔사는 상피근초의 형성의 기원이 된다.

040 상아질의 성장선으로 연결이 옳은 것은?

① 에브너선 – 오웬외형선

② 신생선 – 에브너선

③ 횡선문 – 안드레전선

④ 주파선조 – 횡선문

⑤ 오웬외형선 – 신생선

041 다음의 비교에서 옳은 것은?

	일차백악질	이차백악질
① 특 징	유세포성 백악질	무세포성 백악질
② 세포 성분	백악세포 있음	백악세포 없음
③ 부 위	전체 치근에 적어도 1층, 치경 1/3에 침착	주로 치근단 1/3, 특히 치근분지부 많음
④ 형성 속도	빠르게 형성	느리게 형성
⑤ 두께 변화	시간 변화에 따라 층이 더해짐	시간이 지나도 변화 없음

042 염증의 물리적 원인으로 옳은 것은?

① 바이러스 감염

② 화학물질 감염

③ 알레르기 반응

④ 기계적 자극

⑤ 항원항체 반응

043 통증이 매우 심하고, 수포가 몸에 편측성으로 발생하면서 시간이 지나면서 수포가 군집을 이루는 질환은?

① 구순포진
② 구강매독
③ 구강결핵
④ 방선균증
⑤ 수두−대상포진

044 치아를 무는 힘이 강한 40대 남성이 치아가 시리다며 내원하였다. 구강 관찰 시 과도한 측방교합력으로 인해 치경부의 법랑질이 파절된 것이 보일 때 추정 가능한 질환은?

① 교 모
② 마 모
③ 침 식
④ 굴곡파절
⑤ 치근균열

045 일주일 전 사랑니 발치를 한 환자가 극심한 통증을 수반하여 치과에 내원하였다. 환부에 악취와 종창이 발견되었고 세균감염이 의심될 때, 추정 가능한 질환은?

① 치조골염
② 만성골수염
③ 급성골수염
④ 치성상악동염
⑤ 경화성골수염

046 구강영역의 낭종에 대한 설명으로 옳은 것은?

① 점액류는 하순에 호발한다.
② 잔류낭은 뼈 밖에 발생하는 골외낭이다.
③ 치성각화낭은 낭종벽의 석회화로 인해 발생한다.
④ 하마종은 소타액선의 도관이 막혀 발생한다.
⑤ 갑상설관낭은 태생기 외배엽의 함입으로 발생한다.

047 악성종양이 가지는 특징으로 옳은 것은?

① 성장속도가 느리다.

② 성장양상은 확장성이다.

③ 전이는 일어나지 않는다.

④ 괴사가 드물게 나타난다.

⑤ 세포분열이 많이 일어난다.

048 치과에 내원한 40대 남성에게서 문질러도 떨어지지 않는 백색의 반점이 보이고 있었고, 흡연경력이 20년 있었다. 의심하기에 가장 가까운 질환으로 옳은 것은?

① 백반증

② 섬유종

③ 편평태선

④ 베체트증후군

⑤ 쉐그렌증후군

049 농도경사에 의하여 높은 농도에서 낮은 농도로 물질이 이동하는 과정으로, 농도차이가 클수록 속도가 빨라지는 물질이동으로 옳은 것은?

① 삼 투

② 여 과

③ 확 산

④ 촉진확산

⑤ 능동수송

050 혈액의 응고작용에 있어서 섬유소원을 섬유소로 전환하는 단계에 필요한 요소로 옳은 것은?

① 트롬빈

② 프로트롬빈

③ 트롬보플라스틴

④ 칼슘인자

⑤ 단백질-지질복합체

051 소화에 대한 설명으로 옳은 것은?

① 위의 점액 성분이 펩시노겐을 펩신으로 활성화시킨다.

② 담즙은 혈장 내에서 만들어진다.

③ 장액은 산성분을 띠고 있다.

④ 췌장액에는 당질분해효소가 있다.

⑤ 췌장액은 탄수화물만 소화시킬 수 있다.

052 다음 설명에 해당하는 조직으로 옳은 것은?

> • 영양공급 기능
> • 저작력을 분산
> • 압각 · 촉각의 감각수용기

① 법랑질

② 상아질

③ 치 수

④ 치주인대

⑤ 백악질

053 라이소자임, 락토페린, IgA 등의 요소로 얻는 타액의 기능으로 옳은 것은?

① 소화작용

② 윤활작용

③ 완충작용

④ 배설작용

⑤ 항균작용

054 구강영역의 감각수용기 중 밀도가 가장 낮은 것은?

① 온 점

② 통 점

③ 촉 점

④ 압 점

⑤ 냉 점

055 구토에 대한 설명으로 옳은 것은?

① 대뇌의 구토중추의 흥분으로 발생한다.

② 위나 점막의 화학적 자극으로는 나타나지 않는다.

③ 설근부나 연구개 또는 인두의 점막이 자극된다.

④ 구토 시 타액분비가 감소한다.

⑤ 구토 전 발열증상이 전조증상으로 나타난다.

056 K항원을 가져 백혈구의 식균작용으로부터 보호하며, 미생물 내에
수분을 유지하게 하는 미생물 내 구조물은?

① 협 막

② 외 막

③ 편 모

④ 세포막

⑤ 세포벽

057 타액의 항균인자에 대한 설명으로 옳은 것은?

① 락토페린은 세균의 세포벽을 용해한다.

② IgA는 세균이나 바이러스가 구강점막에 정착하는 것을 방해한다.

③ 페록시다아제는 세균의 발육을 저해한다.

④ 라이소자임은 단백질분해에 사용된다.

⑤ IgG는 소량 존재하며, 히스타민을 방출한다.

058 13세 여아 A 양은 잇몸이 아프다는 호소로 보호자와 치과에 내원하
였다. 치과에서는 유년형 치주염 진단을 내렸고, 국소적으로 치조골
흡수가 일어나고 있다고 하였다. 이 원인균으로 옳은 것은?

① *Porphyromonas gingivalis*

② *Prevotella intermedia*

③ *Streptococcus mutans*

④ *Lactobacillus acidophilus*

⑤ *Aggregatibacter actinomycetemcomitans*

059 폐에 많이 감염되는 세균성 전염병으로 폐에 감염 시 기침과 피가 섞인 객담이 보이는 증상이 많고, 구강에 전염 시 구강궤양이나 치근단 주위 육아종을 일으킬 수 있는 병원체로 옳은 것은?

① *Treponema pallidum*

② *Mycobacterium tuberculosis*

③ *Human herpes virus 1 and 2*

④ *Varicella-zoster virus*

⑤ *Human immunodeficiency virus*(HIV)

060 이하선부근의 염증과 비대가 나타나고, 타액을 통해 비말감염이 되며, 바이러스가 타액선에서 증식하는 증상의 병원체로 옳은 것은?

① *paramyxovirus*

② *Coxsackievirus*

③ *Varicella-zoster virus*

④ *Human herpes virus 1 and 2*

⑤ *Human immunodeficiency virus*(HIV)

061 공중구강보건사업을 진행하기 위해 필요한 요건으로 옳은 것은?

① 효과가 좋도록 경비는 비싸도 가능하다.

② 전문가가 수행할 수 있어야 한다.

③ 경제적 수준과 상관없이 혜택이 있어야 한다.

④ 수혜자가 반복적으로 배워 적용 가능하게 해야 한다.

⑤ 수혜자가 선택적 수용이 가능하도록 해야 한다.

062 공중구강보건의 변천과정의 연결로 옳은 것은?

① 전통구강보건기 – 경성치과의학교 설치

② 구강보건태동기 – 한국구강보건협회 설치

③ 구강보건여명기 – 공중구강보건의 활동 필요성 인식

④ 구강보건발생기 – 최초 치과위생사 교육 실시

⑤ 구강보건성장기 – 전문가 불소사업 시작

063 치과에 내원한 20대 A 씨가 구강검진 후 치석제거와 충치치료가 필요하다는 치과의사의 진단이 있었다. 이후 진행될 과정에 대한 설명으로 옳은 것은?

① 진단에 필요한 정보를 모은다.
② 합리적인 치료를 위하여 개인에 맞게 구체적으로 계획한다.
③ 지불능력을 고려하여 금액과 영수방법을 결정한다.
④ 계속구강건강관리를 강조한다.
⑤ 결과를 평가하고 주기적 관리를 실시한다.

064 다음의 사례에서 볼 수 있는 예방지향적 포괄구강진료의 준칙으로 옳은 것은?

> 치과에 내원한 15세 A 씨가 구강검진을 한 결과, 초기 우식증이 발견되어 치료하고 집으로 돌아갔다. 추후 6개월마다 정기검진을 시행하여 관찰하였다.

① 증진된 구강건강을 되도록 계속 유지시킨다.
② 근관치료의 필요가 감소한다.
③ 응급구강진료 필요도가 감소한다.
④ 지역사회구성원이 공동의 노력으로 진료한다.
⑤ 지역사회구강보건과 연계된 구강진료를 전달 받는다.

065 보건소 구강관리실에 내원한 30대 임신한 여성에게 설명할 수 있는 구강보건관리방법으로 적절하지 않은 것은?

① 식이지도 ② 구강병의 치료
③ 약물복용 주의 ④ 구강환경관리
⑤ 불소도포

066 중 · 고등학생의 치아우식 예방에 있어서 상대적으로 가장 중요한 것은?

① 전문가예방처치 ② 불소도포법
③ 식이조절 ④ 치근관 치료
⑤ 불소복용법

067 A지역사회의 구강보건을 위하여 A지역의 주민 연령별 구성과 그들의 가치관을 조사하였다. 이 조사내용의 영역으로 옳은 것은?

① 구강보건실태
② 인구실태
③ 환경조건
④ 사회제도
⑤ 건강실태

068 다음에서 설명하는 구강보건사업의 기획방법으로 옳은 것은?

- 지역사회 구강보건지도자와 외부 공중구강보건전문가의 협력
- 주민의 자발적 참여
- 외부의 지원이 뒷받침

① 상향식 구강보건사업 기획
② 하향식 구강보건사업 기획
③ 구강병 예방사업 기획
④ 공동구강보건사업 기획
⑤ 구강보건교육사업 기획

069 구강보건사업을 실시한 A지역에서 시행된 사업의 평가를 진행하려고 한다. 평가절차로 옳은 것은?

① 평가목적 설정 – 대상과 방법 결정 – 평가도구 준비 – 평가 – 결과 해석 – 결과 활용
② 결과 활용 – 평가도구 준비 – 평가 – 결과 해석 – 평가목적 설정 – 대상과 방법 결정
③ 대상과 방법 결정 – 평가목적 설정 – 평가도구 준비 – 평가 – 결과 해석 – 결과 활용
④ 평가도구 준비 – 평가목적 설정 – 대상과 방법 결정 – 평가 – 결과 해석 – 결과 활용
⑤ 결과 해석 – 결과 활용 – 평가목적 설정 – 대상과 방법 결정 – 평가도구 준비 – 평가

070 수돗물에 불소가 0ppm인 지역의 5세 아동의 일일 불소 복용량으로
옳은 것은?

① 0.25

② 0.50

③ 0.75

④ 1.00

⑤ 1.10

오/답/노/트

071 수돗물불소농도조정사업에 대한 설명으로 옳은 것은?

① 공중구강보건사업 중 가장 늦게 개발되었다.

② 초등학생에게 가장 효과적이다.

③ 수혜자가 별도의 관심이 없어도 적용 가능하다.

④ 기온이 높을수록 적정농도가 높다.

⑤ 우리나라의 적정농도는 1.2ppm이다.

072 반점치와 같이 특정 지방이나 지역사회에서 계속적으로 발생하는
질병발생의 양태로 옳은 것은?

① 범발성

② 유행성

③ 지방성

④ 산발성

⑤ 비전염성

073 6개월마다 정기검진을 받는 25세 남성 A 씨가 치과의원에 내원하
여 구강검진을 받고 초기우식이 생겨 치료를 받았다. A 씨에게 적용
되고 있는 구강건강관리제도로 옳은 것은?

① 개시구강보건진료

② 유지구강보건진료

③ 전문구강보건진료

④ 증진구강보건진료

⑤ 삼차구강보건진료

074 세계보건기구에서 규정하는 1차 구강보건진료의 특성으로 옳은 것은?

① 지역사회 외부에서 전달되어야 한다.
② 구강보건진료자원을 최대로 활용한다.
③ 후송체계의 확립을 전제조건으로 한다.
④ 비전문적인 자조요원은 모집하지 않는다.
⑤ 국가 개발사업의 일환으로 제공한다.

075 다음 내용에서 알 수 있는 잠재구강보건진료수요로 옳은 것은?

치과에 내원한 46세 흡연하는 A 씨는 구강검사결과 치석제거와 금연치료, 2개의 상실치아에 대한 보철치료, 치경부마모증 치료가 필요하였다. A 씨는 금연치료와 치석제거와 보철치료에 대해 필요하다고 인지하였으나 치석제거만 받고 집으로 돌아갔다.

① 치석제거
② 금연치료, 보철치료
③ 치석제거, 보철치료, 금연치료
④ 보철치료, 금연치료, 치경부마모증 치료
⑤ 치석제거, 금연치료, 보철치료, 치경부마모증 치료

076 다음에서 설명하는 구강보건제도로 옳은 것은?

• 정부의 간섭 최소화
• 치과의사에게 구강진료에 대한 재량권이 부여됨
• 국민의 선택이 자유로움

① 민간주도형 구강보건진료제도
② 공공부조형 구강보건진료제도
③ 혼합형 구강보건진료제도
④ 전통 구강보건진료제도
⑤ 사회보장형 구강보건진료제도

077 A치과의원에 인력자원은 2명의 치과의사, 8명의 치과위생사, 2명의 치과기공사로 구성되어 있다. 세계보건기구에서 권고한 인력자원을 구성하려고 할 때 새롭게 구해야 할 인력자원으로 옳은 것은?

① 구강보건관리인력
② 진료실 분담 구강보건보조인력
③ 진료실 진료 비분담 구강보건보조인력
④ 기공실 진료 비분담 구강보건보조인력
⑤ 구강보건관리인력, 진료실 진료 분담 구강보건보조인력

078 치과의원에 처음 방문한 40대 남성 A 씨가 문진표를 작성할 때 B형 간염이 있음을 인지하고 있지만 밝히지 않았다. A 씨가 위반한 의무로 옳은 것은?

① 요양지시복종의무
② 의원규정준수의무
③ 진료정보제공의무
④ 진료약속이행의무
⑤ 자기구강건강관리의무

079 행위별 구강보건진료비 지불제도에서 나타날 수 있는 특징으로 옳은 것은?

① 구강진료 포괄화 현상
② 치료지향적 구강진료 현상
③ 예방지향적 구강진료 현상
④ 진료규격화 현상
⑤ 진료의 최소화 현상

080 행정의 책임을 명백히 하고, 행정책임을 평가 · 측정할 수 있는 기준을 제시하는 객관적이고 보편적인 기준에 해당하는 구강보건 행정의 요소로 옳은 것은?

① 구강보건지식
② 구강보건재정
③ 구강보건법령
④ 구강보건조직
⑤ 공중의 지지와 참여

081 정책의 목표를 달성하기 위한 방법과 절차를 의미하는 것으로 바람직한 행동체계가 되는 정책의 구성요소는?

① 미래구강보건상
② 구강보건발전방향
③ 구강보건행동노선
④ 구강보건정책의지
⑤ 공식성

082 현재 우리나라에서 20대 성인에게 제공하는 치과건강보험 급여 항목은?

① 치석제거
② 치아미백
③ 불소바니쉬도포
④ 임플란트 보철
⑤ 치아홈메우기

083 구강건강실태조사에서 치아의 검사결과로 옳은 것은?

① 우식에 이환된 대구치 – D
② 건전한 유치 – S
③ 교정치료를 위해 발치한 소구치 – M
④ 아말감 충전되어 있는 유구치 – F
⑤ 치주질환으로 인한 상실치아 – X

084 보데커의 치면분류에서 2개면으로 산출되는 것은?

① 인접면에 우식이 생긴 소구치

② 발거대상 제1대구치

③ 교정치료를 위한 밴드 장착 대구치

④ 인조치관을 장착한 제1대구치

⑤ 임시치아 상태의 소구치

085 6세 아동 10명의 구강검사 결과, 보존할 수 있는 우식유치는 30개, 발거대상 우식유치는 20개, 상실유치는 20개, 이미 충전되어 있는 유치는 30개였다. 이 집단의 우식경험유치지수로 옳은 것은?

① 3   ② 5

③ 7   ④ 8

⑤ 10

086 40대 A 씨의 구강검사 결과 상실치아를 포함한 검사치아는 총 30개였다. 그중 상실치아는 5개, 우식치아는 5개, 우식경험처치치아는 3개, 발거대상 치아는 10개였다. A 씨의 기능상실치율은?

① 약 16.6%

② 약 33%

③ 50%

④ 약 66.6%

⑤ 70%

087 다음에서 설명하는 치아의 구강환경지수는?

- 협면 : 음식물 잔사나 착색이 없음
- 설면 : 검은 선 착색이 치경부 라인에만 있음
- 치석 : 협면 치경부에만 1/3 정도 있음

① 1점

② 2점

③ 3점

④ 4점

⑤ 5점

088 상·하악 6전치 사이의 각각 치간유두의 염증유무를 이용해 개인별 발생치은염의 양을 확인할 수 있는 치수로 옳은 것은?

① 러셀의 치주조직병지수
② 치주조직병이환치율
③ 지역사회치주요양필요지수
④ 치은염지수
⑤ 유두변연부착치은염지수

089 A 양의 반점치 지수결과 1개의 고도 반점치아와 3개의 중등도 반점치아, 1개의 경도 반점치아, 나머지는 정상치아였을 때, A 양의 반점도로 옳은 것은?

① 고 도
② 중등도
③ 경 도
④ 경미도
⑤ 반점의문

090 제1대구치 건강도의 평점 연결로 옳은 것은?

① 건전한 제1대구치 = 5점
② 근심면에 우식이 있는 제1대구치 = 8점
③ 골드크라운 처치되어 있는 제1대구치 = 7.5점
④ 근심면과 원심면에 아말감 충전되어 있는 제1대구치 = 8점
⑤ 발거대상 제1대구치 = 1점

091 다음에서 설명하는 특징을 가진 생애주기는?

- 오랜 습관을 가지고 신체능력이 저하되는 시기
- 구강건조증이 많이 나타남
- 치경부 우식 증가

① 4~11세 아동기
② 12~20세 청소년기
③ 20~40세 성인기
④ 41~64세 성인기
⑤ 65세 이상 노년기

092 동기화의 원리로 옳은 것은?

① 단일 학습자료로 학생들의 주의력을 집중시킨다.

② 과거의 흥미를 활용하여 새로운 흥미를 개발한다.

③ 상을 줌으로써 상징적인 유인을 통해 동기화한다.

④ 학습자 능력보다 조금 높은 학습과제를 통해 성취감을 높인다.

⑤ 평가한 결과는 학습자의 의지를 저하시키므로 알리지 않는다.

093 교육목적의 설정원칙으로 옳은 것은?

① 각 목표마다 단일성과만 기술한다.

② 학습이 끝날 때마다 성취도를 표시한다.

③ 실용적으로 개발한다.

④ 구체적인 행동으로 기술한다.

⑤ 광범위하고 포괄적으로 설정한다.

094 다음 교육목표 중 정신운동영역에 해당하는 것은?

① 치아의 역할을 나열할 수 있다.

② 영구치의 종류를 알 수 있다.

③ 치주병 진행과정을 설명할 수 있다.

④ 치아우식증이 발생했을 때 치과의원을 방문할 수 있다.

⑤ 회전법을 이용하여 칫솔질을 할 수 있다.

095 동일한 주제의 전문가를 초청하여 주제에 대한 의견을 발표하도록 하고, 사회자가 마지막 토의시간에 문제를 해결하도록 하는 형식의 교육방법으로 옳은 것은?

① 강의법

② 세미나

③ 심포지엄

④ 배심토의

⑤ 브레인스토밍

096 다음 그림과 같이 괘도를 사용했을 때 단점은?

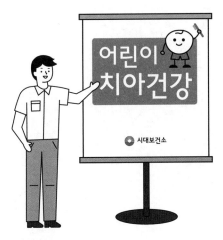

① 대상자 수가 많을 때는 사용할 수 없다.

② 값이 비싸서 경제적이지 않다.

③ 기계가 정밀하여 전문가에게 의존한다.

④ 조명의 조정이 필요하여 지루함을 줄 수 있다.

⑤ 장시간 많은 사람에게 알릴 수 있다.

097 다음에서 설명하는 것으로 옳은 것은?

> • 교육의 효과를 높임
> • 교육자의 자질향상에 필요
> • 단원명, 대상, 교육시간과 같이 교육에 필요한 요소들이 포함되도록 구성

① 교수–학습

② 교안작성

③ 교육평가

④ 학습경험의 선정

⑤ 교육매체의 선정

098 다음에서 설명하는 진료실 동기유발 과정으로 옳은 것은?

> • 가능한 한 빨리 필요한 조치를 해주어야 함
> • 환자와의 라포형성이 중요함
> • 이미 잠재되었던 것의 발생으로 내원하는 것

① 환자의 욕구 파악
② 환자의 동기유발인자 파악
③ 구강진료
④ 진료실 구강보건교육
⑤ 계속관리

099 영유아 보호자를 대상으로 구강보건교육 시 필요한 내용은?

① 유치우식 예방법
② 치아부식증의 치료
③ 칼슘과 비타민 섭취 권장
④ 치아형성기에 항생제 복용
⑤ 정상인보다 높은 구강병 발생율

100 칫솔보관방법을 주제로 6세 아동집단의 구강보건교육을 진행한 A 치과위생사가 교육 후 칫솔보관태도의 변화를 평가하였다. A 치과위생사가 실시한 평가방법은?

① 학습자의 성취도 평가
② 교육의 유효도 평가
③ 구강보건 증진도 평가
④ 학습자의 능률 평가
⑤ 교육의 타당도 평가

치과위생사
제2회 모의고사

응시번호		성 명	

본 시험은 각 문제에서 가장 적합한 답 하나만 선택하는 최선답형 시험입니다.

유의사항

○ 문제지 표지 상단에 인쇄된 문제 유형과 본인 응시번호 끝자리의 일치 여부를 확인하고 답안카드 문제 유형에 정확히 표기합니다.
  • 응시번호 끝자리가 홀수 : 홀수형 문제지
  • 응시번호 끝자리가 짝수 : 짝수형 문제지
○ 종료 타종 후에도 답안카드를 계속 기재하거나 제출을 거부하는 경우 해당 교시가 0점 처리됩니다.
○ 응시자는 시험 종료 후 문제지를 가지고 퇴실할 수 있습니다.

2교시 100문항

○ 치위생학 2(100)
  • **임상치위생처치(58)**
    예방치과처치(18), 치면세마(20), 치과방사선학(20)
  • **임상치과지원(42)**
    구강악안면외과학(6), 치과보철학(6), 치과보존학(6), 소아치과학(6), 치주학(6), 치과교정학(6), 치과생체재료학(6)

해설 / 97p

치위생학 2

001 구강병 발생요인 중 환경요인에 해당하는 것은?

① 치아위치, 치아형태
② 타액성분, 타액의 점조도
③ 구강청결상태, 경제조건
④ 세균의 종류, 독소생산능력
⑤ 치면세균막, 병소의 위치

002 1차 예방의 범주에 해당하는 것은?

① 치면열구전색, 치은염치료
② 치아발거, 부정교합 차단
③ 구강환경 관리, 임플란트
④ 칫솔질, 부정교합 예방
⑤ 정기검진, 불소도포

003 설탕물을 마셨을 때보다 설탕젤리를 먹었을 때 치아우식 발생이 많아진다는 치아우식 입증효과로 옳은 것은?

① 설탕대치효과
② 설탕극단 통제효과
③ 설탕소비량 증가효과
④ 우식성 음식성상 차이효과
⑤ 설탕식음빈도 증가효과

004 치아우식증을 예방하는 4단 예방법으로 옳은 것은?

① 치면세균막 관리 – 불소도포 – 치아홈메우기 – 식이조절

② 치면세균막 관리 – 외상성교합제거 – 식이조절 – 치아홈메우기

③ 치아홈메우기 – 불소도포 – 치석제거 – 정기검진

④ 불소도포 – 치석제거 – 외상성교합제거 – 식이조절

⑤ 불소도포 – 식이조절 – 금연 – 외상성교합제거

005 20세 여성 환자가 매번 5분 정도의 칫솔질 후에 치면을 혀로 둘러 보니 부드러운 막이 형성된 느낌이 있다며 치과에 내원하였다. 이 환자가 말하는 막에 대한 설명으로 옳은 것은?

① 치아탈회의 주원인이다.

② 연쇄상구균의 집락이다.

③ 뮤탄성분으로 세균이 치면에 잘 달라붙도록 한다.

④ 타액의 당분과 단백질이 결합하여 당단백질막의 형태이다.

⑤ 치면세균막이 단단해진 결과이다.

006 오목형칫솔과 첨단칫솔을 권장하는 관리 대상자로 옳은 것은?

① 아말감충전이 많은 성인

② 유치열기 소아

③ 고정성 치열교정장치 부착 환자

④ 치주질환자

⑤ 소아 환자

007 가공의치 하방을 관리하기 유용한 구강보조용품으로 옳은 것은?

① 왁스형 치실

② 치실손잡이

③ 슈퍼플로스

④ 혀클리너

⑤ 고무치간자극기

008 칫솔질 방법과 운동형태의 연결로 옳은 것은?

① 바스법 – 수직운동
② 폰즈법 – 수평운동
③ 횡마법 – 찌르기운동
④ 스틸맨법 – 진동운동
⑤ 챠터스법 – 원호운동

009 치면세균막지수 산출법에 대한 설명으로 옳은 것은?

① 구강환경관리능력지수(PHP index)는 대상 치아를 4면으로 나눈다.
② 개량구강환경관리능력지수는 6개 치아, 6개 치면을 대상으로 한다.
③ 오리어리지수(O'Leary index)는 탈락한 치아는 제외한다.
④ 오리어리지수 검사시간은 구강환경관리능력지수의 검사시간보다 짧다.
⑤ 개량구강환경관리능력지수와 구강환경관리능력지수의 대상치아는 같다.

010 치아우식예방을 위해 8세 아동 환자에게 불소겔도포를 할 때 적합한 불화물의 종류로 옳은 것은?

① 불화나트륨
② 불화석
③ 불소바니쉬
④ 산성불화인산염
⑤ 수산화물주석

011 와타나베 칫솔질법에 대한 설명으로 옳은 것은?

① 일반 3줄모 칫솔을 사용한다.
② 칫솔은 손바닥잡기법으로 잡는다.
③ 치면세균막은 효과적으로 제거하지만 치은마사지 효과는 떨어진다.
④ 소아 환자에게 적용하기 용이하다.
⑤ 칫솔의 각도는 전치부는 치아장축에 30°로 적용한다.

012 치아홈메우기와 레진충전의 차이로 옳은 것은?

① 치아홈메우기는 치질의 삭제가 없다.
② 치아홈메우기는 레진충전에 비해 유지력이 좋다.
③ 레진충전은 법랑질 깊이까지만 적용한다.
④ 레진충전은 와동을 형성하지 않는다.
⑤ 치아홈메우기는 아말감재료로도 가능하다.

013 식이조절의 과정 중 5일간 식생활을 일지로 작성하는 과정으로 옳은 것은?

① 식이조사　　　　　② 식이분석
③ 식이상담　　　　　④ 식단처방
⑤ 식습관연구

014 *S.mutans*가 산을 생성하지 않도록 하고, 설탕과 유사한 감미효과를 내는 것으로 옳은 것은?

① 소르비톨
② 과 당
③ 말티톨
④ 아스파탐
⑤ 자일리톨

015 다음 환자의 타액점조도와 판정에 대한 설명으로 옳은 것은?

- 비자극성 타액 2mL가 오스왈드피펫에 흐르는 데 걸린 시간 30초
- 자극성 타액 2mL가 오스왈드피펫에 흐르는 데 걸린 시간 60초
- 2mL 증류수가 오스왈드피펫에 흐르는 데 걸린 시간 30초
- 2mL 생리식염수가 오스왈드피펫에 흐르는 데 걸린 시간 20초

	타액점조도	판 정
①	1	정 상
②	1.5	정 상
③	2	관리 필요
④	2.5	관리 필요
⑤	3	관리 필요

016 치아우식 발생요인 검사의 결과를 볼 때 치아우식활성도가 높은 사
람으로 옳은 것은?

① 자극성 타액분비량 15mL
② 타액완충능 검사 5방울
③ 구강 내 산생성균 검사 72시간 후 황색
④ 연쇄상구균 검사 80,000CFU/mL
⑤ 구강 내 포도당 잔류시간 10분

017 상아질표면 피복법, 레진충전법, 표면석회화법, 불소바니쉬 도포법
등이 필요한 환자로 옳은 것은?

① 임산부
② 흡연자
③ 고혈압 환자
④ 당뇨병 환자
⑤ 지각과민증 환자

018 구취에 대한 설명으로 옳은 것은?

① 구강 내 국소 요인으로는 흡연이 있다.
② 호르몬의 변화와는 상관없다.
③ 혐기성 세균의 부패작용으로 인해 발생한다.
④ 구취의 주된 발생부위는 혀의 뒤쪽이다.
⑤ 구강 외 요인이 50% 정도 차지한다.

019 치면세마를 시행하는 목적으로 옳은 것은?

① 구강환경을 청결하게 유지·관리한다.
② 치주낭을 제거한다.
③ 구강 내 미생물을 완벽히 제거한다.
④ 구내염을 유발하는 전신적 요인을 제거한다.
⑤ 치아우식증을 제거하기 위함이다.

오답노트

020 치은연하치석에 대한 설명으로 옳은 것은?

① 치면 건조 후 눈으로 관찰 가능하다.

② 백색을 띤다.

③ 치은열구액에 의해 형성된다.

④ 타액선 개구부, 치은변연부에 많이 발견된다.

⑤ 점토상의 견고도를 띤다.

021 다음과 같은 특징이 있는 부착물로 옳은 것은?

> • 황색 또는 회백색의 연한 점성
> • 내부구조 없음
> • 임상적으로 부피가 크고 느슨하여 육안 관찰 가능

① 백 질

② 치 태

③ 음식물 잔사

④ 후천성 엷은 막

⑤ 치은연하치석

022 치면세마를 통해 제거하기 어려운 치면착색물로 옳은 것은?

① 녹색 착색

② 담배 착색

③ 검은 선 착색

④ 덩어리형 치석

⑤ 불소침착증

023 치과위생사 A 씨가 환자의 상악좌측 최후방 구치의 원심면의 부착물을 검사하기 위한 구강검사 방법으로 옳은 것은?

① 타 진

② 투 조

③ 간접시진

④ 직접시진

⑤ 전기치수검사

024 잘못된 칫솔질로 치경부의 마모가 생긴 치아의 진료기록부 표기로 옳은 것은?

① Att

② R.R

③ Fx

④ Abs

⑤ Abr

025 환자의 주소에 해당하는 것으로 옳은 것은?

① 김 씨는 2개월 전 치석제거를 받았다.

② 강 씨는 오른쪽 아래 사랑니가 아프다며 내원하였다.

③ 이 씨는 부모님처럼 하악절치 한 개가 없다.

④ 권 씨는 교사라는 직업을 가지고 있다.

⑤ 박 씨는 이악물기 습관이 있다.

026 하악우측구치부 협면의 치석을 제거할 때 진료효율을 높이는 방법으로 옳은 것은?

① 술자의 위치는 8시 방향이다.

② 환자는 수평자세(supine position)로 위치시킨다.

③ 기구는 펜잡기법으로 잡는다.

④ 조명은 환자의 가슴위치에서 45°로 기울여 비친다.

⑤ 상박은 20° 이상 위치시켜 적용한다.

027 기구조작 시 기구가 미끄러지는 것을 방지하고, 손과 기구의 안정을 이루는 단계로 옳은 것은?

① 기구선택

② 기구파지

③ 손고정

④ 기구적합

⑤ 작업각도

028 다음 기구의 용도로 옳은 것은?

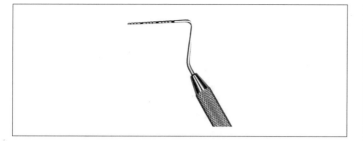

① 구강 내 우식치아 검사
② 수복물 변연부위 확인
③ 치석검사
④ 치주낭 깊이 측정
⑤ 근관 입구 확인

029 시클스케일러(Sickle scaler)에 대한 설명으로 옳은 것은?

① 날의 내면과 측면이 만나 이루는 각도는 120°이다.
② 날의 내면과 측면이 만나 1개의 절단연을 형성한다.
③ 기구의 횡단면은 반원형이다.
④ 기구 내면과 경부는 직각을 이룬다.
⑤ 치은연하치석 제거 시 유용하다.

030 파일 스케일러에 대한 설명으로 옳은 것은?

① 당기고 미는 동작으로 제거한다.
② 절단날은 45°이다.
③ 인접면에 적용하기 용이하다.
④ 경부가 치아장축에 직각이 되도록 한다.
⑤ 기구는 펜잡기법으로 잡는다.

031 다음과 같은 특징을 가진 40세 남성 환자의 치주치료에 사용하기에 적합한 기구로 옳은 것은?

> • 흡연환자
> • 치주낭이 6mm 이상으로 좁고 깊음
> • 치근분지부까지 치주낭이 깊음

① Sickle
② Universal curette
③ Mini-five curette
④ Hoe scaler
⑤ Chisel scaler

032 멸균법에 대한 설명으로 옳은 것은?

① 고압증기멸균법은 기구의 부식이 일어나지 않는다.
② 불포화화학증기멸균법은 별도의 환기과정이 필요하다.
③ 건열멸균법은 멸균시간이 짧다.
④ 열전도멸균법은 3시간 동안 멸균한다.
⑤ EO가스멸균법은 증류수가 필요하다.

033 치근활택술에 대한 설명으로 옳은 것은?

① 진행된 치주염을 가진 환자에게 적용한다.
② 스케일러의 수직동작을 반복한다.
③ 작업각도는 70~80°이다.
④ 치면세균막 제거를 주목적으로 한다.
⑤ 변성백악질 제거는 어렵다.

034 초음파치석제거기에 대한 설명으로 옳은 것은?

① 구호흡 환자에게도 쉽게 적용 가능하다.
② 작업단의 끝에 매우 얇고 예리한 날이 있다.
③ 작업각도는 0~15°이다.
④ 진동은 일어나지 않는다.
⑤ 기구의 연마가 필요하다.

035 치면연마에 대한 설명으로 옳은 것은?

① 치료목적으로 시행하기 때문에 필수적이다.

② 항상 젖은 상태에서 진행한다.

③ 불소도포 시 글리세린을 포함한 연마제를 사용한다.

④ 맹출 중인 치아에도 적용 가능하다.

⑤ 4mm 치주낭 내에도 시행할 수 있다.

036 예리한 기구를 사용하였을 때 얻는 장점으로 옳은 것은?

① 과도한 측방압을 사용할 수 있다.

② 치석표면을 매끄럽게 할 수 있다.

③ 반복동작을 여러 번 시행하게 된다.

④ 기구동작의 횟수를 줄일 수 있다.

⑤ 촉각은 떨어질 수 있다.

037 연마석고정법으로 시행하는 기구연마에 대한 설명으로 옳은 것은?

① 날의 측면이 둥근형태의 기구연마에 효과적이다.

② 기구는 손바닥잡기법으로 잡는다.

③ 날의 내면과 연마석의 각도는 100~110°이다.

④ 미는 동작으로 마무리한다.

⑤ 기구를 2등분으로 나누어 시행한다.

038 대상자에 따른 치면세마의 고려사항으로 옳은 것은?

① 노인 환자는 빠른 시술 후 전신상태를 파악한다.

② 임산부는 임신초기에 치면세마를 시행한다.

③ 활동성 간염 환자는 초음파치석제거기를 활용한다.

④ 당뇨 환자는 식사시간대로 약속하여 치면세마를 시행한다.

⑤ 임플란트 부위의 치석제거는 플라스틱 스케일러를 사용한다.

039 X선관 안의 구조물에 대한 설명으로 옳은 것은?

① 시준기는 전자를 모아준다.
② 절연유는 열전자를 방출한다.
③ 구리동체는 진공상태를 유지한다.
④ 집속컵은 X선이 발생한다.
⑤ 여과기는 장파장을 흡수한다.

040 엑스선촬영 과정에서 초점의 크기를 작게 하고, 초점과 피사체의 거리를 증가시켰을 때 나타나는 영상의 특성은?

① 감광도 감소
② 기하학적 흐림(반음영) 감소
③ 대조도 감소
④ 해상력 감소
⑤ 선예도 감소

041 관전압이 증가되었을 때 나타나는 현상으로 옳은 것은?

① X선의 양 증가
② 전자의 모양 변화
③ 조사시간의 증가
④ 전자의 수 증가
⑤ 전자의 속도 증가

042 특성방사선은 전자와 텅스텐원자가 어떤 상호작용이 있을 때 발생하는가?

① 내각전자가 이탈하여 공백을 채울 때
② 원자핵 근처를 지나갈 때
③ 원자핵에 직접 충돌할 때
④ 전자가 바깥쪽 궤도를 지나갈 때
⑤ 전자의 속도가 감소할 때

043 방사선 사진의 흑화도에 영향을 주는 요인으로 옳은 것은?

① 관전류를 감소시키면 흑화도가 증가한다.

② 피사체가 두꺼울수록 흑화도가 증가한다.

③ 피사체의 밀도가 높을수록 흑화도가 증가한다.

④ 현상액의 온도가 낮을수록 흑화도가 증가한다.

⑤ 초점과 필름 사이의 거리가 짧을수록 흑화도가 증가한다.

044 인접한 물체와 밀도 차이가 클 때 나타나는 엑스선 영상의 특성은?

① 관용도 감소

② 해상력 감소

③ 흑화도 증가

④ 대조도 증가

⑤ 감광도 증가

045 필름의 할로겐화은의 크기가 작을 때 나타나는 영상의 특성은?

① 관용도 감소, 흑화도 감소

② 흑화도 증가, 대조도 증가

③ 선예도 증가, 감광도 감소

④ 관용도 증가, 대조도 감소

⑤ 감광도 증가, 선예도 감소

046 소아 환자의 구내 방사선촬영에 대한 설명으로 옳은 것은?

① 소아는 성인에 비하여 방사선감수성이 낮다.

② 10세 이하는 약 25% 정도 방사선노출량을 줄인다.

③ 고감광도의 구내필름을 사용한다.

④ 수직각을 성인에 비하여 높여서 촬영한다.

⑤ 소아 환자가 움직이지 않도록 직접 붙잡고 촬영한다.

047 상악전치부 치근단사진을 촬영하였을 때 치아의 길이가 너무 짧게 나온 경우, 사진상의 실책을 보상하기 위한 방법으로 옳은 것은?

① 수평각의 증가
② 수평각의 감소
③ 수직각의 증가
④ 수직각의 감소
⑤ 조사통 위치 변경

048 다음 그림은 수직각도 0°로 촬영한 사진 A와 수직각도 −30°로 촬영한 사진 B이다. 하악관의 위치로 옳은 것은?

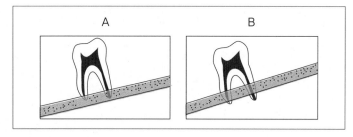

① 치아에 대해 설측
② 치아에 대해 협측
③ 치아에 대해 근심측
④ 치아에 대해 원심측
⑤ 치아에 겹침

049 하악전치부 치근단 촬영 시 나타나는 방사선 불투과성 구조물은?

① 이극, 이융선
② 설공, 하악하연
③ 관골, 근돌기
④ 악설골융선, 악하선와
⑤ 이극, 악설골융선

050 파노라마 사진촬영에 대한 설명으로 옳은 것은?

① 교합제의 홈을 구치부를 중심으로 물게 한다.

② 혀는 하악전치부 설면에 위치시킨다.

③ 프랑크포트 수평면이 바닥에 수직이 되도록 한다.

④ 환자는 납보호복을 착용한다.

⑤ 상층보다 앞쪽에 환자의 두부를 위치시키면 수평축소된 상이 나타난다.

051 방사선 감수성이 상대적으로 높은 것끼리 짝지어진 것은?

① 신경세포 – 폐

② 신장 – 고환

③ 수정체 – 타액선

④ 골수 – 림프조직

⑤ 간 – 타액선

052 방사선 노출은 개인이나 사회에 야기할 상해가 충분히 납득 가능한 이유가 있을 때 시행한다는 방사선 방호의 원칙으로 옳은 것은?

① 방사선 방어의 최적화

② 행위의 정당화

③ 개인의 선량 제한

④ 납방어복의 사용

⑤ 부가여과의 사용

053 상악견치부 치근단 영상에서 상악소구치 인접면과 많이 겹쳐서 촬영되었을 때 해결하는 방법은?

① 노출 중 침을 삼키지 못하도록 지시한다.

② 수직각을 중심선의 이등분선에 직각이 되도록 조사한다.

③ 중심선이 필름의 중앙에 오도록 촬영한다.

④ 견치부 인접면에 중심선을 평행하게 조사한다.

⑤ 관구의 수직각을 조정한다.

054 구내필름이 현상 후 투명한 필름이었을 때 원인으로 옳은 것은?

① 빛에 노출된 필름
② 정착과정의 부족
③ 필름 포장 제거 시 과도한 힘
④ 고온의 현상액
⑤ 방사선에 노출되지 않음

055 디지털영상획득장치에 대한 설명으로 옳은 것은?

① 간접 디지털영상획득장치는 필름의 유연성이 없다.
② 직접 디지털영상획득장치는 필름 두께로 인한 이물감이 있다.
③ 간접 디지털영상획득장치는 전선이 연결되어 있다.
④ 직접 디지털영상획득장치는 스캔 과정이 필요하다.
⑤ 간접 디지털영상획득장치는 플라스틱 덮개로 둘러싸여 있다.

056 파노라마촬영 후 추가로 교익촬영을 한다면 무엇을 확인하기 위함인가?

① 악골의 발육상태
② 하악관의 위치 관계
③ 인접면 우식 여부
④ 근관충전 여부
⑤ 큰 낭종 병소

057 구강건조가 심한 70대 환자 A 씨가 얼마 전 턱 밑이 붓고 아프다는 주소로 내원하였다. 이 환자에게 필요한 방사선 사진 촬영법으로 옳은 것은?

① 등각촬영법
② 치근단촬영법
③ 교익촬영법
④ 교합촬영법
⑤ 파노라마 촬영법

058 엑스선 영상에서 방사선 투과상으로 관찰되는 병소는?

① 치근단낭, 치아우식증

② 경화성골염, 치아우식증

③ 치근단농양, 치수석

④ 과백악질증, 골경화증

⑤ 치경부소환, 치수석

059 혈관손상으로 인해 지혈을 위해 필요한 기구에 대한 설명으로 옳은 것은?

① 기구의 끝은 일직선으로 홈이 패여 있다.

② 굵기는 숫자가 작을수록 두꺼워진다.

③ 발치겸자와 형태가 비슷하다.

④ 가위모양과 비슷하지만 고정이 되지 않는다.

⑤ 조직에 외상 없이 견인도 가능하다.

060 평소 치과공포증이 있는 20대 A 씨가 사랑니 발치를 위하여 국소마취를 시행하였다. 마취 도중 급격한 불안 증세로 실신하였을 때 대처방법으로 옳은 것은?

① 안면부에 온찜질을 한다.

② 항생제를 투여한다.

③ 산소를 공급하고 생징후를 측정한다.

④ 국소마취를 추가로 진행한다.

⑤ 단성분이 있는 주스를 마시게 한다.

061 다음 중 발치가 가능한 치아로 옳은 것은?

① 방사선 조사를 받는 치아

② 악성종양 증식부위의 치아

③ 급성 감염성 구내염이 있는 경우

④ 심한 치아우식증이 있는 치아

⑤ 급성 지치주위염이 있는 치아

062 40대 흡연하는 남성 환자가 임플란트를 식립하였다. 이 환자에게 전달해야 할 주의사항으로 옳은 것은?

① 혈액순환을 위해 운동을 추천한다.
② 48시간 동안 온찜질을 권고한다.
③ 구강위생을 위하여 발치부위의 칫솔질을 하도록 한다.
④ 거즈는 피가 멈춘 것 같으면 2시간 이내에 제거한다.
⑤ 침 뱉기나 빨대 사용을 금지한다.

063 오토바이 사고로 인하여 치아가 완전히 탈구된 25세 남성이 치과에 전화하였을 때 안내해야 할 사항으로 옳은 것은?

① 치아를 수돗물로 깨끗이 씻어 오도록 한다.
② 치근부위를 잡고 오도록 한다.
③ 90분 이내로 치과에 내원하도록 한다.
④ 재식 후 치근흡수가 일어날 수 있음을 설명한다.
⑤ 재식 후 보철치료를 진행한다.

064 다음의 증상이 나타나는 감염성 질환의 처치방법으로 옳은 것은?

- 치성감염이 원인
- 개구제한, 호흡곤란과 연하 장애
- 봉와직염과 감염이 빠르게 진행됨
- 양측성으로 이하선, 설하선, 악하선 쪽으로 함께 이환됨

① 적극적인 절개와 배농을 실시한다.
② 진통제를 복용한다.
③ 국소마취만 시행하여 통증을 조절한다.
④ 해당 부위의 소독을 진행한다.
⑤ 해당 치아를 발치한다.

065 67세 무치악 남성 환자가 전체틀니를 제작하기 위하여 치과에 내원
하였을 때 기준이 되는 교합의 특징으로 옳은 것은?
① 주위환경에 거의 영향을 받지 않고 평생 잘 변하지 않는다.
② 하악과두가 관절와 내에 긴장하지 않은 최후방위치이다.
③ 기준은 악관절이다.
④ 하악을 편측으로 움직였을 때 하악의 위치이다.
⑤ 저작능률, 치주조직, 근기능, 악관절 기능 등에 가장 적합한 상태이다.

066 상악 우측 중절치에 근관치료를 시행한 20대 여성 환자가 잇몸 근
처가 어둡게 보이는 보철을 피하려고 할 때 제시할 수 있는 보철물
로 옳은 것은?
① 전부금속관
② 금속도재관
③ 고정성 가공의치
④ 반고정성 가공의치
⑤ Collarless Crown

067 지대치를 형성할 때 치관이 너무 짧거나 유지력이 부족할 경우 형성
하는 것은?
① Pin Hole
② 치은압배
③ Post
④ 임시치아제작
⑤ Wax Bite

068 다음이 설명하는 치경부 변연의 형태로 옳은 것은?

> • 도재를 위한 0.7mm의 공간
> • 치아와 90°의 각을 형성
> • 완전도재관 보철 시 형성
> • 치아삭제량 많음

① Chamfer
② Shoulder
③ Knife edge
④ Feather edge
⑤ Beveled Shoulder

069 다음 설명에 해당하는 보철물로 옳은 것은?

> • 한쪽 끝에 지대치를 가지는 가공의치
> • 주로 제2대구치 결손 시 사용
> • 지대치 상태가 양호할 때만 사용가능

① PFM Bridge
② Gold Bridge
③ Rigid Bridge
④ Maryland Bridge
⑤ Cantilever Bridge

070 전체틀니 환자에게 주의시켜야 할 사항으로 옳은 것은?
① 만족스러운 식사까지는 1주 이내의 시간이 걸린다.
② 밤에 틀니를 빼서 서늘한 곳에 보관하도록 한다.
③ 틀니의 세척은 치약과 칫솔을 이용한다.
④ 어색한 발음이 있을 수 있으니 책이나 신문읽기를 통해 연습한다.
⑤ 틀니의 소독을 위해 뜨거운 물을 이용하여 소독한다.

071 아말감충전을 위한 치아의 와동 시 주의사항으로 옳은 것은?

① 와동은 직사각형으로 형성한다.

② 인레이치료와 같은 형태의 와동을 형성한다.

③ 법랑질 깊이까지만 와동을 형성한다.

④ 배 모양의 배형버를 활용하여 와동을 형성한다.

⑤ 치수 가까이 와동을 형성할 경우 이장재를 바르지 않는다.

072 타액분비율이 높은 8세 소아 환자의 교합면 복합레진 충전을 할 때 수복의 효율을 높이도록 함께 시행하기 좋은 술식으로 옳은 것은?

① 치간이개

② 치은압배

③ 러버댐장착

④ 치은절제

⑤ 격벽법

073 근관구조의 일반적인 특징으로 옳은 것은?

① 치근의 끝과 근관의 끝은 일치한다.

② 부근관은 방사선 사진으로 관찰이 가능하다.

③ 치수실이나 근관의 형태는 나이증가에 따라 가늘어진다.

④ 대구치의 경우 1개의 치근에 1개의 근관이 대부분이다.

⑤ 치근부보다 치관 쪽의 근관만곡이 심하다.

074 근관충전에 필요한 기구로 옳은 것은?

① 게이츠–글리든 버

② 가시브로치

③ 근관탐침

④ 렌튜로 스파이럴

⑤ 엔도지버

075 커피와 라면을 자주 먹는 20대 여성 환자가 전치부의 치아가 노랗다는 호소로 치과에 내원하였을 때, 치아의 색조회복을 위해 필요한 것은?

① 포모크레졸
② 염화나트륨
③ 과산화수소수
④ 멸균증류수
⑤ 생리식염수

076 근관치료를 받은 30대 남성 환자의 하악대구치가 근심치근에 보존이 불가하다는 진단결과가 나와 근심측 치관과 치근을 제거하였다. 이 술식으로 옳은 것은?

① 치아이식술
② 치아재식술
③ 치근절단술
④ 편측절제술
⑤ 치아분리술

077 태어난 지 한 달이 채 안 된 소아에게서 치아가 맹출하여 모유수유에 어려움을 주는 경우 원인으로 옳은 것은?

① 선천치
② 신생치
③ 거대치
④ 과잉치
⑤ 왜소치

078 수유 시에 젖병을 물고 자는 습관이 있는 2세 소아 환자에게서 상악 전치부의 치아우식증이 빠르게 진행되었다. 하악전치부에는 치아우식이 발생되지 않았는데, 이 증상으로 옳은 것은?

① 유아기 우식증
② 맹출혈종
③ 연하곤란
④ 급성포진성 치은구내염
⑤ 아구창

079 미성숙영구치의 특징으로 옳은 것은?

① 치근이 완성되어 있다.

② 상하악의 교합관계는 완성된다.

③ 절치부의 절단결절은 보이지 않는다.

④ 구치부의 교두정이 명확하다.

⑤ 근단부의 근관이 좁고 닫혀있다.

080 치과에 처음 내원한 소아 환자에게 치료를 잘 받는 소아 환자의 모습을 보여줌으로써 치료의 협조도를 높이는 방법으로 옳은 것은?

① 말-시범-시행법

② 분산법

③ 모방법

④ 압박법

⑤ 입가리기법

081 기성관수복에 대한 설명으로 옳은 것은?

① 치아의 크기보다 여유 있게 큰 것을 선택한다.

② 기성관의 길이는 치은연보다 2mm 정도 긴 것을 선택한다.

③ 기성관 연마 후 기성관을 압박하여 접착한다.

④ 기성관의 교합은 닿지 않도록 한다.

⑤ 치간 사이는 치아의 간격유지를 위해 인접치아와 닿지 않게 한다.

082 친구와 장난을 치다 넘어져 치아가 치조골 속으로 파묻혀 들어간 소아 환자의 증상으로 옳은 것은?

① 진 탕

② 완전탈구

③ 아탈구

④ 정 출

⑤ 함 입

083 치아 사이 간격을 유지하고 백악질에 매립되는 치은섬유군으로 옳은 것은?

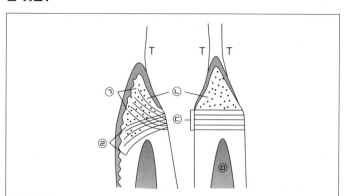

① ㉠

② ㉡

③ ㉢

④ ㉣

⑤ ㉤

084 치주낭과 그 연결이 옳은 것은?

① 치은낭 – 치주골의 소실과 치은 증식

② 골연상낭 – 낭의 기저부가 치조골보다 치관방향에 존재

③ 단순치주낭 – 치아 두 면에 치주낭 발생

④ 혼합치주낭 – 치주낭 입구는 한 면이나 두 면 이상에서 치주낭 발생

⑤ 복잡치주낭 – 치주낭이 전체치아를 둘러싼 낭

085 방사선사진상 치경부에서 시작해 수직형 골흡수로 치근이개부 병변과 복합적으로 V형 흡수상에서 관찰되는 치주질환에 대한 설명으로 옳은 것은?

① 깊은 치주낭이 원인이 된다

② 동통은 나타나지 않는다.

③ 주로 치근단농양의 형태를 띤다.

④ 치수는 실활치수이다.

⑤ 치아의 정출이동이 거의 없다.

086 급성포진성치은구내염에 대한 설명으로 옳은 것은?

① 40대 중년 여성에게 호발한다.

② 제3대구치에서 자주 발생한다.

③ 대부분 협측에서 많이 발생한다.

④ 병소에 직접 접촉 시 전염이 된다.

⑤ 나선균에 의해 감염된다.

087 60대 후반 남성의 하악 제2대구치 부위의 치근이개부까지 치조골파괴가 심한 경우 치근이개부 구강위생관리를 용이하게 하는 술식은?

① 치아재식술

② 임상적치관연장술

③ 치은절제술

④ 치조골확장술

⑤ 치근분리술

088 Glickman의 분류 2급에 대한 설명으로 옳은 것은?

① 치조골 소실이 방사선상에 보이지 않는다.

② 치근이개부가 완전히 구강 내로 노출된다.

③ 하부치조골이 소실되어 치주탐침 시 순설측으로 관통한다.

④ 치근이개부의 일부분에 치조골이 파괴되었다.

⑤ 치은이 치조골 밑으로 퇴축되어 있다.

089 안면부의 성장에 대한 설명으로 옳은 것은?

① 두개부는 전하방으로 성장한다.

② 안면부는 전상방으로 성장한다.

③ 안면의 폭이 가장 먼저 성장한다.

④ 하안면부가 더 빨리 성장한다.

⑤ 안면의 길이가 가장 늦게 성장한다.

090 혼합치열기의 9세 아동이 상악 중절치가 원심 쪽으로 기울어 맹출해 정중이개가 생겨 교정치과에 내원하였다. 보호자에게 설명할 내용으로 옳은 것은?

① Twin Block의 필요성을 설명한다.
② 부정교합의 진단이 필요함을 설명한다.
③ 고정성 교정장치 부착을 권유한다.
④ 혼합치열기의 전형적인 현상임을 설명한다.
⑤ 보철치료로 공간을 닫을 것을 권유한다.

오·답·노·트

091 견치가 교합평면에 도달하지 못하고 있을 때 견치의 교정학적 위치로 옳은 것은?

① 저 위
② 근심경사
③ 대칭회전
④ 상방변위
⑤ 이상회전

092 치아를 이동할 때 치아가 이동하는 압박부위에서 일어나는 일로 옳은 것은?

① 치주인대가 당겨진다.
② 약한 힘일 때 직접성 골흡수가 일어난다.
③ 석회화가 일어난다.
④ 골이 첨가되는 현상이 발생된다.
⑤ 골모세포가 출현한다.

093 교정을 하고 있는 20세 여성 환자가 와이어가 길어서 볼을 찌른다며 내원하였을 때, 필요한 기구로 옳은 것은?

① Ligature tying pliers
② Weingart utility pliers
③ Three jaw pliers
④ Distal end cutter
⑤ Mathew pliers

094 상교정장치에 대한 설명으로 옳은 것은?

① 클라스프는 상교정장치의 활성부이다.
② 과개교합 환자에게는 교합거상판을 적용한다.
③ 모형상에 이동시킬 치아를 재배열하여 제작하는 장치는 액티베이터
이다.
④ 절단교합을 개선하기 위해 능동적 상교정치를 사용한다.
⑤ 상부에서는 치아를 움직이는 힘이 발생한다.

095 부분틀니를 수차례 착용하고 빼는 일을 반복할 때 생기는 치과재료
의 기계적 특성으로 옳은 것은?

① 응 력   ② 연 성
③ 피 로   ④ 크 립
⑤ 전 성

096 복합레진의 중합수축으로 인한 미세누출을 최소화시키는 방법으로
옳은 것은?

① 산부식시간을 증가시킨다.
② 고강도광원의 출력을 짧게 광조사한다.
③ 직접법보다 간접충전법을 사용한다.
④ 필러의 크기가 작고 함량은 30%인 것을 사용한다.
⑤ 산화아연유지놀시멘트를 베이스로 사용하여 치수를 보호한다.

097 다음 특성을 가진 치과용 인상재로 옳은 것은?

- 불쾌한 냄새 없음
- 크기안정성 우수
- 혼합이 쉽고 의복에 착색되지 않음
- 중합 시 부산물 형성 없음

① 폴리설파이드
② 아가-알지네이트
③ 축중합형 실리콘
④ 부가중합형 실리콘
⑤ 폴리이써

098 알지네이트 인상채득 시 변형이나 파절을 최소화하는 방법은?

① 혼수비를 증가시킨다.

② 트레이와 치아 사이 알지네이트의 두께는 얇을수록 좋다.

③ 찢김방지를 위해 치아장축에 수직 방향으로 빠르게 제거한다.

④ 경화 직전 최대강도에 도달 시 제거한다.

⑤ 인상제의 압축 부위의 회복시간을 기다린 후 석고를 주입한다.

099 요변성이 있으며, 분말을 추가해 베이스나 임시수복재로도 사용하고, 교정용 밴드의 접착에 사용 가능한 치과용 시멘트는?

① 인산아연시멘트(ZPC)

② 산화아연유지놀시멘트(ZOE)

③ 폴리카복실레이트시멘트(PCC)

④ 글래스아이오노머시멘트(GIC)

⑤ 레진강화형 글래스아이오노머시멘트

100 상아질과 치과용 수복재 사이에 위치하는 것으로써, 단순 차단보호막효과를 내는 재료는?

① 이장재

② 임시충전재

③ 베이스

④ 바니쉬

⑤ 인상용콤파운드

3회

최종모의고사

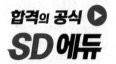
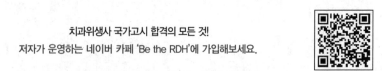

치과위생사
제3회 모의고사

응시번호		성 명	

본 시험은 각 문제에서 가장 적합한 답 하나만 선택하는 최선답형 시험입니다.

유의사항

○ 문제지 표지 상단에 인쇄된 문제 유형과 본인 응시번호 끝자리의 일치 여부를 확인하고 답안카드 문제 유형에 정확히 표기합니다.
- 응시번호 끝자리가 홀수 : 홀수형 문제지
- 응시번호 끝자리가 짝수 : 짝수형 문제지

○ 종료 타종 후에도 답안카드를 계속 기재하거나 제출을 거부하는 경우 해당 교시가 0점 처리됩니다.

○ 응시자는 시험 종료 후 문제지를 가지고 퇴실할 수 있습니다.

1교시 100문항

○ 의료관계법규(20)
의료법(5), 의료기사 등에 관한 법(5), 지역보건법(5), 구강보건법(5)

○ 치위생학 1(80)
- **기초치위생(40)**
구강해부학(7), 치아형태학(7), 구강조직발생학(7), 구강병리학(7), 구강생리학(7), 구강미생물학(5)
- **치위생관리(40)**
  - 사회치위생 : 지역사회구강보건(12), 구강보건행정(10), 구강보건통계(8)
  - 교육치위생 : 구강보건교육학(10)

의료관계법규

001 의료법상 특수의료장비를 설치 · 운영 시 누구에게 정기적인 품질관리검사를 받아야 하는가?

① 시 · 도지사
② 당해 중앙회장
③ 관할 보건소장
④ 보건복지부장관
⑤ 시장 · 군수 · 구청장

002 의료법상 원격의료를 할 수 <u>없는</u> 자는?

① 의 사
② 조산사
③ 한의사
④ 전문의
⑤ 치과의사

003 의료법상 의료인의 자격정지 사유는?

① 면허를 대여한 때
② 휴업 · 폐업을 신고하지 않은 때
③ 환자의 권리 등을 게시하지 않은 때
④ 의료기사에게 그 업무 범위를 벗어나게 한 때
⑤ 신고하지 않고 진단용 방사선 발생장치를 설치 · 운영한 때

004 의료법상 의료광고를 할 수 <u>없는</u> 자는?

① 조산사

② 간호사

③ 치과의사

④ 치과위생사

⑤ 의료기관의 장

005 의료법상 수술기록의 보관기간으로 옳은 것은?

① 2년

② 3년

③ 5년

④ 10년

⑤ 20년

006 의료기사 등에 관한 법률상 의료기사 등의 실태와 취업상황에 관한 신고에 있어서 옳은 것은?

① 최초 면허를 받은 후부터 1년마다

② 최초 면허를 받은 후부터 2년마다

③ 최초 면허를 받은 후부터 3년마다

④ 최초 면허를 받은 후부터 5년마다

⑤ 보건복지부장관이 보건의료시책상 필요하다고 인정할 시

007 의료기사 등에 관한 법률상 3년 이하의 징역 또는 3천만원 이하의 벌금에 처하는 경우에 해당하는 것은?

① 업무상 알게 된 타인의 비밀을 누설한 자

② 실태와 취업사항에 관한 신고를 하지 아니한 자

③ 보수교육 실시에 관한 시정명령을 이행하지 아니한 자

④ 의료기사 등의 면허 없이 의료기사 등의 명칭을 사용한 자

⑤ 보고를 하지 아니하거나 검사를 거부, 기피 또는 방해한 자

008 의료기사 등에 관한 법률상 의료기사의 품위손상행위로 옳은 것은?

① 타인의 비밀을 누설하는 행위

② 보수교육을 수료하지 않는 행위

③ 2개 이상의 업소를 개설하는 행위

④ 영리목적으로 고객을 알선하는 행위

⑤ 검사결과를 사실과 다르게 판시하는 행위

오 답 노 트

009 의료기사 등에 관한 법률상 치과기공소를 개설할 때 누구에게 등록해야 하는가?

① 보건소장

② 행정안전부장관

③ 각 협회의 장

④ 보건복지부장관

⑤ 시장 · 군수 · 구청장

010 의료기사 등에 관한 법률상 의료기사 등은 중앙회를 설치한 후 누구에게 신고하여야 하는가?

① 고용노동부장관

② 각 협회의 장

③ 보건복지부장관

④ 시 · 도지사

⑤ 각 지역의 보건소장

011 지역보건법상 지역사회 건강실태조사의 방법, 내용 등에 관하여 필요한 세부사항을 정하는 것은?

① 법 률

② 대통령령

③ 국무총리령

④ 보건복지부령

⑤ 지방자치단체의 조례

012 지역보건법상 시·도에서 시행할 지역보건의료계획의 시행평가를 평가하는 자는?

① 국무총리
② 관할 보건소장
③ 보건복지부장관
④ 행정안전부장관
⑤ 시장·군수·구청장

013 지역보건법상 건강생활지원센터장은 누구의 지휘·감독을 받아 업무를 관장하는가?

① 보건소장
② 보건지소장
③ 보건의료원장
④ 보건복지부장관
⑤ 시·도지사 또는 시장·군수·구청장

014 지역보건법상 지역주민의 건강 증진을 위하여 몇 년마다 지역보건의료계획을 수립해야 하는가?

① 1년
② 2년
③ 3년
④ 4년
⑤ 5년

015 지역보건법상 보건소장으로 임용되기 위한 조건은?

① 임기제공무원
② 지방의무직공무원
③ 의사면허가 있는 사람
④ 보건소 근무 경험이 없는 간호직렬공무원
⑤ 최근 10년 이상 보건소에서 근무한 사람

016 구강보건법상 학교 구강보건사업에 해당되지 <u>않는</u> 것은?

① 구강검진

② 구강보건교육

③ 지속적인 구강건강관리

④ 치과위생사의 구강병예방관리

⑤ 칫솔질과 치실질 등 구강위생관리 지도 및 실천

017 구강보건법상 수돗물불소농도조정사업을 시행하는 경우 지역주민에게 얼마의 기간 이상 공고하여야 하는가?

① 1주 이상

② 2주 이상

③ 3주 이상

④ 4주 이상

⑤ 5주 이상

018 구강보건법상 수돗물불소농도조정사업 중 주 1회 이상 수도꼭지에서 불소농도를 측정하고 기록할 수 있는 자는?

① 보건소장

② 시 · 도지사

③ 보건복지부장관

④ 시장 · 군수 · 구청장

⑤ 한국수자원공사사장

019 구강보건법상 임산부 구강검진으로 실시하는 내용은?

① 치주질환 상태

② 치아발육 상태

③ 치아교정 상태

④ 의치보철물 상태

⑤ 동거인 구강상태

020 구강보건법상 사업장의 근로자에게 구강보건교육을 실시할 때 포함되어야 할 내용으로 <u>아닌</u> 것은?

① 구강보건에 관한 사항
② 유전적인 구강질환에 관한 사항
③ 직업성 치과질환의 종류에 관한 사항
④ 직업성 치과질환의 위험요인에 관한 사항
⑤ 직업성 치과질환의 예방 및 관리에 관한 사항

치위생학 1

021 경상돌기와 유양돌기 사이에 위치하며 안면신경이 지나가는 공은?

① 난원공
② 정원공
③ 안와하공
④ 경정맥공
⑤ 경유돌공

022 하악골 외측면에서 관찰할 수 있는 구조물은?

① 이 극
② 이융기
③ 하악공
④ 하악소설
⑤ 익돌근와

023 혀 기저의 미각을 전달하는 뇌신경은?

① 미주신경
② 고삭신경
③ 설인신경
④ 설하신경
⑤ 하악신경

024 입천장편도의 지각정보를 전달하는 신경은?

① 대구개신경
② 소구개신경
③ 비구개신경
④ 후상치조신경
⑤ 전상치조신경

025 하악후퇴에 관여하는 근육은?

① 측두근
② 악이복근
③ 설골상근
④ 흉쇄유돌근
⑤ 외측익돌근

026 상악 중절치 바로 뒤쪽에 위치하며, 비구개신경이 지나가는 공은?

① 이 공
② 절치공
③ 하악공
④ 소구개공
⑤ 대구개공

027 다음 표의 연결 중 옳은 것은?

	동 맥	지배하는 영역
①	하치조동맥	하악전방치아
②	익돌근지	외측익돌근, 내측익돌근
③	전상치조동맥	상악후방치아
④	대구개동맥	연구개, 구개편도
⑤	소구개동맥	경구개 점막, 구개선

028 절치의 특징으로 옳은 것은?

① 협설교두가 존재한다.

② 근심에 비해 원심이 풍융하다.

③ 근원심폭에 비해 치관길이가 짧다.

④ 5개의 치면과 1개의 절단을 가지고 있다.

⑤ 인접면 형태가 이등변 삼각형의 형태를 띤다.

029 치근이 근심과 원심으로 분지된 치아는?

① 하악 제1소구치

② 하악 제1대구치

③ 상악 제1소구치

④ 상악 제2소구치

⑤ 상악 제1대구치

030 우각상징과 만곡상징이 나타나지 않고 근 · 원심반부가 거의 대칭을 이루는 치아는?

① 상악 중절치

② 상악 측절치

③ 하악 중절치

④ 하악 측절치

⑤ 하악 견치

031 구강 내에서 치근의 길이가 가장 긴 치아는?

① 상악 중절치

② 상악 견치

③ 하악 중절치

④ 하악 견치

⑤ 상악 제1소구치

032 카라벨리결절이 나타나는 치아는?

① 상악 제1소구치
② 상악 제1대구치
③ 상악 제2대구치
④ 하악 제1대구치
⑤ 하악 제2대구치

033 설측반부가 발달하여 교합면이 크게 나타나는 구치화 경향이 일어나는 치아는?

① 상악 제1소구치
② 상악 제2소구치
③ 하악 제1소구치
④ 하악 제2소구치
⑤ 상악 제3대구치

034 유치의 특징으로 옳은 것은?

① 수각이 낮다.
② 수실이 작다.
③ 치근관이 영구치보다 두껍다.
④ 치근이 가늘며 이개도가 크다.
⑤ 법랑질은 두껍고 상아질은 얇다.

035 유치와 제1대구치의 법랑질에서 보이는 성장선은?

① 횡선문
② 신생선
③ 주파선조
④ 슈레거띠
⑤ 레찌우스선조

036 치근단공이 완성된 후 만들어지며, 일생 동안 계속 형성되는 것은?

① 일차상아질
② 이차상아질
③ 삼차상아질
④ 구간상아질
⑤ 경화상아질

037 얼굴과 입안의 결합조직 형성에 관여하는 것은?

① 원시선
② 몸분절
③ 척삭전판
④ 배설강판
⑤ 신경능선세포

038 상아질에 관한 설명으로 옳은 것은?

① 세관 사이에 있는 상아질은 관주상아질이다.
② 치낭에 분화된 상아모세포에 의해 형성된다.
③ 상아세관 벽을 이루는 상아질은 관간상아질이다.
④ 손상에 관한 반응으로 생긴 상아질은 이차상아질이다.
⑤ 치근단공이 완성되기 전에 형성된 상아질은 일차상아질이다.

039 무세포성 (1차)백악질에 관한 설명으로 옳은 것은?

① 형성 속도가 빠르다.
② 특히 치근 분기부에 많다.
③ 파묻혀있는 백악세포가 있다.
④ 시간이 지날수록 층이 더해진다.
⑤ 치경부 1/3에는 여러 층이 침착된다.

040 치주인대의 대부분을 차지하는 가장 중요한 섬유군으로 치아 장축 방향의 교합압에 저항하는 것은?

① 수평섬유군
② 사주섬유군
③ 치조정섬유군
④ 치근단섬유군
⑤ 치근간섬유군

041 상피조직의 특성으로 옳은 것은?

① 샘이 존재하지 않는다.
② 혈관과 신경이 존재한다.
③ 손상 시 재생되지 않는다.
④ 세포끼리 결합력이 강하다.
⑤ 세포주변에 조직액이 존재한다.

042 검사할 작은 조직과 주변 전체를 외과적으로 잘라내는 검사방법은?

① 침생검
② 절제생검
③ 절개생검
④ 펀치생검
⑤ 소파생검

043 급성염증의 특징으로 옳은 것은?

① 증상이 경미하다.
② 삼출이 현저하다.
③ 세포증식이 일어난다.
④ 증상이 뚜렷하지 않다.
⑤ 병변의 진행속도가 느리다.

044 발치창의 치유과정으로 옳게 연결된 것은?

① 발치 직후 – 부종과 염증세포 침윤
② 2~4일 후 – 육아조직의 형성 시작
③ 약 7일 후 – 골모세포 증식
④ 약 10~15일 후 – 골량개조
⑤ 약 2~6개월 후 – 상피세포 증식

045 다음 설명에 해당하는 질환은?

> • 구강과 생식기에 궤양이 발생한다.
> • 성별 차이는 없으며, 평균 30세에서 많이 호발한다.
> • 통증이 동반하며 재발이 쉽다.

① 칸디다증
② 베체트증후군
③ 편평태선
④ 단순포진
⑤ 아프타성 궤양

046 다음 특징이 나타나는 질환은?

> • 절치부위에서 허친슨 치아형태가 나타난다.
> • 주로 제1대구치에서 교두위축이 일어난다.

① 결 핵
② 매 독
③ 단순포진
④ 칸디다증
⑤ 수두–대상포진

047 치아에 가해지는 생역학적 힘에 의해 나타나며 좁고 깊은 V자 형태로 나타나는 손상은?

① 교 모
② 마 모
③ 크 랙
④ 침식증
⑤ 굴곡파절

048 1개의 치배가 분열하여 불완전한 2개의 치아가 형성되는 것은?

① 융합치
② 유착치
③ 치내치
④ 쌍생치
⑤ 법랑진주

049 다음 설명에 해당하는 세포소기관으로 옳은 것은?

- 이중막 구조
- 세포 내에 에너지 생성기관
- 자가증식 가능

① 핵
② 골지체
③ 리보솜
④ 소포체
⑤ 미토콘드리아

050 운반단백질을 이용하여 농도경사에 따라 이동하는 물질이동으로 에너지를 사용하지 않는 세포 물질이동 방법으로 옳은 것은?

① 확 산

② 삼 투

③ 여 과

④ 촉진확산

⑤ 능동수송

051 신경세포의 신경전달이 이루어지는 곳에서 분비되는 물질로 옳은 것은?

① 에피네프린

② 아드레날린

③ 아세틸콜린

④ 티록신

⑤ 글로불린

052 프로트롬빈에서 트롬빈으로 가는 형성과정의 이상으로 혈액이 응고되지 않는 질환으로 옳은 것은?

① 쿠싱증후군

② 바세도우병

③ 구루병

④ 혈우병

⑤ 에디슨병

053 40대 남성 A 씨의 심장이 수축할 때 최대의 압력은 140mmHg이며, 심장의 확장기에서 혈류를 유지하는 압력은 95mmHg였다. A 씨의 맥압으로 옳은 것은?

① 235mmHg

② 140mmHg

③ 95mmHg

④ 80mmHg

⑤ 45mmHg

054 다음 A 화살표가 가리키는 부위의 역할로 옳은 것은?

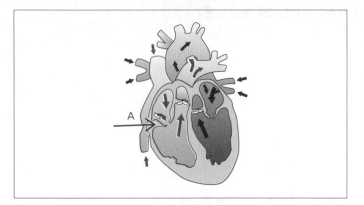

① 혈액의 응고 방지
② 혈액의 역류 방지
③ 혈액의 생산
④ 혈액의 저장
⑤ 혈압의 생성

055 다음 설명이 가리키는 것으로 옳은 것은?

- 단백질 분해효소
- 산성환경 유지
- 위액의 성분

① 염 산
② 담 즙
③ 트립신
④ 아밀라아제
⑤ 글리세린

056 바이러스의 특징으로 옳은 것은?

① 핵막이 있다.
② 메소솜(mesosome)이 존재한다.
③ 광학현미경으로 관찰할 수 있다.
④ 살아있는 숙주에서 증식 가능하다.
⑤ DNA와 RNA가 캡시드에 싸여있다.

057 다음의 특성이 있는 미생물은?

> • 간에 염증을 일으킨다.
> • 혈액이나 체액을 통해 발생된다.
> • 간경화증 및 간세포암종 등의 증상을 야기한다.

① *Hepatitis B virus*(HBV)
② *Staphylococcus*
③ *Treponema pallidum*
④ *Varicella–zostervirus*
⑤ *Human immunodeficiency virus*(HIV)

058 진핵세포에 관한 설명으로 옳은 것은?

① 세포벽이 있다.
② 펩티도글리칸 층이 존재한다.
③ 원핵세포에 비해 크기가 작다.
④ 세포 내 소기관 및 핵막이 없다.
⑤ 미토콘드리아와 엽록체가 존재한다.

059 신경절에 잠복하다가 저항력이 저하됐을 때 활성화되고, 동통을 동반하며 다수의 소수포를 형성하는 미생물은?

① *Candida albicans*
② *Actinomyces israelii*
③ *Varicella–zostervirus*
④ *Human immunodeficiency virus*(HIV)
⑤ *Actinobacillus actinomycetemcomitans*

060 세균과 독소에 저항하며 정상인의 혈청 중 가장 많이 존재하는 항체는?

① IgG
② IgM
③ IgA
④ IgD
⑤ IgE

061 우리나라 공중구강보건의 변천과정에서 최초 위생국이 설치되었으며, 공중구강보건활동의 필요성을 인지하기 시작한 시기는?

① 전통구강보건기
② 구강보건여명기
③ 구강보건태동기
④ 구강보건발생기
⑤ 구강보건성장기

062 지역사회의 특성으로 옳은 것은?

① 주민들의 문화적 이질성이 있다.
② 지역 내에 독특한 문화가 있다.
③ 정부에서 보건사업을 관리한다.
④ 합법성이 전제되어 평등하다.
⑤ 하향식 전달체계이다.

063 외부소통이 어렵고 자체적으로 지도력을 겸비한 인력이 있는 지역에서 주로 시행되며 지역사회주민의 요구를 최대한 반영하는 기획수립은?

① 구강보건활동기획
② 구강보건교육사업기획
③ 공동 구강보건사업기획
④ 상향식 구강보건사업기획
⑤ 하향식 구강보건사업기획

064 중학교 100명의 구강건강실태 자료를 수집하였다. 이후에 진행해야 할 과정으로 옳은 것은?

① 실태조사
② 실태분석
③ 재정조치
④ 사업계획
⑤ 사업수행

065 지역사회실태조사방법 중 한 번에 여러 사람을 조사할 수 있어 조사 시간과 경비를 절약할 수 있는 조사방법은?

① 열람조사법

② 관찰조사법

③ 설문조사법

④ 대화조사법

⑤ 사례분석법

066 구강상병의 발생양태 중 특정 지역에서 반점치가 많이 발생하는 것은?

① 범발성

② 유행성

③ 지방성

④ 산발성

⑤ 전염성

067 학생집단불소용액양치사업의 특성으로 옳은 것은?

① 시간이 오래 걸린다.

② 학업에 지장을 준다.

③ 특별한 기구가 필요하다.

④ 구강보건전문지식이 필요하다.

⑤ 약간의 교육훈련을 받은 담임교사가 관리할 수 있다.

068 수돗물불소이온농도 결정기준으로 옳은 것은?

① 우리나라의 경우 1.2ppm을 따른다.

② 연간 평균 매일 최고기온의 기준을 따른다.

③ 사업을 시작한 후 1년 경과 후 검사한다.

④ 온대지방의 경우 적정농도보다 높은 농도로 조정한다.

⑤ 유아의 반점도별 반점치유병률을 산출하여 농도를 조정한다.

069 유아의 구강보건관리방법으로 옳은 것은?

① 치아외상에 관심이 필요하다.

② 우유병성 우식증이 발생한다.

③ 탄수화물과 단백질 섭취를 늘린다.

④ 치아우식을 예방하기 위해 불소복용이 가장 중요하다.

⑤ 스스로 구강관리능력이 없으므로 부모나 양육자가 관리해준다.

070 법정직업병인 치아부식증에 대한 설명으로 옳은 것은?

① 구강건조증을 동반한다.

② 주로 구치부 교합면에 많이 나타난다.

③ 불화수소, 규산, 질환규소 등으로 발생한다.

④ 예방법으로 청정식품인 과일을 많이 섭취한다.

⑤ 근로자 채용 시 작업 중 구강건강진단을 받도록 규정한다.

071 만성 불소중독치아는 식음수 불소이온농도가 높은 지역사회에서 계속 발생한다. 이때의 역학적 특성은?

① 시간적 특성

② 환경적 특성

③ 지리적 특성

④ 계절적 특성

⑤ 추세 변화

072 치아우식증이 흑인의 치아보다 백인의 치아에서 많이 발생하는 특성은?

① 시간적 특성

② 생체적 특성

③ 지리적 특성

④ 계절적 특성

⑤ 추세 변화

073 구강진료제공자와 소비자 간의 조정자로서 정부가 개입한 제도로 포괄적인 의료서비스를 제공할 수 있는 구강보건진료제도는?

① 전통 구강진료제도
② 자유방임형 구강진료제도
③ 사회보장형 구강보건진료제도
④ 공공부조형 구강보건진료제도
⑤ 민간주도형 구강보건진료제도

074 구강건강의 증진, 유지와 직접적으로 관련이 없는 구강진료수요 또는 필요는?

① 구강보건진료수요
② 구강보건진료가수요
③ 상대구강보건진료필요
④ 유효구강보건진료수요
⑤ 절대구강보건진료필요

075 혼합형 구강보건진료제도의 특징은?

① 행정체계가 단순하다.
② 정부의 간섭 없이 결정된다.
③ 구강진료자원의 낭비가 많다.
④ 가장 영향력이 있는 조정자는 소비자이다.
⑤ 모든 국민에게 구강보건진료서비스 기회를 균등하게 제공한다.

076 환자가 하악전치부 발치 중 상악 중절치가 파절되었다. 이때 환자가 요구할 수 있는 권리는?

① 개인비밀보장권
② 피해보상청구권
③ 구강보건의사반영권
④ 구강보건진료선택권
⑤ 안전구강보건진료소비권

077 구강진료비조달제도 중 일부 국민의 구강진료비를 국가가 조달하는 제도는?

① 집단 구강진료비조달제도
② 각자 구강진료비조달제도
③ 정부 구강진료비조달제도
④ 개인 구강진료비조달제도
⑤ 포괄 구강진료비조달제도

078 구강진료비조달제도 중 구강진료비와 유효구강진료수요는 역비례 현상이 나타나며, 모든 국민이 필요할 때 필요한 구강진료를 소비할 수 없는 것은?

① 특정 구강진료비조달제도
② 집단 구강진료비조달제도
③ 정부 구강진료비조달제도
④ 각자 구강진료비조달제도
⑤ 후불 구강진료비조달제도

079 구강보건인력 중 진료부담 구강보건보조인력으로 옳은 것은?

① 치과의사
② 청소인력
③ 치과위생사
④ 치과기공사
⑤ 물리치료사

080 구강보건교육과 치료 및 보철을 포함해 고통이 심하지 않은 상태의 구강보건진료는?

① 전문구강보건진료
② 유지구강보건진료
③ 기초구강보건진료
④ 증진구강보건진료
⑤ 일상구강보건진료

081 공공부조의 특성으로 옳은 것은?

① 재정자금으로 보호하여 준다.

② 제도가입은 강제로 이루어진다.

③ 장제에 관련한 것은 지급하지 않는다.

④ 생활보호는 최대한의 수준에 그쳐야 한다.

⑤ 수급권자에 해당하지 않아도 시 · 도지사가 정하는 자는 지원을 받을 수 있다.

082 현재 우리나라에서 만 65세 이상 성인에게 적용할 수 있는 치과건강보험 급여 항목은?

① 레진치료

② 보철치료

③ 치석제거

④ 치열교정치료

⑤ 레진상 완전틀니

083 세계보건기구(WHO)의 구강건강실태조사의 주기는?

① 3년

② 4년

③ 5년

④ 6년

⑤ 10년

084 집단 구강건강실태조사를 하기 위한 가장 적절한 조명은?

① 형광등

② 백열등

③ 청백광

④ 직사광선

⑤ Head lamp

085 치아검사 시 우식치아로 판정이 가능한 경우는?

① 착색된 소와나 열구가 있는 경우

② 변색 반점이나 거친 반점이 있는 경우

③ 백색 반점인 백묵 모양의 반점이 있는 경우

④ 유치와 영구치가 공존하는 경우 유치에 우식이 있는 경우

⑤ 동일치아에 한 개 이상의 치면에 충전물이 있고 다른 치면에 우식병소가 있는 경우

086 김시대 환자의 구강검사결과 피검치아 수는 32개이며 그중 5개는 치아우식증이 진행 중이었고, 2개는 우식으로 발거되었고, 4개는 발거대상우식치아이며, 9개는 치료된 치아였다. 김시대 환자의 우식치명률은?

① 25%

② 30%

③ 34.3%

④ 45%

⑤ 62.5%

087 시대초등학교 6학년 100명을 대상으로 구강검사한 결과 전체 유치 수가 2,000개이다. 현재 충전되지 않고 진행 중인 우식치면이 1,000면이고, 우식으로 상실된 치아가 100개이고, 단순인공치관을 장착한 치아는 150개이며, 우식증에 의해 치료된 치면이 2,500개이다. 이 집단의 우식경험유치면율(dfs rate)은?

① 12.5%

② 13%

③ 42.5%

④ 47.5%

⑤ 50%

088 지역사회치주요양필요지수(CPITN)에 대한 설명으로 옳은 것은?

① 20대 이상의 경우 #16, #11, #26, #36, #31, #46번 치아를 검사한다.

② 상·하악을 각각 3분악으로 구분하여 검사한다.

③ 발거해야 할 2개의 치아만이 현존하더라도 검사가 가능하다.

④ 맹출 중인 치아 중 교합면이 보이는 치아는 검사대상에 포함한다.

⑤ 지치를 둘러싸고 있는 치주조직까지 검사대상에 포함한다.

089 시대대학교 대학생 50명의 구강검사 결과이다. 이 집단의 상실영구치율(MT rate)은?

- 우식경험 영구치 : 1,000개
- 우식경험 상실치 : 20개
- 치료경험 영구치 : 100개
- 발거대상 우식치 : 20개
- 임플란트 : 20개

① 2.0%

② 4.0%

③ 6.0%

④ 10.0%

⑤ 14.0%

090 하악 좌측 중절치의 순면을 검사한 결과 1/3 이하에 음식물 잔사가 침착되어 있고, 치은연하치석이 점상으로 부착되어 있다. 이 치아의 간이구강환경지수 평점은?

① 1점

② 2점

③ 3점

④ 4점

⑤ 5점

091 **영아기의 심리발달과 행동으로 옳은 것은?**

① 자기주장이 강해진다.

② 불소복용이 가장 효과적이다.

③ 격리반응과 격리불안이 나타난다.

④ 모방을 좋아하는 시기로 부모가 솔선수범해야 한다.

⑤ 치아우식 감수성이 예민한 시기로 식이조절이 필요하다.

092 **구강보건실에서의 동기유발과정으로 옳은 것은?**

① 동기유발인자 파악 – 욕구파악 – 구강보건교육계획 수립 – 계속관리

② 동기유발인자 파악 – 계속관리 – 욕구파악 – 구강보건교육계획 수행

③ 욕구파악 – 동기유발인자 파악 – 계속관리 – 구강보건교육계획 수립

④ 욕구파악 – 동기유발인자 파악 – 구강보건교육계획 수립 – 계속관리

⑤ 욕구파악 – 계속관리 – 구강보건교육계획 수행 – 동기유발인자 파악

093 **다음의 교육목표를 교육학적으로 분류할 때 속하는 영역은?**

학생은 올바른 칫솔을 선택할 수 있다.

① 정의적 영역

② 정신운동 영역

③ 지적영역 – 암기수준

④ 지적영역 – 판단수준

⑤ 지적영역 – 문제해결수준

094 **토의식 교수법의 특성은?**

① 학습자의 개인차를 고려하지 못한다.

② 단시간 내에 지식을 습득할 수 있다.

③ 경제적이고 반복 교육 시 효율적이다.

④ 학습 내용과 과정을 분명하게 전달할 수 있다.

⑤ 창의력과 협동기술을 개발시키는 데 효과적이다.

095 다음 내용의 구강보건교육이 필요한 대상자는?

> • 정기구강검진의 필요성
> • 치아부식증의 예방
> • 올바른 식이습관

① 성 인
② 노 인
③ 임산부
④ 영유아
⑤ 사업장 근로자

096 지체부자유자에게 필요한 구강보건교육 내용은?

① 올바른 식이조절
② 치아부식증의 원인
③ 유치의 기능과 중요성
④ 칼슘과 비타민의 섭취권장
⑤ 길이가 짧고 손잡이가 굵은 칫솔 사용

097 교육 후 치면세균막이 제거된 정도를 평가하려고 한다. 이때 필요한 평가방법은?

① 성취도 평가
② 유효도 평가
③ 변별도 평가
④ 증진도 평가
⑤ 타당도 평가

098 교육매체 중 적은 비용으로 교사가 직접 제작가능하며, 자유롭게 떼 었다 붙였다가 가능하여 흥미를 유발시키는 것은?

① 사 진
② 모 형
③ 융 판
④ OTP
⑤ 슬라이드

099 적은 노력으로 광범위하게 구강보건효과를 전파하고 강력한 여론을
형성할 수 있는 구강보건교육방법은?

① 집단구강보건교육
② 대중구강보건교육
③ 직접구강보건교육
④ 간접구강보건교육
⑤ 일방향구강보건교육

100 다음 밑줄 부분에 해당하는 것은?

> 평소 누런치아가 고민인 A 씨는 TV 속 연예인의 하얀 치아를 보고
> 본인의 치아도 좀 더 하얘졌으면 좋겠다고 생각이 들어 치과로 향
> 했다.

① 욕 구
② 충 동
③ 유 인
④ 동 기
⑤ 동기화

치과위생사
제3회 모의고사

응시번호		성 명	

본 시험은 각 문제에서 가장 적합한 답 하나만 선택하는 최선답형 시험입니다.

유의사항

○ 문제지 표지 상단에 인쇄된 문제 유형과 본인 응시번호 끝자리의 일치 여부를 확인하고 답안카드 문제 유형에 정확히 표기합니다.
  • 응시번호 끝자리가 홀수 : 홀수형 문제지
  • 응시번호 끝자리가 짝수 : 짝수형 문제지
○ 종료 타종 후에도 답안카드를 계속 기재하거나 제출을 거부하는 경우 해당 교시가 0점 처리됩니다.
○ 응시자는 시험 종료 후 문제지를 가지고 퇴실할 수 있습니다.

2교시 100문항

○ 치위생학 2(100)
  • **임상치위생처치(58)**
    예방치과처치(18), 치면세마(20), 치과방사선학(20)
  • **임상치과지원(42)**
    구강악안면외과학(6), 치과보철학(6), 치과보존학(6), 소아치과학(6), 치주학(6), 치과교정학(6), 치과생체재료학(6)

해설 / 145p

치위생학 2

001 치아우식 발생요인의 연결로 옳은 것은?

① 숙주요인 – 구강환경
② 환경요인 – 치아배열
③ 병원체요인 – 치면세균막
④ 환경요인 – 타액의 유출량
⑤ 숙주요인 – 치아형태

002 치아우식 발생이론에 대한 다음의 설명에 해당하는 것은?

- 구강미생물에 의해 제조된 산이 치아조직의 광질을 이탈시켜 치아우식 발생
- 무기질이 먼저 파괴되고 후에 유기질인 단백질이 분해됨을 주장

① 충 설
② 세균설
③ 화학세균설
④ 단백용해설
⑤ 단백용해 킬레이션설

003 발생요인별 치아우식 예방법의 연결로 옳은 것은?

① 숙주요인 제거법 – 당질분해 억제법

② 숙주요인 제거법 – 세균증식 억제법

③ 병원체요인 제거법 – 치질내산성 증가법

④ 병원체요인 제거법 – 세균침입로 차단법

⑤ 환경요인 제거법 – 세치법(칫솔질)

004 난용성의 끈적한 물질로 획득피막에 세균의 부착을 돕는 것으로 옳은 것은?

① GT–ase

② 세포 외 다당류

③ 부착소

④ 칼슘결합

⑤ 소수성결합

005 스테판곡선에 관한 설명으로 옳은 것은?

① 치면세균막의 수소이온농도는 40분 후에 회복되기 시작한다.

② 탈회가 시작되는 수소이온농도는 pH 5.0~5.5 사이이다.

③ 구강 내 당분 섭취 20분 후 산이 생성되기 시작한다.

④ 구강건조증 환자의 경우 수소이온농도의 회복이 빠르다.

⑤ 치아우식증이 있는 치아와 없는 치아의 수소이온농도의 변화는 같다.

006 칫솔의 구비조건으로 옳은 것은?

① 두부는 치아 4개 정도의 크기가 적절하다.

② 강모는 두꺼울수록 좋다.

③ 강모의 단면은 요철형이 적절하다.

④ 내구성이 있어야 한다.

⑤ 두부는 원형을 기본으로 한다.

007 치실에 관한 설명으로 옳은 것은?

① 한 손으로 사용한다.

② 물을 사용하여 인접면 음식물잔사를 제거한다.

③ 왁스를 입히지 않은 치실은 긴밀한 인접면에 사용이 가능하다.

④ 인접면보다는 가공의치 하방에 적용하기 쉽다.

⑤ 고정성 교정장치 주위의 청결에 유용하다.

008 두줄모 칫솔을 활용하여 한 줄은 치은 안으로 들어가 45° 각도로 진동운동을 하며 치주질환자에게 추천하기에 적합한 칫솔질 방법으로 옳은 것은?

① 바스법

② 챠터스법

③ 회전법

④ 묘원법

⑤ 와타나베법

009 다음의 조건에 적합한 대상자로 가장 옳은 것은?

> • 칫솔 : 두줄모
> • 세치제 : 지각과민 성분이 들어간 세치제
> • 칫솔질법 : 바스법

① 12세 이하의 소아

② 계속구강건강관리를 받는 일반인

③ 치경부마모와 치주염이 있는 환자

④ 가공의치를 장착하고 있는 환자

⑤ 흡연하는 임플란트 환자

010 찬물을 마실 때 시리다는 증상으로 내원한 40대 후반 여성의 진료 기록부 일부이다. 이 환자에게 가장 우선적으로 실시해야 할 처치로 옳은 것은?

> • 치아우식증 – 진행 중인 치아우식 없음
> • PHP 지수 – 1
> • 잇몸색 – 연한 분홍빛
> • 33, 34, 44, 45번 치아 협면 치경부 약간 패여 있음

① 식이상담
② 치석제거
③ 치면열구전색
④ 횡마법 칫솔질 교육
⑤ 불소바니쉬

011 치아홈메우기를 적용할 수 있는 치아로 옳은 것은?

① 교합면에 아말감이 충전되어 있는 치아
② 탐침에 걸리는 소와열구가 있는 치아
③ 와동이 깊은 치아
④ 타액 건조가 어려운 치아
⑤ 얕은 열구가 있는 치아

012 산성불화인산염(APF)에 대한 설명으로 옳은 것은?

① 분말형태로 물에 타서 사용이 가능하다.
② 1주 간격으로 4회 정도 도포하는 것을 권장한다.
③ 불안정하여 도포 시마다 제조한다.
④ 염기성으로 치은에 닿지 않게 해야 한다.
⑤ 농도는 1.23%이다.

013 다음 설명에 해당하는 것은?

> • 당알코올계에 속함
> • 사과, 복숭아와 같은 과실류에 존재
> • 당뇨병 환자의 감미료로 사용

① 과 당
② 소르비톨
③ 사카린
④ 아스파탐
⑤ 자일리톨

014 치아우식을 예방하기 위한 식단처방의 준칙으로 옳은 것은?

① 가능한 한 음식섭취의 횟수는 간식을 포함하여 5회 미만으로 한다.
② 육류와 같은 보호식품의 섭취를 권장한다.
③ 당질섭취량을 70%로 감소시킨다.
④ 부착성이 높은 식품은 3회로 제한한다.
⑤ 환자의 기호성보다는 치아우식 예방에 초점을 두고 처방한다.

015 20살 여성 김모 씨의 우식발생요인 검사결과가 다음과 같다. 주된 요인으로 옳은 것은?

> • 타액점조도 : 1.3
> • 자극성 타액 : 7mL
> • 구강 내 산생성균 검사 : 72시간 후 황색
> • 포도당 잔류시간 검사 : 10분

① 타액점조도
② 타액분비율
③ 구강 내 산생성균
④ 구강 내 포도당 잔류시간
⑤ 구강 내 치면세균막 지수

016 오스왈드피펫이 필요한 우식발생요인검사로 옳은 것은?

① 타액분비율 검사
② 타액점조도 검사
③ 타액완충능 검사
④ 연쇄상구균 검사
⑤ 구강 내 포도당 잔류시간 검사

017 다음과 같은 구강증상을 가진 특수구강건강관리 대상자로 옳은 것은?

- 상 · 하악전치부 순면과 설(구개)면에 착색
- 치주염증
- 불결한 구강환경
- 폐로부터 시작되는 구취

① 청소년
② 임산부
③ 노년층
④ 흡연자
⑤ 지적장애인

018 구취 환자의 자가관리에 해당하는 것은?

① 위점막보호제를 복용한다.
② 오래된 보철물을 교체한다.
③ 1년에 1번 치석제거를 한다.
④ 0.2% 클로르헥시딘용액을 머금고 있다.
⑤ 중탄산나트륨세치제로 가글한다.

019 치석제거를 위해 내원한 25세 여성 김모 씨의 구강상태 결과가 다음과 같다. 치면세마 대상자 분류로 옳은 것은?

> • 중등도 치면세균막이 관찰됨
> • 치아 1/2 이상 치은연상치석이 존재함

① Class C
② Class Ⅰ
③ Class Ⅱ
④ Class Ⅲ
⑤ Class Ⅳ

020 치근표면에 침착물이 존재하고, 표면이 거친 상태인 치아를 가진 환자가 받아야 할 처치로 옳은 것은?

① 치주세정술
② 치은절제술
③ 치근활택술
④ 치은연상치석제거술
⑤ 치은박리 소파술

021 타액으로부터 형성된 당단백질 물질로, 칫솔질 후 수분 내에 생기는 연성부착물의 특징으로 옳은 것은?

① 치면세균막의 핵물질로 발전된다.
② 유기질 80%, 수분 20%로 구성되어 있다.
③ 치아우식증의 원인이 된다.
④ 끈적끈적한 물질이다.
⑤ 눈으로도 관찰이 가능하다.

022 입술이나 협점막 또는 치조점막 부위를 검사하기에 용이한 구내외 검사 방법으로 옳은 것은?

① 한손법(외손법)
② 쌍지두법(양지촉진)
③ 양손법(양수촉진)
④ 묘원압축법
⑤ 좌우양측법

023 맹출 중인 치아의 구강차트 표기에 대한 설명으로 옳은 것은?

① R.R

② ∥

③ ∥∥

④ ▲

⑤ ∧

024 심한 호흡기질환자가 치과에 내원하여 치석제거를 받고자 한다. 치
과위생사 A 씨가 일어선 술식으로 진행하고자 할 때 가장 적절한
환자의 자세로 옳은 것은?

① 수직자세(upright position)

② 경사자세(semi-upright position)

③ 수평자세(supine position)

④ 변형수평자세(modified supine position)

⑤ 후방자세(back position)

025 기구 하방 1/3 내면이 치면과 0°로 접촉하여 접합상피까지 삽입하
는 과정이 필요한 기구로 옳은 것은?

① Ultrasonic scaler

② Sickle scaler

③ Chisel scaler

④ Air-jet polisher

⑤ Universal curette

026 탐침에 대한 설명으로 옳은 것은?

① 작동부위에 점선이 있다.

② 펜잡기법으로 기구를 잡는다.

③ 보철물의 결함부위 관찰 시 사용한다.

④ 500g의 힘으로 동작한다.

⑤ 치주낭 깊이 측정에 적합하다.

027 기구의 작동부 횡단면과 최첨단의 연결로 옳은 것은?

	기구명	횡단면	최첨단
①	Sickle	삼각형	Point
②	Curette	원통형	Blunt
③	Hoe	반원형	Blade
④	Explorer	장방형	Point
⑤	Probe	원통형	Round

오 | 답 | 노 | 트

028 고압증기멸균법에 대한 설명으로 옳은 것은?

① 특수한 화학용액이 필요하다.
② 별도의 건조과정이 필요하다.
③ 멸균 후 환기가 필요하다.
④ 170℃에서 1시간이 소요된다.
⑤ 기구날이 무뎌지지 않는다.

029 치석제거를 시행한 치과위생사 A 씨가 기구를 정리하는데 수기구에 혈액이 묻어있었다. A 씨가 기구처리를 위해 가장 먼저 시행해야 할 행동으로 옳은 것은?

① 40℃ 이상의 흐르는 물로 세척한다.
② 일단 건조 후 고압증기멸균기에 넣어 멸균한다.
③ 멸균기에 맞는 포장지로 기구를 포장한다.
④ 대기용액에 담가서 혈액이 굳지 않고 세척이 용이하게 한다.
⑤ 혈액이 묻은 기구의 날 부위를 손으로 문질러 세척한다.

030 치은연상치석제거를 시행할 때 올바른 순서로 옳은 것은?

① 기구선택 – 기구파지 – 손고정 – 기구적합 – 작업각도 – 기구동작
② 기구선택 – 기구파지 – 손고정 – 기구삽입 – 작업각도 – 기구동작
③ 기구선택 – 손고정 – 기구파지 – 기구삽입 – 기구동작 – 작업각도
④ 기구선택 – 기구삽입 – 기구적합 – 작업각도 – 기구동작 – 기구파지
⑤ 기구선택 – 기구적합 – 작업각도 – 기구동작 – 손고정 – 기구파지

031 상악전치부 순측의 치석제거에 대한 설명으로 옳은 것은?

① 환자의 턱을 올리도록 한다.
② 술자는 Side Zone에 앉아서 술식을 진행한다.
③ 조명등은 환자의 구강 바로 위에서 비춘다.
④ 기구적합은 치아중앙에 한다.
⑤ 술자는 간접시진을 이용하여 술식을 진행한다.

032 치근활택술의 적용이 어려운 환자로 옳은 것은?

① 치면세균막 관리가 안 되는 28세 남성
② 사랑니발치 시술 전처치가 필요한 20세 여성
③ 만성 치주염을 앓고 있는 43세 여성
④ 4mm 치주낭을 가지고 있는 35세 남성
⑤ 치은염을 앓고 있는 15세 청소년

033 상악좌측 구치부의 치은연하치석 제거를 위하여 Gracey Curette의 올바른 절단연을 선택하는 방법으로 옳은 것은?

① 말단경부를 바닥에 수직으로 두었을 때 상방에 위치한 날
② 기구적합 시 빛 반사를 일으키는 날
③ 인접면에서 하방연결부가 치아장축에 평행
④ 기구의 상방연결부가 바닥에 수직
⑤ 절단날이 2개이므로 구분 없이 사용

034 초음파치석제거 시 물의 역할로 옳은 것은?

① 치석을 직접적으로 제거
② 치주조직에 마사지 효과
③ 절단연에 진동을 줌
④ 기구의 미끄러짐 방지
⑤ 소음의 크기를 줄여줌

035 치면연마를 올바르게 시행한 사람으로 옳은 것은?

① 페달을 완전히 밟아 엔진연마를 진행한 A 치과위생사

② Rubber cup을 치면에 직각으로 적합한 B 치과위생사

③ Bristle brush를 구치부 협면에 사용한 C 치과위생사

④ 천식 환자에게 고압분사법을 이용해 치면연마를 시행한 D 치과위생사

⑤ 건조한 치면에 치면연마를 시행한 E 치과위생사

036 예리한 기구 사용 시 장점으로 옳은 것은?

① 환자의 협조도 증가

② 반복동작의 증가

③ 촉각의 민감성 감소

④ 과도한 측방압 사용

⑤ 손동작 횟수의 감소

037 기구를 손바닥잡기법으로 잡고 있는 기구연마 방법에 대한 설명으로 옳은 것은?

① 연마석을 펜잡기법으로 잡는다.

② 미는 동작으로 마무리한다.

③ Pull & Push Stroke로 진행한다.

④ 날의 내면과 연마석의 각도는 100~110°이다.

⑤ 날의 측면이 편평한 기구의 연마에 적합하다.

038 스트레스와 불안을 최소화하고, 갑작스러운 자세변화를 피하며 치면세마를 진행해야 하는 환자로 옳은 것은?

① 65세 노인

② 임플란트 환자

③ 간염 환자

④ 결핵 환자

⑤ 고혈압 환자

039 가시광선과 다른 X선만의 성질은?

① 직진하는 특성을 가진다.

② 물체의 음영을 투사한다.

③ 물질을 투과한다.

④ 필름에 대한 감광작용을 한다.

⑤ 눈에 보이는 성질을 가진다.

040 다음 설명이 가리키는 것은?

> X선 광자의 에너지가 전자의 결합에너지보다 크거나 같을 때 일어나는 현상으로, X선 광자가 물질에 흡수되면서 특성방사선이 발생한다.

① 광전효과

② 고전산란

③ 콤프턴효과

④ 투과작용

⑤ 선초점 원리

041 X선관에서 X선이 발생되는 곳에 대한 연결로 옳은 것은?

① 음극 – 텅스텐 타겟

② 양극 – 몰리브덴 집속컵

③ 음극 – 구리동체

④ 양극 – 텅스텐 타겟

⑤ 음극 – 텅스텐 필라멘트

042 유용방사선에 대한 설명으로 옳은 것은?

① 방사선이 투과하는 물체나 사람에게서 발생한 방사선이다.

② X선관의 초점에서 직접 방출된 방사선이다.

③ 정중앙을 지나는 방사선이다.

④ 관구덮개를 통해 누출되는 방사선이다.

⑤ 조사창과 여과기, 시준기를 통해 방출된 방사선이다.

043 높은 관전압으로 조사할 때 나타나는 X선 사진상의 특성은?

① 흑화도 감소, 대조도 증가
② 넓은 관용도, 낮은 대조도
③ 감광도 증가, 좁은 관용도
④ 흑화도 증가, 감광도 증가
⑤ 넓은 관용도, 흑화도 감소

오 답 노 트

044 필름의 서로 다른 부위에서 어두운 정도 차이에 대한 사진상의 특징으로 옳은 것은?

① 흑화도
② 대조도
③ 관용도
④ 감광도
⑤ 선예도

045 선예도를 증가시키는 요인으로 옳은 것은?

① 노출시간 증가
② 초점 크기 확대
③ 할로겐화은 결정크기 감소
④ 초점과 피사체 간의 거리 감소
⑤ 피사체와 필름 간의 거리 증가

046 방사선 투과상으로 관찰되는 치아주위조직으로 옳은 것은?

① 치 수
② 법랑질
③ 상아질
④ 백악질
⑤ 치조정

047 상악대구치 치근단 영상에서 방사선 불투과성으로 관찰되는 해부학적 구조물은?

① 상악동전내벽, 상악동
② 상악동, 관골
③ 상악결절, 하악근돌기
④ 하악근돌기, 상악동전내벽
⑤ 상악결절, 비와

048 하악소구치부 평행촬영법으로 옳은 것은?

① 비익과 이주를 연결한 선이 바닥과 평행하게 한다.
② 필름을 수직으로 위치시킨다.
③ 중심선은 치아장축에 직각으로 조사한다.
④ 수평각은 하악 견치와 제1소구치 인접면에 평행하게 조사한다.
⑤ 수직각은 상악에서 하악방향으로 +30°로 조사한다.

049 병소나 물체의 위치를 결정하고 타액선 관찰이 가능한 촬영법은?

① 평행촬영
② 등각촬영
③ 직각촬영
④ 교익촬영
⑤ 절단면 교합촬영

050 무치악 환자의 방사선 사진 촬영에 대한 설명으로 옳은 것은?

① 저감광도 필름을 사용한다.
② 유치악과 노출량은 동일하게 유지한다.
③ 수직각은 유치악보다 감소하여 촬영한다.
④ 치조능 흡수가 심할 때 등각촬영을 실시한다.
⑤ 필름은 치조능 위로 반 이상 나오도록 위치시킨다.

051 소구치 치근단 사진을 촬영하였는데 치아가 중첩되어 나타나는 실책이 나타났다. 이를 해결하는 방법으로 옳은 것은?

① 수직각을 조정한다.
② 관전류를 증가시킨다.
③ 수평각을 조정한다.
④ 노출시간을 증가시킨다.
⑤ 정착시간을 증가시킨다.

오 답 노 트

052 필름을 현상하니 너무 밝은 상이 나타났다. 이의 원인으로 옳은 것은?

① 노출시간이 짧음
② 고농도의 현상액
③ 유통기한이 지난 필름 사용
④ 오염된 현상액
⑤ 고온의 현상액

053 교합평면이 V자 형태로 나타나는 파노라마사진의 해결방법으로 옳은 것은?

① 턱을 더 높이 들고 촬영한다.
② 교합제를 상층보다 후방에 물고 촬영한다.
③ 교합제를 상층보다 전방에 물고 촬영한다.
④ 턱을 더 내리고 촬영한다.
⑤ 갑상선보호대를 입고 촬영한다.

054 방사선으로부터 술자를 보호하기 위한 방법으로 옳은 것은?

① 감광도가 높은 필름을 사용한다.
② 갑상선보호대를 착용한다.
③ 부과여과기를 사용한다.
④ 시준기를 사용한다.
⑤ 최대허용선량을 준수한다.

055 30세 치과위생사의 방사선 연간 최대허용선량으로 옳은 것은?

① 50mSv/년
② 60mSv/년
③ 70mSv/년
④ 80mSv/년
⑤ 90mSv/년

056 세포 내 표적부위에 직접충돌하여 위해효과를 일으키는 것은?

① 만성효과
② 직접효과
③ 결정적 효과
④ 확률적 효과
⑤ 급성효과

057 방사선 사진에서 치경부의 법랑질과 치조골의 양이 부족하여 상대적으로 인접부위보다 방사선 투과상으로 나타나는 현상으로 옳은 것은?

① 착시현상
② 마하띠효과
③ 치경부소환
④ 치주질환
⑤ 골화성 골염

058 하악 소구치부 구내방사선영상에서 치근단 병소와 구분에 유의해야 하는 해부학적 구조물로 옳은 것은?

① 설 공
② 이 극
③ 이 공
④ 이융선
⑤ 영양관

059 연조직의 절제를 위한 기구로 옳은 것은?

① Iris scissor

② Tissue forcep

③ Round Needle

④ Periosteal elevator

⑤ Retractor

060 20세 여성 환자가 하악 좌측 사랑니 발치를 위하여 내원하였다. 치과의사 A 씨가 하악관에 진행할 마취의 종류로 옳은 것은?

① 비구개신경 전달마취

② 이신경 침윤마취

③ 하치조신경 전달마취

④ 후상치조신경 전달마취

⑤ 협신경 침윤마취

061 단순발치와 다르게 외과적 발치에만 필요한 술식으로 옳은 것은?

① 치주인대 절단

② 발치와 소파

③ 치아의 탈구

④ 국소마취

⑤ 점막의 박리

062 다음 그림에 나타난 손상과 치료의 연결로 옳은 것은?

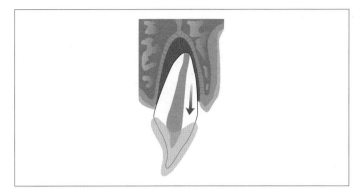

① 진탕 – 교합력 감소
② 불완전탈구 – 근관치료
③ 치아정출 – 원위치 후 부목고정
④ 치아함입 – 치아교정
⑤ 측방탈구 – 치아발치

063 절개 · 배농술이 진행 가능한 시기로 옳은 것은?

① 국소적으로 열이 올랐을 때
② 부어있는 부위의 파동이 촉지될 때
③ 피부의 발적이 없을 때
④ 흡인 시 농이 없을 때
⑤ 백혈구 수치가 높을 때

064 치과에 응급으로 내원한 30대 남성이 하악이 완전히 탈구되어 얼굴
이 길어지고, 하악전돌과 같이 보일 때 처치할 내용으로 옳은 것은?

① 악관절 세척술
② 교합치료
③ 약물치료
④ 행동치료
⑤ 정복치료

065 저작하면서 하악의 측방운동이 일어날 때 모든 치아가 동시에 접촉이 이루어지는 교합양식으로 옳은 것은?

① 측방교합
② 편측성 교합
③ 양측성 교합
④ 전후적 교합
⑤ 견치유도교합

066 금속도재관의 색조선택에 대한 설명으로 옳은 것은?

① 치과 유니트체어 조명을 활용하여 선택한다.
② 지대치 형성 후에 선택한다.
③ 입술에 바른 색조화장을 지우게 한다.
④ 치면을 건조시킨 후에 선택한다.
⑤ 채도를 선택하고 명도를 결정한다.

067 다음이 설명하는 과정으로 옳은 것은?

> • 인상채득 시 변연부가 잘 보이도록 한다.
> • 치은연하에 치은열구액을 조절하기 위한 과정이다.

① 지대축조
② 지대치삭제
③ 교합조정
④ 치은압배
⑤ 보철물 시적

068 지대축조가 필요한 치아로 옳은 것은?

① 법랑질에 국한된 파절이 있는 상악 중절치
② 치근단 농양이 있는 하악 대구치
③ 치관이 부러져 치관의 1/3만 남은 상악 소구치
④ 치근의 수직동요가 있는 하악 소구치
⑤ 상아질까지 노출된 치경부마모증 치아

069 국소의치의 구성요소 중 직접유지장치에 해당하는 것은?

① 의치상

② 인공치아

③ Clasp

④ Lingual bar

⑤ single palatal strap

070 전체틀니의 임상과정에서 개인트레이 제작 후 바로 다음에 이루어져야 할 과정으로 옳은 것은?

① 총의치 가공

② 납의치 시적

③ 인공치아 선택

④ 정밀인상

⑤ 교합채득

071 다음 와동은 G.V. Black의 분류로 구분하였을 때 몇 급에 해당하는가?

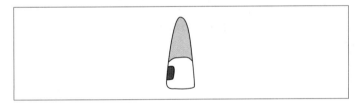

① 1급

② 2급

③ 3급

④ 4급

⑤ 5급

072 중절치 사이의 넓은 공간을 심미적 개선을 위한 수복치료의 재료로 옳은 것은?

① 복합레진

② 레진인레이

③ 글래스아이오노머시멘트

④ IRM

⑤ ZOE

073 전기치수검사를 시행했을 때 환자가 아픔을 느끼지 못한 경우 이 치아의 상태로 옳은 것은?

① 치수충혈
② 건강한 치아
③ 급성치수염
④ 만성치수염
⑤ 만성치근단병소

074 근관세척에 사용하기 좋은 재료로 옳은 것은?

① 포모크레졸
② 과산화수소수
③ 차아염소산나트륨
④ MTA
⑤ Vitapex

075 연화상아질을 제거하였을 때 치수가 노출될 가능성이 있는 경우 적용 가능한 술식으로 옳은 것은?

① 간접치수복조술
② 직접치수복조술
③ 치아재식술
④ 근관치료
⑤ 치수절단술

076 근관치료를 시행하였지만 근단의 염증이 치유되지 않고 방사선 사진상에도 치근단의 염증이 관찰된 경우에 치근을 절제하고 치근단을 소파하는 술식으로 옳은 것은?

① 편측제거술
② 치아분리술
③ 치아이식술
④ 치근단절제술
⑤ 의도적 치아재식술

077 다음 설명에 해당하는 치아이상으로 옳은 것은?

> • 치수강이 치근쪽으로 확장
> • 치아가 길고 치수강이 넓음
> • 치근이 짧음

① 거대치
② 치외치
③ 우상치
④ 만곡치
⑤ 구치결절

078 입가리기법(hand over mouth exercise)을 적용할 수 있는 대상자로 옳은 것은?

① 처음 치과에 내원하여 불안한 어린이
② 소심하여 수줍어하는 어린이
③ 술자의 지시를 이해하기 어려워하는 어린이
④ 대화가 가능하여 협조능력을 가진 어린이
⑤ 긴장하고 공포심이 많은 어린이

079 기성금속관(Stainless steel crown)에 대한 설명으로 옳은 것은?

① 심미성이 우수하다.
② 지대치 형성과정이 필요하지 않다.
③ 시간에 따라 변색될 수 있다.
④ 조작이 간단해 1회 내원으로 접착이 가능하다.
⑤ 교합관계의 정확한 재현이 가능하다.

080 치근단형성술에 대한 설명으로 옳은 것은?

① 치수생활력이 있는 치아에 적용한다.
② FC(포모크레졸)를 이용하여 치수를 절단한다.
③ 정상적인 치근의 길이성장을 기대한다.
④ 거터퍼쳐콘을 사용한다.
⑤ 석회화 장벽형성을 유도하여 치근단의 밑받침을 만든다.

081 혼합치열기에서 하악에 2개 이상의 유치가 조기상실되었을 때 적용 가능한 장치로 옳은 것은?

① Distal shoe
② Crown & Loop
③ 설측호선장치
④ 디스킹법
⑤ 고정성 낸스장치

082 장애아동의 치과치료에 대한 설명으로 옳은 것은?

① 갑작스러운 움직임을 방지하기 위해 치료 시마다 신체를 속박한다.
② 보호자에게 구강보건교육을 반드시 실시한다.
③ 시각장애 아동에게는 tell-show-do를 실시한다.
④ 지체장애 아동에게 스스로 칫솔질하도록 교육한다.
⑤ 언어장애 아동에게 의식하진정요법을 실시한다.

083 다음의 특징이 나타나는 부위로 옳은 것은?

- 점몰이 나타남
- 나이가 들수록 폭이 증가함
- 단단하고 탄력성이 있음

① 변연치은
② 치주인대
③ 치간치은
④ 부착치은
⑤ 치은-치조점막 경계

084 다음 비교 중 옳은 것은?

	1차 백악질	2차 백악질
① 특 징	세포성	무세포성
② 위 치	치근의 중간부와 근단부	주로 치경부
③ 발육선	분 명	불분명
④ 교체속도	2차에 비해 빠름	1차에 비해 느림
⑤ 폭	넓 음	좁 음

085 치조골의 열개현상이 나타나는 원인으로 옳은 것은?

① 과도한 교합

② 치은연하치석

③ 식편압입

④ 치근단농양

⑤ 혈소판 이상

086 치주질환의 기능적 원인으로 옳은 것은?

① 치은연상 치태

② 흡 연

③ 전신질환

④ 해부학적 이상

⑤ 외상성 교합

087 다음 그림에서 나타나는 치주질환의 특징으로 옳은 것은?

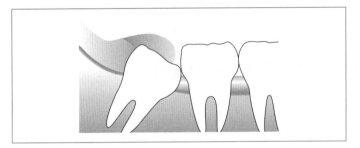

① 중년여성에게 호발한다.

② 호르몬장애나 영양결핍이 원인이 된다.

③ 악취나 개구장애를 일으킬 수 있다.

④ 초기에 뚜렷한 회색수포가 형성된다.

⑤ 7~10일 내 자연치유가 이루어진다.

088 치은절제를 위한 기구로 옳은 것은?

① Needle holder

② Dean scissor

③ Periosteal elevator

④ Kirkland knife

⑤ Bone file

089 유견치와 유구치의 근원심 폭경이 영구견치와 소구치의 근원심 폭경보다 넓은 공극으로 옳은 것은?

① Leeway Space
② 영장공극
③ 발육공극
④ 미운오리새끼시기
⑤ Terminal plane

090 구강 내에 호선을 위치시키고 브라켓의 슬롯에 넣기 위해 사용하는 기구는?

① 매튜 플라이어(Mathew pliers)
② 웨인갓 유틸리티 플라이어(Weingart utility pliers)
③ 라이트 와이어 플라이어(Light wire pliers)
④ 버드빅 플라이어(Bird beak pliers)
⑤ 영 플라이어(Young's pliers)

091 치아가 교합평면에 도달하지 못한 경우 치축에 따라 치관 방향으로 가해지는 교정력으로 옳은 것은?

① 경사이동
② 치체이동
③ 치근이동
④ 압 박
⑤ 정 출

092 하악이 상악에 비해 앞으로 전돌되어 있는 환자에게 필요한 악외고정장치로 옳은 것은?

① 입술범퍼(Lip bumper)
② 헤드기어(Head gear)
③ 이모장치(Chin cap)
④ 트윈블록장치
⑤ 프랑켈장치

093 밴드적합 전에 치아 사이를 벌리는 기구로 옳은 것은?

① O-ring

② Tucker

③ Separating pliers

④ Band contouring pliers

⑤ Band adaptor

094 기능적 교정장치에 대한 설명으로 옳은 것은?

① 바이오네이터는 상악성장을 촉진시킨다.

② 프랑켈장치는 2급 부정교합의 치료를 목적으로 한다.

③ 입술범퍼는 협근의 근육을 차단해준다.

④ 액티베이터는 악습관을 차단하여 하악 제1대구치의 원심이동을 유도한다.

⑤ 트윈블록장치는 경사면을 이용해 하악골의 위치를 유도한다.

095 괄호 안에 해당하는 치과재료학적 특성은?

- ( )이/가 좋으면 액체는 고체에 잘 부착함
- 치면열구전색제는 치아에 대한 ( )이/가 좋아야 함
- 액체의 표면장력이 낮을수록 ( )이/가 우수함

① 젖음(성)

② 밀 도

③ 크 립

④ 피 로

⑤ 유리전이온도

096 치아와 수복물 간에 화학적 결합의 결여와 열팽창계수의 차이로 발생 가능한 현상은?

① 자극성

② 알레르기 반응

③ 갈바니즘

④ 미세누출

⑤ 치과재료의 독성

097 상악 제1대구치의 금관을 제작할 때, 약간의 수분이 존재해도 정밀 인상이 가능하고, 크기안정성이 우수하여 모형의 재제작이 가능한 인상재는?

① 알지네이트
② 아가-알지네이트
③ 폴리설파이드
④ 축중합형 실리콘
⑤ 부가중합형 실리콘

098 온도변화에 의해 경화 후에도 다시 가열하면 재사용이 가능하며, 함몰부위를 원래 형태로 재현이 가능한 인상재는?

① 알지네이트
② 인상용 왁스
③ 아가 – 알지네이트
④ 인상용 석고
⑤ 고무인상재

099 석고의 취급방법으로 옳은 것은?

① 적정량의 파우더를 덜고 물을 주입하여 혼합한다.
② 인상의 양 끝에서 석고를 주입한다.
③ 진공상태의 자동혼합기를 사용하면 석고의 강도가 증가한다.
④ 석고를 빨리 굳게 하려면 다량의 NaOCl을 넣는다.
⑤ 완전히 굳은 석고모형은 침적소독하여 보관한다.

100 다음 용도로 사용이 가능한 치과용 시멘트는?

• 보철물의 영구접착	• 치면열구전색
• 심미수복	• 베이스(기저재)

① 인산아연시멘트(ZPC)
② 산화아연유지놀시멘트(ZOE)
③ 폴리카복실레이트시멘트(PCC)
④ 글래스아이오노머시멘트(GIC)
⑤ 레진강화형 글래스아이오노머시멘트

4회
최종모의고사

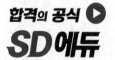
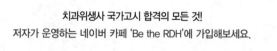

치과위생사
제4회 모의고사

응시번호		성 명	

본 시험은 각 문제에서 가장 적합한 답 하나만 선택하는 최선답형 시험입니다.

유의사항

○ 문제지 표지 상단에 인쇄된 문제 유형과 본인 응시번호 끝자리의 일치 여부를 확인하고 답안카드 문제 유형에 정확히 표기합니다.
  • 응시번호 끝자리가 홀수 : 홀수형 문제지
  • 응시번호 끝자리가 짝수 : 짝수형 문제지
○ 종료 타종 후에도 답안카드를 계속 기재하거나 제출을 거부하는 경우 해당 교시가 0점 처리됩니다.
○ 응시자는 시험 종료 후 문제지를 가지고 퇴실할 수 있습니다.

1교시 100문항

○ 의료관계법규(20)
  의료법(5), 의료기사 등에 관한 법(5), 지역보건법(5), 구강보건법(5)
○ 치위생학 1(80)
  • **기초치위생(40)**
    구강해부학(7), 치아형태학(7), 구강조직발생학(7), 구강병리학(7), 구강생리학(7), 구강미생물학(5)
  • **치위생관리(40)**
    - 사회치위생 : 지역사회구강보건(12), 구강보건행정(10), 구강보건통계(8)
    - 교육치위생 : 구강보건교육학(10)

해설 / 175p

의료관계법규

001 의료법상 의료법의 목적으로 옳은 것은?

① 국민의 건강을 보호하고 증진한다.
② 국민의 보건 및 의료를 향상시킨다.
③ 지역주민의 건강증진에 이바지한다.
④ 모든 국민이 공평한 의료서비스를 받도록 한다.
⑤ 국민의 구강질환을 예방하고 구강건강을 증진시킨다.

002 의료법상 특정 진료과목이나 특정 질환 등에 대하여 난이도가 높은 의료행위를 하는 병원을 지정하는 경우 명칭으로 옳은 것은?

① 전문병원
② 보건의료원
③ 중증외상병원
④ 특수종합병원
⑤ 상급종합병원

003 의료법상 처방전과 보관기간이 같은 것은?

① 진단서 등의 부본
② 보수교육 관계 서류
③ 환자명부
④ 수술기록
⑤ 치과기공물제작의뢰서

004 의료법상 의원 · 치과의원 · 한의원 또는 조산원을 개설하려는 자는 누구에게 신고하여야 하는가?

① 보건소장
② 시 · 도지사
③ 보건지소장
④ 보건복지부장관
⑤ 시장 · 군수 · 구청장

005 의료법상 100병상 이상 300병상 이하를 갖춘 종합병원의 필수진료 과목으로 옳은 것은?

① 치 과
② 가정의학과
③ 영상의학과
④ 소화기내과
⑤ 정신건강의학과

006 의료기사 등에 관한 법률상 5백만원 이하의 벌금에 처하는 경우에 해당하는 것은?

① 업무상 알게 된 타인의 비밀을 누설한 자
② 실태와 취업사항에 관한 신고를 하지 아니한 자
③ 보수교육 실시에 관한 시정명령을 이행하지 아니한 자
④ 의료기사 등의 면허 없이 의료기사 등의 명칭을 사용한 자
⑤ 보고를 하지 아니하거나 검사를 거부, 기피 또는 방해한 자

007 의료기사 등에 관한 법률상 의료기사 등의 품위손상행위의 범위에 관한 규정을 정하는 것은?

① 조 례
② 대통령령
③ 국무총리령
④ 행정안전부령
⑤ 보건복지부령

008 의료기사 등에 관한 법률상 의료기사 등의 실태와 취업상황은 누구에게 신고해야 하는가?

① 대통령
② 시 · 도지사
③ 보건지소장
④ 보건복지부장관
⑤ 시장 · 군수 · 구청장

009 의료기사 등에 관한 법률상 국가시험 중 다른 응시자의 답안지를 엿보는 부정행위를 한 경우 응시제한 횟수는?

① 1회
② 2회
③ 3회
④ 4회
⑤ 재응시 불가

010 의료기사 등에 관한 법률상 의료기사 등의 면허자격이 정지되는 경우로 옳은 것은?

① 타인에게 면허증을 빌려준 경우
② 업무상 알게 된 비밀을 누설한 경우
③ 2개소 이상의 치과기공소를 개설한 경우
④ 치과기공물제작의뢰서를 따르지 않은 경우
⑤ 치과기공물제작의뢰서를 보존하지 않은 경우

011 지역보건법상 지역보건의료기관의 전문인력의 배치 및 운영 실태를 조사할 수 있는 자는?

① 시 · 도지사
② 보건소장
③ 보건지소장
④ 보건복지부장관
⑤ 시장 · 군수 · 구청장

012 지역보건법상 국가와 시·도가 지역보건의료기관의 설치비와 부대비에 필요한 비용을 보조할 수 있는 범위로 옳은 것은?

① 설치비와 부대비의 전액
② 설치비와 부대비의 2/3 이내
③ 설치비와 부대비의 1/2 이내
④ 설치비와 부대비의 1/3 이내
⑤ 설치비와 부대비의 1/4 이내

013 지역보건법상 보건소의 업무 중 지역보건의료서비스가 <u>아닌</u> 것은?

① 방문보건의료사업
② 감염병의 예방 및 관리
③ 지역의료기관의 지도와 관리
④ 모성과 영유아의 건강유지와 증진
⑤ 보건의료 취약계층의 건강유지와 증진

014 지역보건법상 지역사회 건강실태조사에 해당되는 내용이 <u>아닌</u> 것은?

① 사고 및 중독에 관한 사항
② 주관적인 건강상태에 관한 사항
③ 활동의 제한 및 삶의 질에 관한 사항
④ 흡연, 음주 등 건강 관련 생활습관에 관한 사항
⑤ 건강검진 및 예방접종 등 질병 예방에 관한 사항

015 지역보건법상 지역보건의료에 관한 사항을 심의하기 위한 위원회에 관한 내용이 <u>아닌</u> 것은?

① 시·도 및 시·군·구에 설치한다.
② 위원장 1명을 포함하여 20명 이내의 위원으로 구성한다.
③ 연차별 시행계획의 수립·시행 및 평가에 관한 사항을 심의한다.
④ 위원회의 구성과 운영에 필요한 사항은 보건복지부령으로 정한다.
⑤ 다른 위원회가 위원회의 기능을 대신하는 경우 위원장은 조례로 정한다.

016 구강보건법상 매일 1회 양치하는 불소용액 양치사업의 경우 불소용액의 농도로 옳은 것은?

① 양치액의 0.05%
② 양치액의 0.07%
③ 양치액의 0.08%
④ 양치액의 0.1%
⑤ 양치액의 0.2%

017 구강보건법상 질병관리청장은 보건복지부장관과 협의하여 구강건강실태조사를 몇 년마다 실시해야 하는가?

① 1년
② 2년
③ 3년
④ 4년
⑤ 5년

018 구강보건법상 구강보건사업과 관련되는 인력의 자질향상을 위한 교육훈련을 위탁할 수 있는 전문 관계 기관으로 옳은 것은?

① 대한치과의사협회
② 보건의료기관
③ 고객만족관리교육원
④ 대한치과위생사협회
⑤ 시 · 도지방공무원교육원

019 구강보건법상 영유아 구강검진으로 실시하는 내용으로 옳은 것은?

① 치주질환 상태
② 치아교정 상태
③ 치아발육 상태
④ 치아마모증 상태
⑤ 보호자의 구강상태

020 **구강보건법상 모자보건수첩에 기재되어야 할 사항이 <u>아닌</u> 것은?**

① 구강질환 예방진료에 관한 사항

② 영유아의 치아맹출순서에 관한 사항

③ 영유아의 구강발육과 구강관리상의 주의사항

④ 임산부 또는 영유아의 정기 구강검진에 관한 사항

⑤ 임산부의 산전 및 산후의 구강건강관리에 관한 사항

치위생학 1

---

021 **두정골과 후두골을 봉합하며 톱니모양의 봉합형태를 띠는 봉합으로 옳은 것은?**

① 시상봉합

② 인자봉합

③ 인상봉합

④ 횡구개봉합

⑤ 정중구개봉합

022 **상악대구치를 치료하기 위해 마취하는 신경으로 옳은 것은?**

① 안신경

② 비구개신경

③ 안와하신경

④ 후상치조신경

⑤ 관골측두신경

023 **상악신경이 통과하는 구조물로 옳은 것은?**

① 난원공

② 정원공

③ 안와하공

④ 경정맥공

⑤ 경유돌공

024 이하선의 특징으로 옳은 것은?

① 안면신경이 분포한다.
② 악하선의 전방에 위치한다.
③ 순수 장액선타액을 분비한다.
④ 대타액선 중 2번째로 가장 크다.
⑤ 내경동맥으로부터 혈액을 공급받는다.

025 다음의 특징이 있는 근육으로 옳은 것은?

> • 접형골의 익돌와에서 기시한다.
> • 폐구운동에 관여한다.

① 교 근
② 측두근
③ 악이복근
④ 외측익돌근
⑤ 내측익돌근

026 연구개의 지각정보를 전달하는 신경으로 옳은 것은?

① 대구개신경
② 소구개신경
③ 비구개신경
④ 하치조신경
⑤ 후상치조신경

027 중추신경계의 구조로 옳은 것은?

① 뇌와 척수
② 뇌와 자율신경계
③ 척수와 말초신경계
④ 척수와 자율신경계
⑤ 자율신경계와 체신경계

028 유치와 영구치의 차이로 옳은 것은?

① 유치의 이개도가 크다.

② 영구치의 수실각이 높다.

③ 유치의 상아질이 더 두껍다.

④ 유치의 법랑질이 더 두껍다.

⑤ 영구치의 치근관이 더 가늘다.

029 상악 제1소구치의 특징으로 옳은 것은?

① 중앙협면융선이 근심에 위치한다.

② 근심변연융선에 개재결절이 나타난다.

③ 협측교두점이 약간 근심에 위치하고 있다.

④ 근심의 만곡도가 원심의 만곡도보다 크다.

⑤ 근심우각보다 원심우각이 치경측에 위치하고 있다.

030 하악 중절치에 대한 설명으로 옳은 것은?

① 설면결절이 발달하였다.

② 맹공과 사절흔이 존재한다.

③ 근 · 원심반부가 거의 대칭적이다.

④ 설면결절은 약간 근심에 위치한다.

⑤ 근심절단우각은 예각, 원심절단우각은 둔각을 이룬다.

031 하악 제1소구치의 특징으로 옳은 것은?

① 설측교두점이 둔하다.

② 치근이 협과 설로 나누어져 있다.

③ 소구치 중에서 가장 큰 치아이다.

④ 근심교합면이 원심교합면보다 크다.

⑤ 소구치의 기능보다는 견치에 가깝다.

032 설면에서 제5교두의 결절이 나타나는 치아로 옳은 것은?

① 하악 제2소구치

② 하악 제1대구치

③ 하악 제2대구치

④ 상악 제1대구치

⑤ 상악 제2대구치

033 상악 중절치와 측절치의 비교로 옳은 것은?

① 상악 중절치의 설면와는 좁고 깊다.

② 상악 측절치는 우각상징이 뚜렷하다.

③ 상악 측절치의 순면에 복와상선이 나타난다.

④ 상악 중절치의 치근첨은 근심으로 경사져 있다.

⑤ 상악 중절치의 절단은 근심우각이 원심우각보다 크다.

034 절단연에서 근심반부가 원심반부에 비해 크고 돌출된 치아상징으로 옳은 것은?

① 우각상징

② 만곡상징

③ 치근상징

④ 치관상징

⑤ 치경선 만곡상징

035 구강점막 중 각화되어 있는 부위로 옳은 것은?

① 치 은

② 구강저

③ 연구개

④ 협점막

⑤ 구순점막

036 삼차상아질의 설명으로 옳은 것은?

① 고도로 광화되어 있다.

② 일생 동안 계속 형성된다.

③ 손상의 결과로 형성된 상아질이다.

④ 치수벽 바깥쪽을 형성하는 상아질이다.

⑤ 치아가 완성되기 이전에 만들어진 상아질이다.

037 상악돌기와 내측비돌기의 융합부전으로 인해 발생하는 것은?

① 구순열

② 구개열

③ 구개수열

④ 이분척추

⑤ 외배엽 형성장애

038 윗입술의 형성에 관여하는 돌기로 옳은 것은?

① 상악돌기와 하악돌기

② 상악돌기와 외측비돌기

③ 상악돌기와 내측비돌기

④ 하악돌기와 외측비돌기

⑤ 하악돌기와 내측비돌기

039 치주인대에 관한 설명으로 옳은 것은?

① 혈관과 신경이 분포하지 않는다.

② 백악질을 치조골에 부착시킨다.

③ 방사선 불투과성으로 나타난다.

④ 나이가 증가함에 따라 두꺼워진다.

⑤ 상아모세포가 가장 많은 비율을 차지하는 세포이다.

040 중배엽에서 형성되는 조직으로 옳은 것은?

① 뇌

② 표 피

③ 진 피

④ 상아질

⑤ 피부샘

041 콧등과 인중의 형성에 관여하는 돌기로 옳은 것은?

① 비전두돌기

② 외측비돌기

③ 내측비돌기

④ 상악돌기

⑤ 하악돌기

042 종양이 큰 경우 종양의 일부만을 채취하는 검사방법으로 옳은 것은?

① 침생검

② 절제생검

③ 절개생검

④ 펀치생검

⑤ 소파생검

043 만성염증의 특징으로 옳은 것은?

① 병변의 진행속도가 빠르다.

② 증상이 심하다.

③ 삼출이 현저하다.

④ 세포의 증식이 일어난다.

⑤ 삼출액에 의해 부종이 생긴다.

044 침과 눈물의 양을 감소시키며 주로 중년여성에게서 호발하는 질환으로 옳은 것은?

① 편평태선
② 보통물집증
③ 베체트증후군
④ 쇼그렌증후군
⑤ 헤르페스아프타궤양

045 법랑기에서 유래하는 양성상피성종양으로 상악견치부에 호발하며, 방사선 투과상으로 나타나는 종양으로 옳은 것은?

① 치아종
② 치성낭
③ 치성각화낭
④ 법랑모세포종
⑤ 선양치성종양

046 다음 특징이 나타나는 질환으로 옳은 것은?

- 문질러도 지워지지 않는 백색의 반점이 있다.
- 40세 이상의 성인에게서 주로 발생한다.
- 전암병소로 이행 가능성이 있다.

① 백반증
② 편평태선
③ 칸디다증
④ 선양치성종양
⑤ 아프타성궤양

047 치근부에서 나타나는 국소적으로 작은 구상의 법랑질로 치근면에서 돌출된 형태로 존재하는 것은?

① 치내치
② 쌍생치
③ 치외치
④ 융합치
⑤ 법랑진주

048 반복적인 기계적 습관으로 치아가 병적으로 닳아 없어져 노출된 치아뿌리면에서 흔히 관찰되는 것은?

① 교 모

② 마 모

③ 크 랙

④ 침식증

⑤ 굴곡파절

049 세포막을 통과할 때 용질의 농도가 낮은 곳에서 높은 곳으로 물이 확산 이동하는 것은?

① 확 산

② 삼 투

③ 여 과

④ 능동수송

⑤ 촉진확산

050 다음 특징이 나타내는 질환으로 옳은 것은?

> • 당질코르티코이드호르몬의 분비가 비정상적으로 증가하여 나타난다.
> • 대표적인 증상으로 둥근 얼굴(moon face)과 골다공증이 나타난다.
> • 면역기능이 약화된다.

① 구순포진

② 이하선염

③ 쿠싱증후군

④ 쇼그렌증후군

⑤ 추천면역결핍증후군

051 위액의 분비를 촉진하는 물질로 옳은 것은?

① 히스타민, 가스트린

② 히스타민, 덱스트린

③ 가스트린, 칼시토닌

④ 아세틸콜린, 덱스트린

⑤ 아세틸콜린, 에피네프린

052 타액의 성분 중 항균과 항진균, 항독소 효과를 가지고 있는 것은?

① 뮤 신

② 시스타틴

③ 히스타틴

④ 아밀라아제

⑤ 면역글로불린

053 부신피질에서 분비되는 스테로이드호르몬으로 탄수화물의 대사과정을 주로 조절하는 것은?

① 글루카곤

② 코르티솔

③ 옥시토신

④ 칼시토닌

⑤ 알도스테론

054 연하운동에서 연하무호흡이 일어나는 단계로 옳은 것은?

① 구강단계

② 인두단계

③ 교합단계

④ 연하반사

⑤ 식도단계

055 구강점막에 통각이 인지되면 구강점막이 손상되는 것을 피하기 위해 나타나는 반사로 옳은 것은?

① 개구반사

② 폐구반사

③ 하악반사

④ 탈부하반사

⑤ 치아주위 인대의 저작근반사

056 세균의 생체부착이나 세균끼리 결합에 관여하는 표면 구조물은?

① 섬 모

② 협 막

③ 편 모

④ 아 포

⑤ 리보솜

057 동력인자를 생성하며 성인성 치주염에서 많이 관찰되는 흑색의 혐기성 세균으로 옳은 것은?

① *Lactobacillus acidophilus*

② *Candida albicans*

③ *Prevotella intermedia*

④ *Streptococcus mutans*

⑤ *Porphyromonas gingivalis*

058 감염에 관여하는 미생물의 독성인자에 대한 설명으로 옳은 것은?

① 외독소는 지질다당류로 구성이 되어있다.

② 내독소는 균체 내에서 합성하여 밖으로 분비한다.

③ 표면구조물은 감염에 관여하지 않는다.

④ 히알루론산 분해효소는 침습을 돕는다.

⑤ 그람양성균의 외막성분이 외독소를 생산한다.

059 비말 감염에 의해 유행성 이하선염을 일으키는 미생물로 옳은 것은?

① *Paramyxovirus*

② *Staphylococcus*

③ *Actinomyces israelii*

④ *Mycobacterium tuberculosis*

⑤ *Human immunodeficiency virus*(HIV)

060 타액의 항균인자 중 세균의 세포벽을 용해하는 것은?

① 덱스트란

② 락토페린

③ 라이소자임

④ 분비형 IgA

⑤ 페록시다아제

061 우리나라 공중구강보건의 변천과정에서 최초로 치과위생사의 면허 제도가 도입되고 교육이 시작된 시기로 옳은 것은?

① 전통구강보건기

② 구강보건여명기

③ 구강보건태동기

④ 구강보건발생기

⑤ 구강보건성장기

062 지역사회보건사업의 특성으로 옳은 것은?

① 사업 결정은 자율적이다.

② 하향식 전달 체계를 이룬다.

③ 합법성이 전제되어 평등하다.

④ 정부와 기관에서만 참여주도를 한다.

⑤ 개인의 질병예방과 건강증진을 도모한다.

063 지역사회 실태조사방법 중 신뢰 가능한 자료를 엄선하여 적은 노력 과 경비로 조사하는 방법으로 옳은 것은?

① 열람조사법

② 관찰조사법

③ 설문조사법

④ 대화조사법

⑤ 사례분석법

064 고등학생 100명의 구강건강실태 자료를 수집하여 분석하였다. 이후에 진행할 과정으로 옳은 것은?

① 실태조사
② 실태분석
③ 재정조치
④ 사업계획
⑤ 사업수행

065 임산부를 대상으로 하는 구강보건관리방법으로 옳은 것은?

① 불소치약을 사용하게 한다.
② 임신 중기엔 방사선촬영이 가능하다.
③ 탄수화물과 단백질을 많이 섭취하게 한다.
④ 구강병 치료는 임신 7개월 이후로 하는 게 좋다.
⑤ 임신성 치은염을 예방하기 위해 테트라사이클린을 복용한다.

066 수 개 국가나 전 세계에서 치아우식증이 많이 발생하는 구강상병의 발생양태는?

① 범발성
② 유행성
③ 지방성
④ 산발성
⑤ 비전염성

067 적정 수돗물불소이온농도를 결정하는 기준으로 옳은 것은?

① 계절별에 따라 결정한다.
② 최고 2.0ppm에 맞춘다.
③ 실태조사에 따라 결정한다.
④ 지역별 인구수에 따라 결정한다.
⑤ 평균 연간 매일 최고기온을 조사하여 결정한다.

068 학교구강보건관리 중 가장 적은 노력으로 큰 효과를 볼 수 있으며 주기적으로 실시하는 것은?

① 학교집단칫솔질사업
② 학생치아홈메우기사업
③ 수돗물불소농도조정사업
④ 학생계속구강건강관리사업
⑤ 학교집단불소용액양치사업

069 치아우식증이 흑인의 치아보다 백인의 치아에서 많이 발생하는 특성으로 옳은 것은?

① 시간적 특성
② 생체적 특성
③ 지리적 특성
④ 계절적 특성
⑤ 추세 변화

070 지역사회 구강보건에 대한 내용으로 옳은 것은?

① 활동주체는 환자와 치과의사이다.
② 내원 환자의 구강건강을 증진시킨다.
③ 주민의 구강보건의식을 증진시킨다.
④ 내원 환자의 구강상병 치료를 위해서이다.
⑤ 개인별 구강상병의 원인과 진행과정을 확인한다.

071 주민의 의사가 최대한 반영되며 외부와의 소통이 어려운 기획수립으로 옳은 것은?

① 구강보건활동기획
② 구강보건교육사업기획
③ 공동 구강보건사업기획
④ 상향식 구강보건사업기획
⑤ 하향식 구강보건사업기획

072 치주병이 교육수준이 높은 사람보다 교육수준이 낮은 사람에게서 빈발하는 것을 설명하는 현상으로 옳은 것은?

① 사회적 특성
② 환경적 특성
③ 지리적 특성
④ 계절적 특성
⑤ 추세 변화

073 정부와 소비자 사이에서 형성된 제도로, 국민들에게 균등한 진료자 원과 의료서비스를 제공할 수 있는 구강보건진료제도로 옳은 것은?

① 전통형 구강진료제도
② 자유방임형 구강진료제도
③ 사회보장형 구강보건진료제도
④ 공공부조형 구강보건진료제도
⑤ 민간주도형 구강보건진료제도

074 다음 내용에서 알 수 있는 상대구강보건진료필요로 옳은 것은?

• 구강검사 결과 : 치경부마모증, 우식치 2개, 상실치 1개, 과도한 치석
• 환자가 인정한 내용 : 우식치 2개, 과도한 치석
• 실제 소비 진료 : 과도한 치석

① 과도한 치석
② 우식치 2개
③ 부정교합교정
④ 우식치 2개, 과도한 치석
⑤ 치경부마모증, 우식치 2개, 상실치 1개, 과도한 치석

075 20대 환자가 자신이 교근 보톡스 치료를 받은 것을 가족들에게 알리지 말아달라고 한다. 이때 환자가 요구할 수 있는 권리로 옳은 것은?

① 개인비밀보장권
② 피해보상청구권
③ 구강보건의사반영권
④ 구강보건진료선택권
⑤ 안전구강보건진료소비권

076 구강진료비조달제도 중 공동으로 미리 추산된 진료비를 일정기간 주기적으로 적립하여 조달하는 것은?

① 특정 구강진료비조달제도
② 선불 구강진료비조달제도
③ 집단 구강진료비조달제도
④ 각자 구강진료비조달제도
⑤ 정부 구강진료비조달제도

077 치과병원에서 병원장의 지시에 따라 전염병 확산을 우려로 내원하는 모든 환자에게 증상과 체온을 체크하도록 했다. 이에 해당하는 조직의 원리로 옳은 것은?

① 분업의 원리
② 조정의 원리
③ 계층제의 원리
④ 통솔범위의 원리
⑤ 명령통일의 원리

078 정책과정의 공식적 참여자로 옳은 것은?

① 정 당
② 이익집단
③ 일반국민
④ 행정기관
⑤ 전문가 집단

079 사회보험의 특성으로 옳은 것은?

① 법적 수급권을 가진다.
② 본인부담을 위주로 한다.
③ 보험가입은 임의로 진행된다.
④ 주로 현물보험을 대상으로 한다.
⑤ 보험료수준은 경험률에 따라 정해진다.

080 현재 우리나라에서 만 19세 이상의 성인이라면 받을 수 있는 치과 건강보험급여 항목으로 옳은 것은?

① 레진치료
② 보철치료
③ 치석제거
④ 임플란트치료
⑤ 치열교정치료

081 계속구강건강관리의 첫 단계에 전달하는 구강진료로 보철치료에 해당하는 구강보건진료로 옳은 것은?

① 응급구강보건진료
② 전문구강보건진료
③ 기초구강보건진료
④ 증진구강보건진료
⑤ 계속구강보건진료

082 일반시민이 구강보건 정책결정에 영향을 미치는 방법으로 옳은 것은?

① 정권진출을 목표로 한다.
② 각종 시민운동에 참여한다.
③ 강한 결속력과 적극적인 활동을 한다.
④ 아이디어를 의논해 정부에 제시한다.
⑤ 공공문제에 대해 대중매체에 보도한다.

083 구강건강실태조사를 준비하기 위해서 조사승인을 취득하거나 예정표를 작성한 후에 이루어져야 할 과정으로 옳은 것은?

① 표본추출
② 조사대 편성
③ 본조사 준비
④ 조사목적 설정
⑤ 조사요원 교육훈련

084 세계보건기구의 치아검사결과기록방법으로 옳은 것은?

① 충분한 조명하에 평면 치경만을 사용한다.
② 육안으로 식별 가능한 치아만을 현존치아로 본다.
③ 치아우식증을 검사할 때에는 6분악으로 나누어 검사한다.
④ 영구치와 유치가 동일부위에 공존할 때 모두 현존치아로 간주한다.
⑤ 상악에 있는 치아를 모두 검사한 후 하악에 있는 치아를 검사한다.

085 우식경험상실치아로 판정하는 경우로 올바른 것은?

① 맹출장애로 인해 인공매식한 치아
② 치아우식증으로 인해 발거된 유치
③ 치아우식증으로 인해 치관이 부러진 치아
④ 치아우식증으로 인해 치료한 Bridge의 가공치
⑤ 치아우식증으로 인해 인공치관을 장착시킨 치아

086 Bodecker의 치면분류에서 하악대구치의 치면 분류 수로 옳은 것은?

① 4치면
② 5치면
③ 6치면
④ 7치면
⑤ 8치면

087 다음은 환자의 구강검사결과이다. 크룬(Clune)의 제1대구치 건강도 평점기준에 따른 제1대구치 우식경험률로 옳은 것은?

> • 상악 좌측 제1대구치 : 교합면, 협면, 근심면 아말감 충전
> • 상악 우측 제1대구치 : 발거대상치아
> • 하악 좌측 제1대구치 : 건전치아
> • 하악 우측 제1대구치 : 금관치아

① 35%
② 45%
③ 55%
④ 61%
⑤ 65%

088 5세 아동 100명을 대상으로 구강검사한 결과 발거대상우식유치는 30개, 상실된 유치는 50개, 충전된 유치는 40개, 치료 가능한 미처치 우식유치는 80개였다. 이 집단의 우식경험유치지수(dft index)로 옳은 것은?

① 0.75
② 1
③ 1.5
④ 1.75
⑤ 2

089 국민구강건강실태조사 시 행정구역별로 분류하고 그중 몇 개의 행정구역을 무작위 선정하여 조사하였다. 이러한 표본추출방법으로 옳은 것은?

① 계통추출법
② 층화추출법
③ 집락추출법
④ 할당추출법
⑤ 단순무작위추출법

090 시대대학교 대학생 20명을 구강검사한 결과 우식을 경험한 치아 수는 300개이며, 그중 발거대상 우식치아는 10개, 충전 가능한 우식치아는 30개, 우식으로 발거된 치아는 10개, 치료된 치아는 20개였다. 이 집단의 우식영구치율(DT rate)로 옳은 것은?

① 10.0%
② 13.3%
③ 16.6%
④ 20.0%
⑤ 23.3%

091 자기주장이 강한 시기로 구강진료에 대한 공포와 공격성을 나타내는 시기로 옳은 것은?

① 영아기
② 학령기
③ 학령전기
④ 걸음마기
⑤ 청소년기

092 다음의 교육목표를 교육학적으로 분류할 때 속하는 영역으로 옳은 것은?

| 학생은 치아의 기능을 나열할 수 있다. |

① 정의적 영역
② 정신운동 영역
③ 지적영역 – 암기수준
④ 지적영역 – 판단수준
⑤ 지적영역 – 문제해결수준

093 동기유발 효과가 가장 높으며 학습자가 학습과정에 관심을 가지도록 하고 학습자에게 본보기를 제공할 수 있는 교수법으로 옳은 것은?

① 상 담
② 토 론
③ 시 범
④ 강 의
⑤ 문 답

094 교육계획의 과정으로 옳은 것은?

① 교육요구사정 – 학습시간 배정 – 교육보조자료 선정 – 학습내용 선정 – 학습목표 설정 – 교수방법 선정 – 평가기준 선정
② 교육요구사정 – 학습시간 배정 – 학습내용 선정 – 학습목표 설정 – 교수방법 선정 – 교육보조자료 선정 – 평가기준 선정
③ 교육요구사정 – 학습목표 설정 – 학습내용 선정 – 학습시간 배정 – 교수방법 선정 – 교육보조자료 선정 – 평가기준 선정
④ 교육요구사정 – 교수방법 선정 – 학습목표 설정 – 학습내용 선정 – 학습시간 배정 – 교육보조자료 선정 – 평가기준 선정
⑤ 교육요구사정 – 교육보조자료 선정 – 학습목표 설정 – 학습내용 선정 – 학습시간 배정 – 교수방법 선정 – 평가기준 선정

095 다음 내용의 구강보건교육이 필요한 대상자로 옳은 것은?

- 구강건조증의 증상
- 치근면우식증 치료
- 구취의 원인

① 성 인
② 노 인
③ 임산부
④ 영유아
⑤ 사업장 근로자

096 학습자의 능력이나 태도 또는 행동을 어떤 기준에 평가할 때 필요한 평가방법으로 옳은 것은?

① 성취도 평가
② 유효도 평가
③ 변별도 평가
④ 증진도 평가
⑤ 타당도 평가

097 임산부에게 필요한 구강보건교육 내용으로 옳은 것은?

① 치아부식증의 원인
② 전동칫솔 사용 추천
③ 적절한 치과치료시기
④ 테트라사이클린의 부작용
⑤ 유치와 영구치와의 교환시기

098 제한된 시간 내에 많은 지식을 전달할 수 있지만 피교육자의 개인차를 고려할 수 없는 구강보건교육방법으로 옳은 것은?

① 집단 구강보건교육방법
② 대중 구강보건교육방법
③ 직접 구강보건교육방법
④ 간접 구강보건교육방법
⑤ 일방향 구강보건교육방법

099 유치원 아동 15명을 대상으로 우식식품과 청정식품의 종류에 대해 교육하려고 한다. 이때 가장 유용한 교육매체로 옳은 것은?

① 사 진
② 모 형
③ 융 판
④ OTP
⑤ 슬라이드

100 잠재적인 힘을 특정한 행동양식으로 이끌어가게 하는 것은?

① 욕 구

② 충 동

③ 유 인

④ 동 기

⑤ 동기화

치과위생사
제4회 모의고사

응시번호		성 명	

본 시험은 각 문제에서 가장 적합한 답 하나만 선택하는 최선답형 시험입니다.

유의사항

○ 문제지 표지 상단에 인쇄된 문제 유형과 본인 응시번호 끝자리의 일치 여부를 확인하고 답안카드 문제 유형에 정확히 표기합니다.
  • 응시번호 끝자리가 홀수 : 홀수형 문제지
  • 응시번호 끝자리가 짝수 : 짝수형 문제지
○ 종료 타종 후에도 답안카드를 계속 기재하거나 제출을 거부하는 경우 해당 교시가 0점 처리됩니다.
○ 응시자는 시험 종료 후 문제지를 가지고 퇴실할 수 있습니다.

2교시 100문항

○ 치위생학 2(100)
  • **임상치위생처치(58)**
    예방치과처치(18), 치면세마(20), 치과방사선학(20)
  • **임상치과지원(42)**
    구강악안면외과학(6), 치과보철학(6), 치과보존학(6), 소아치과학(6), 치주학(6), 치과교정학(6), 치과생체재료학(6)

치위생학 2

001 구강상병의 진행과정에 따라 2차 예방법으로 옳은 것은?

① 영양관리, 식이조절
② 칫솔질, 치수절단
③ 치면세마, 치은연치료
④ 정기검진, 초기우식병소 충전
⑤ 불소도포, 치면세마

002 치주병 발생요인 중 구강 내 숙주요인은?

① 치 석
② 흡 연
③ 스트레스
④ 방선간균
⑤ 외상성 교합

003 치은퇴축이 심한 치주질환 환자나 치주수술을 받은 환자에게 추천하는 구강관리용품으로 옳은 것은?

① 치 실
② 첨단칫솔
③ 치간칫솔
④ 물사출기
⑤ 슈퍼플로스

004 교정장치를 장착하고 있는 환자의 교정장치 부위를 닦기 위해 추천하는 칫솔질법은?

① 회전법
② 묘원법
③ 바스법
④ 스틸맨법
⑤ 챠터스법

005 이온도입기를 이용한 불소도포에 대한 설명으로 옳은 것은?

① 전류는 300mA 정도가 적절하다.
② 2%의 불화나트륨용액을 사용한다.
③ 1분 정도 이온도입기를 작동시킨다.
④ 글리세린이 함유된 연마제로 치면세마를 한다.
⑤ 심장질환이 있는 환자에게도 적용이 가능하다.

006 2%의 농도이며 안정성이 높고 아동에게 도포하기 좋아 용액이나 겔의 형태로도 공급되는 불화물로 옳은 것은?

① 불화석
② 불화규산
③ 불화나트륨
④ 불화규소나트륨
⑤ 산성불화인산염

007 치면열구전색제의 유지력을 높이기 위한 요구조건으로 옳은 것은?

① 전색 후 불소겔을 도포한다.
② 치면을 최대한 건조시킨다.
③ 산부식 시간을 최대한 길게 한다.
④ 전색된 치면의 교합은 딱 맞춘다.
⑤ 전색제와 치아 표면과의 접촉면적을 감소시킨다.

008 구강 내 타액에 산이 첨가됨에 따라 산도의 변화에 저항하는 능력을 확인하는 검사로 옳은 것은?

① 타액분비율검사
② 타액점조도검사
③ 타액완충능검사
④ 치면세균막 수소이온농도 검사
⑤ 구강 내 포도당 잔류시간 검사

009 임산부의 구강건강 관리방법으로 가장 옳은 것은?

① 국소적인 부분마취는 가능하다.
② 부분적인 치근단촬영은 가능하다.
③ 신경치료는 안정기에 들어서면 가능하다.
④ 안정기에 들어서면 가벼운 치은소파술은 가능하다.
⑤ 초기 3개월을 제외한 기간에는 치과치료가 가능하다.

010 스나이더 검사에 대한 설명으로 옳은 것은?

① 사탕을 먹은 후 측정한다.
② 구강 내 산 생성속도를 측정한다.
③ 파라핀을 이용하여 자극성 타액을 채취한다.
④ pH 5.0이 될 때까지 0.1N 유산용액을 떨어뜨린다.
⑤ 비가향 파라핀을 이용하여 최대한 타액을 채취한다.

011 지각과민증의 원인으로 옳은 것은?

① 치은퇴축
② 약물복용
③ 불량수복물
④ 흡 연
⑤ 구강건조증

012 구강상병 관리 중 옳게 연결된 것은?

① 회복기 – 기능감퇴제한
② 진전질환기 – 상실기능재활
③ 조기질환기 – 특수방호
④ 조기병원성기 – 초기치료
⑤ 전구병원성기 – 건강증진

013 세균이 자기 몸 밖으로 만들어 내는 다당류로 끈적끈적한 밀집체를 형성하여 치면에서 잘 떨어져 나가지 않도록 하는 것은?

① 레 반
② 뮤 탄
③ 프로탄
④ 덱스트란
⑤ 글루코산

014 구강병 발생요인으로 옳게 연결된 것은?

① 숙주요인 – 타액점조도
② 숙주요인 – 세균의 종류
③ 환경요인 – 치아형태
④ 환경요인 – 산 생성능력
⑤ 병원체요인 – 치아우식 감수성

015 스테판 곡선이 pH 5.0~5.5에 위치할 때 할 수 있는 처치는?

① 레진충전법
② 와타나베법
③ 치면열구전색
④ 탄산소다 복용
⑤ 불소바니쉬 도포

016 치아우식 발생요인이 옳게 연결된 것은?

① 숙주요인 – 생활환경
② 숙주요인 – 수소이온농도
③ 병원체요인 – 항균작용
④ 환경요인 – 치아배열
⑤ 환경요인 – 발육장애

017 치주질환의 발생요인과 제거법으로 옳은 것은?

① 흡연 – 수분섭취
② 음주 – 악습관교정
③ 외상성교합 – 교합조정
④ 작업성 습관 – 치석제거
⑤ 불량보철물 – 와타나베법

018 식이분석의 과정으로 옳은 것은?

① 치아우식 병소를 확인한다.
② 5일 식생활일지를 작성한다.
③ 불량식음습관 형성 원인을 검토한다.
④ 5일 중 우식발생 가능 시간을 산출한다.
⑤ 치아우식발생에 작용한 불량식이습관을 지적한다.

019 치면세마의 대상자로 옳은 것은?

① 치주낭이 깊어 음식물 잔류가 심한 사람
② 급성치주염 및 치은출혈이 과다한 사람
③ 교정장치 및 보철물장착으로 구강위생관리가 필요한 사람
④ 치근이개 부위까지 치석이 심한 사람
⑤ 전신질환으로 인해 구취가 나는 사람

020 다음의 특징이 있는 부착물로 옳은 것은?

> - 연마제로 활택하면 피막은 제거되나 수분 내에 재형성된다.
> - 타액으로부터 형성된 당단백질이 가장 먼저 치면에 흡착되면서 발생한다.
> - 치은주변에서 두껍게 형성하며, 세균이 없다.

① 백 질
② 착색물
③ 치면세균막
④ 음식물 잔사
⑤ 후천성 얇은 막

021 건강한 치은의 조건으로 옳은 것은?

① 치은열구액이 증가한다.
② 치은이 검붉은색을 띤다.
③ 멜라닌 색소가 침착되었다.
④ 4~5mm의 치주낭 깊이가 나타난다.
⑤ 치은 표면이 매끄러운 질감을 나타낸다.

022 하악전치부 잇몸에 볼록한 게 올라와서 말할 때마다 걸린다고 호소하는 환자에게 적용 가능한 구강검사 방법으로 옳은 것은?

① 문 진
② 시 진
③ 촉 진
④ 타 진
⑤ 청 진

023 나이에 관계없이 구강위생에 소홀히 했을 경우 발생하며 음식물에 의해 생성되는 착색물로 옳은 것은?

① Green stain
② Black stain
③ Brown stain
④ Yellow stain
⑤ Metalic stain

024 화살표가 가리키는 부위를 진료기록부에 표기하는 기호는?

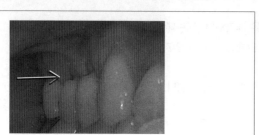

① Fx   ② C3

③ Att   ④ Abr

⑤ Abs

025 상악의 치석제거 시 환자의 자세로 옳은 것은?

① 환자가 입을 벌리고 턱을 내린다.

② backrest가 바닥과 45°를 이룬다.

③ 환자의 머리가 발끝보다 높게 위치한다.

④ 조명은 하악 치아의 교합면과 평행이 되도록 한다.

⑤ 하악 전치부 순면이 바닥과 평행하도록 환자의 머리를 뒤로 젖힌다.

026 대량의 치은연상치석을 제거할 때 사용하며, 끌어당기는 동작을 하는 기구로 옳은 것은?

① Flie Scaler

② Hoe Scaler

③ Chisel Scaler

④ Sickle Scaler

⑤ Gracey Curette

027 탐침의 용도로 옳은 것은?

① 치은퇴축의 측정

② 열구 내 출혈 여부 확인

③ 부착치은의 위치 측정

④ 충전물의 결함 여부 관찰

⑤ pocket의 위치와 깊이 측정

028 기구연마가 필요한 시기로 옳은 것은?

① 보통 3~5번 사용한 경우

② blade 부분이 빛에 반사되는 경우

③ 치면에 적용했을 때 걸리는 게 없는 경우

④ 플라스틱 막대기 측면에 압력을 가했을 때 걸리는 경우

⑤ 손톱이나 연조직에 긁어보았을 때 쉽게 미끄러지는 경우

029 초음파 스케일러의 특징으로 옳은 것은?

① tip이 얇고 예리하다.

② 기구연마가 필요하다.

③ 치면에 45~90°로 적용한다.

④ 단단한 침착물 제거가 용이하지 않다.

⑤ 물과 진동이 만나 공동화현상이 발생한다.

030 소독의 개념으로 옳은 것은?

① 모든 미생물을 사멸시키는 것

② 포자형태나 바이러스를 없애는 것

③ 미생물을 공중위생 수준으로 유지하는 것

④ 포자를 포함한 모든 미생물 수를 줄이는 것

⑤ 병원균을 최소한으로 감소시키며 번식을 억제하는 것

031 그레이시 큐렛에 대한 설명으로 옳은 것은?

① 단면이 삼각형이다.

② 날의 배면이 날카롭다.

③ 작업각도는 70~80°로 한다.

④ 한 개의 날만 사용 가능하다.

⑤ 날의 앞면과 측면이 만나 곧고 예리한 끝을 형성한다.

032 하악 우측 구치부 설면의 치은연상치석제거를 시행할 때 올바른 것은?

① 술자위치 – 9시
② 기구동작 – 수평동작
③ 조명등 – 환자의 가슴 위
④ 환자자세 – supine position
⑤ 시술기구 – mini–five curette

033 치면연마를 시행할 때 연마제가 튀는 것을 방지하기 위해 가장 올바른 술자 방호법은?

① 글러브 착용
② 마스크 착용
③ 보안경 착용
④ 공기청정시스템
⑤ 보호용 의복 착용

034 기구의 손잡이를 치아 장축과 평행하게 하여 기구내면을 가능한 한 치면에 0°로 적용시켜 접합상피를 감지할 때까지 진행하는 기구조작과정으로 옳은 것은?

① 적 합
② 삽 입
③ 각 도
④ 동 작
⑤ 손고정

035 15~30분의 멸균시간과 121℃로 가열하며 많은 양의 기구를 멸균할 수 있는 방법으로 옳은 것은?

① 건열멸균법
② 가스멸균법
③ 초음파멸균법
④ 가압증기멸균법
⑤ 불포화화학증기멸균법

036 치근활택술 이후 주의사항으로 옳은 것은?

① 찬 음식 위주로 먹는다.
② 물 사출기를 이용하여 매 양치마다 세정한다.
③ 당분간 자극적이거나 단단한 음식은 삼가도록 한다.
④ 시술 당일부터 치간칫솔로 치간 사이를 깨끗이 한다.
⑤ 통증을 느끼는 경우 알코올이 함유된 구강세정제로 자주 양치한다.

037 치면연마제의 요구조건으로 옳은 것은?

① 입자크기는 커야 한다.
② 마모저항성이 작아야 한다.
③ 치근면에 상처를 주지 않아야 한다.
④ 치면에 잘 부착되지 않아야 한다.
⑤ 치은열구 내에 들어가지 않아야 한다.

038 고혈압 환자의 치근활택술 시 주의사항으로 옳은 것은?

① 사전 약을 복용하도록 지도한다.
② 내원횟수를 최대한 줄이도록 한다.
③ 자주 당분섭취를 할 수 있게 한다.
④ 환자가 치료받고 있는 내과의사의 자문이 필요하다.
⑤ 진료가 끝난 후 최대한 빨리 일으킨다.

039 X선과 가시광선의 설명으로 옳은 것은?

① X선은 물질을 투과할 수 있다.
② 가시광선은 원자를 전리시킨다.
③ 가시광선은 눈에 보이지 않는다.
④ X선은 전장이나 자장에 의해 굴절된다.
⑤ 가시광선은 X선 필름에 대한 감광작용이 없다.

040 X선 광자의 에너지가 전자의 결합에너지와 같거나 다소 클 때 발생하는 현상은?

① 고전산란
② 광전효과
③ 반사효과
④ 전리효과
⑤ 콤프턴효과

041 X선속에 대한 설명으로 옳은 것은?

① 산란선 – 유용방사선의 정중앙을 지나는 방사선
② 누출방사선 – 일차방사선 일부가 관구덮개를 통해 누출되는 방사선
③ 이차방사선 – 일차방사선 중에서 조사창과 여과기, 시준기를 통해 방출된 방사선
④ 유용방사선 – 물체를 통과하는 동안 일차방사선이 원래의 방향으로부터 편향된 방사선
⑤ 중심방사선 – 일차방사선이 진행되는 동안에 투과하는 물체나 환자에서 발생하는 방사선

042 흑화도를 감소시키는 요인으로 옳은 것은?

① 관전류 증가
② 노출시간 증가
③ 물체의 밀도 감소
④ 물체의 두께 감소
⑤ 초점과 필름 사이의 거리 증가

043 치아와 인레이의 경계를 명확히 재현하여 식별할 수 있는 영상의 특성은?

① 흑화도
② 대조도
③ 선예도
④ 관용도
⑤ 감광도

044 인접면 치아우식증을 관찰하거나 충전물의 적합도를 보기 위해 유용한 필름은?

① 구외필름
② 교합필름
③ 교익필름
④ 치근단필름
⑤ 파노라마필름

045 상 · 하악 치아의 교합관계를 검사하려고 한다. 이때 유용한 촬영법은?

① 교익촬영
② 교합촬영
③ 구외촬영
④ 치근단촬영
⑤ 파노라마촬영

046 등각촬영법에 대한 설명으로 옳은 것은?

① 장조사통을 사용한다.
② 관구의 조사각도를 쉽게 조정할 수 있다.
③ 중심방사선을 치아와 필름에 직각으로 조사한다.
④ 반복 촬영 시 표준화하기 쉽고 정확히 재현 가능하다.
⑤ 구개가 낮은 환자의 경우 치근단 부위 관찰이 어렵다.

047 다음 설명에 해당하는 촬영법은?

> • 상악동 평가
> • 치아 및 치아주위조직의 전반적인 평가

① 교익촬영
② 구외촬영
③ 교합촬영
④ 치근단촬영
⑤ 파노라마촬영

048 방사선 불투과성으로 나타나는 구조물은?

① 하악관

② 관골궁

③ 악하선와

④ 치주인대강

⑤ 정중구개봉합

049 치근단 촬영 시 술자를 보호하기 위한 방법으로 옳은 것은?

① 치근단 촬영 시 관구를 잡고 있는다.

② 술자의 손가락으로 필름을 고정한다.

③ 방사선원과 환자에게 가까이 있는다.

④ 필름 배지(TLD Badge)를 착용한다.

⑤ 연간 방사선 노출허용선량이 100mSv를 넘지 않도록 한다.

050 구내 방사선 사진이 갖추어야 할 조건으로 옳은 것은?

① 착색 및 변색이 없어야 한다.

② 흑화도와 대조도를 증가시킨다.

③ 포그와 산란선이 존재해야 한다.

④ 인식점은 치근단측에 위치하여야 한다.

⑤ 치근단을 촬영할 때 필름의 끝을 치근의 끝에 딱 맞춘다.

051 조직 중 방사선 감수성이 가장 높은 것은?

① 신 장

② 점 막

③ 타액선

④ 미세혈관

⑤ 신경세포

052 장기간에 걸쳐 진행되며 방사선 사진상으로 피질골 경계가 분명한 낭이 관찰되는 병소는?

① 골경화
② 치근단낭
③ 경화성골염
④ 치근단농양
⑤ 치근단육아종

053 디지털촬영의 장점으로 옳은 것은?

① 감염 방지
② 노출량 증가
③ 높은 해상도
④ 구내 센서 크기
⑤ 효율적인 의료인교육용 도구

054 다음 중 여과기의 기능으로 옳은 것은?

① 단파장 에너지를 제거한다.
② 에너지 파장이 길게 만들어진다.
③ X선속의 크기와 형태를 조절한다.
④ 갑상선에 가해지는 방사선량을 제거한다.
⑤ 술자가 조절할 수 없는 촬영기 자체의 여과를 조절한다.

055 텅스텐 타겟에 대한 내용으로 옳은 것은?

① X선이 초점을 향하도록 한다.
② X선관의 냉각작용을 담당한다.
③ X선속의 크기와 모양을 조절한다.
④ 전자가 충돌하여 X선이 생성된다.
⑤ 필라멘트에서 방출된 열전자를 좁은 빔의 형태로 만든다.

056 필름의 구조 중 가시광선에 대해 감광작용이 일어나는 것은?

① 젤라틴
② 보호막
③ 접착층
④ 지지체
⑤ 할로겐화은 결정

오·답·노·트

057 방사선촬영 시 발생하는 열을 냉각시키는 것은?

① 절연유
② 시준기
③ 여과기
④ 구리동체
⑤ 텅스텐타겟

058 치근이 협설측으로 분지되어 있어 협설관계를 확인하기 위한 촬영법은?

① 교익촬영법
② 교합촬영법
③ 구외촬영법
④ 관구이동법
⑤ 파노라마촬영

059 국소마취 후의 전신적인 합병증에 해당되는 것은?

① 감 염
② 빈 혈
③ 독작용
④ 지각마비
⑤ 개구장애

060 발치의 금기증으로 옳은 것은?

① 악성질환이 있는 부위의 치아

② 교정치료에 장애가 되는 치아

③ 심한 치아우식증이 있는 치아

④ 골괴사 및 치성염증의 원인 치아

⑤ 치료가 곤란한 급·만성 치주염의 경우

061 낭종 전체를 적출하지 않고 낭종벽의 일부를 제거하여 내용액의 배출로를 확보하는 방법은?

① 절 개

② 배 농

③ 조대술

④ 적출법

⑤ 골제거

062 치아가 완전탈구되었을 때 재식성공률을 높이기 위한 방법으로 옳은 것은?

① 치아 재식 전 깨끗이 치조와를 소파한다.

② 치아 재식 후 바로 근관치료를 시행한다.

③ 탈구된 치아는 즉시 깨끗한 거즈로 세척한다.

④ 탈구된 치아의 재식성공률은 1시간 이내가 가장 좋다.

⑤ 가능한 한 탈구된 치조와에 위치 후 급히 내원하도록 한다.

063 악골의 골절에 관한 설명으로 옳은 것은?

① 하악이 상악에 비해 많다.

② 남녀별로는 여성에게서 훨씬 많다.

③ 연령별로는 소아에게서 많이 나타난다.

④ 치조골에서는 하악전치부가 가장 많다.

⑤ 악골골절의 원인으로는 병적골절이 가장 많다.

064 연조직 손상에 관한 치료방법으로 옳은 것은?

① 좌상은 압박드레싱을 하여 혈종을 막아준다.

② 안면부 타박상의 경우 초기 온찜질을 시행한다.

③ 좌상의 처치는 감염관리를 우선적으로 시행한다.

④ 찰과상의 경우 피부표면을 노출시켜 창상치유를 촉진한다.

⑤ 2도 화상은 피부에 홍반을 야기하지만 별다른 처치가 필요 없다.

065 국소의치를 제작할 때 최후방 구치만 남기고 하악 우측 구치부가 상실되었다. 해당하는 케네디(Kennedy) 분류는?

① Class Ⅰ

② Class Ⅱ

③ Class Ⅲ

④ Class Ⅳ

⑤ Class Ⅴ

066 정중이개를 수정하기 위해 도재 라미네이트를 선택할 때 색조를 선택하는 방법은?

① 대합치의 색에 맞춘다.

② 최대한 건조시켜 확인한다.

③ 밝은 자연광 아래에서 확인한다.

④ 채도를 먼저 맞춘 후 명도를 맞춘다.

⑤ 평소 자주 바르는 립스틱 색을 고려한다.

067 금속도재관의 특징으로 옳은 것은?

① 제작과정이 비교적 간단하다.

② 치관길이가 짧은 치아에 사용된다.

③ 전부금속관보다 치질삭제량이 적다.

④ 이갈이 등의 비정상적인 습관을 가진 환자에게 추천된다.

⑤ 치은이 퇴축될 경우 치경부에 금속이 노출되어 비심미적이다.

068 전부금속관의 단점으로 옳은 것은?

① 치아삭제량이 많다.

② 치아의 재현성이 어렵다.

③ 치경부의 적합도가 어렵다.

④ 2차 우식의 조기발견이 어렵다.

⑤ 치아 피개면이 넓으므로 탈락되기 쉽다.

069 인공치는 보존하면서 의치상 부분을 전부 교환하는 것은?

① 이 상

② 개 상

③ 교합조정

④ 의치상 연마

⑤ 지대장치 교환

070 총의치 장착 시 지도내용으로 옳은 것은?

① 식사나 취침 시 항상 착용한다.

② 타액분비량이 일시적으로 증가한다.

③ 주기적으로 100℃ 이상의 물에 소독하도록 한다.

④ 통증이 있는 경우 최대한 착용하지 않도록 한다.

⑤ 의치의 불편한 부분은 자가수리해서 사용 가능하다.

071 8세 아동이 넘어져 상악 중절치가 파절되어 내원하였다. 치수가 약간 노출된 경우 적절한 치료방법은?

① 치수절단술

② 치수절제술

③ 치근단절제술

④ 직접 치수복조술

⑤ 간접 치수복조술

072 근관형성 중 괴사한 조직을 용해하고 소독, 살균하여 근관을 깨끗하게 하며 윤활 역할을 하는 세척제로 옳은 것은?

① FC
② EDTA
③ 수산화칼슘
④ 클로르헥시딘
⑤ 차아염소산나트륨

073 이상적인 수복재료의 요구조건으로 옳은 것은?

① 높은 열전도율을 가져야 한다.
② 전기를 전달할 수 있어야 한다.
③ 화학적으로 안정성을 가져야 한다.
④ 타액에 의한 용해성을 가져야 한다.
⑤ 자연치보다 강한 강도와 경도를 지녀야 한다.

074 근관치료 시 근관의 입구를 찾는 기구는?

① k-file
② barbed broach
③ root canal spreader
④ endodontic explorer
⑤ endodontic spoon excavator

075 치수의 생활력을 검사하는 방법은?

① 타 진
② 마취검사
③ 온도검사
④ 방사선검사
⑤ 전기치수검사

076 금 인레이 수복에 관한 설명으로 옳은 것은?

① 파절 위험이 있다.

② 인체친화성이 높다.

③ 임시 충전이 필요하지 않다.

④ 타액에 부식될 가능성이 있다.

⑤ 수복할 부위가 큰 경우 적용한다.

077 미성숙영구치의 특징 중 옳은 것은?

① 구치의 교두가 뚜렷하고, 부가융선이 많다.

② 치근이 짧고 근단공이 닫혀 있다.

③ 절치의 절연결절이 불명확하다.

④ 2차상아질 형성이 활발하다.

⑤ 치수강이 크며 치수각이 완만하다.

078 진료 중 긴장과 불안을 해소하기 위해 어린이의 관심을 다른 쪽으로 유도하여 공포를 줄여주는 심리적인 행동조절법은?

① 소멸법

② 분산법

③ 탈감작법

④ 상징모방법

⑤ 말-시범-행동(tell-show-do)

079 유치의 직접 치수복조(Direct Pulp Capping) 시술 시 사용되는 기구나 약재로 옳은 것은?

① 파일(file)

② 차아염소산나트륨(NaOCl)

③ 포르모크레졸(formocresol)

④ 가시브로치(barbed broach)

⑤ 수산화칼슘(calcium hydroxide)

080 유치 발치 후 주의사항으로 옳은 것은?

① 발치 후 바로 식사 가능하다.

② 거즈는 1시간 이상 물고 있도록 한다.

③ 발치 당일 항생제를 꼭 복용하도록 한다.

④ 출혈이 멈추지 않을 시엔 차가운 생리식염수로 양치한다.

⑤ 마취로 인한 감각상실에 의해 입술이나 뺨 등을 씹지 않도록 설명한다.

081 만 5세 환자가 제1대구치가 맹출하기 전 제2유구치가 조기상실되어 있다. 적합한 공간유지장치는?

① Distal shoes

② Lingual arch

③ Band and loop

④ Crown and loop

⑤ Trans palatal arch

082 청각장애아의 치과치료 시 유의사항은?

① 장애 정도가 심한 경우 큰 소리로 말한다.

② 이해도를 높이기 위해 과장된 안면표정을 짓는다.

③ 감염을 막기 위해 진료자는 항상 마스크를 착용한다.

④ 핸드피스 사용 시 보청기를 끄거나 음량을 낮추도록 한다.

⑤ 불안을 감소시키기 위해 치료과정에 대한 자세한 설명은 시행하지 않는다.

083 변연치은의 특징으로 옳은 것은?

① 점몰이 나타난다.

② 건강한 경우 붉은색을 띤다.

③ 치은열구를 형성하지 않는다.

④ 치조골에 단단하게 부착되어 있다.

⑤ 치아를 부채꼴 모양으로 감싸고 있다.

084 치은열구액에 대한 설명으로 옳은 것은?

① 염증 시 분비량이 감소한다.
② 접합상피의 부착을 도와준다.
③ 치은연하치태 생성을 막아준다.
④ 치은의 염증 정도를 평가할 수는 없다.
⑤ 치은열구의 상부 결합조직으로부터 나온다.

085 임플란트 유지관리 시 치과위생사의 역할로 옳은 것은?

① 규칙적인 칫솔질로 치태 관리를 한다.
② 병변이 보이면 금속탐침으로 조사한다.
③ 치조골 소실 시 외과적 처치를 시행한다.
④ 임플란트 상부구조를 해체하여 치태를 제거한다.
⑤ 올바른 치면세균막 관리를 위해 구강위생교육을 실시한다.

086 고혈압 환자의 치주치료 시 고려해야 할 내용으로 옳은 것은?

① 예방적 진정제를 투여한다.
② 초음파기구를 이용하여 치석제거를 시행한다.
③ 가능한 한 한 번에 많은 진료로 방문횟수를 줄인다.
④ 치료 전 아스피린을 복용하고 있는지 확인한다.
⑤ 혈관수축제가 포함된 마취제로 치료시간을 단축한다.

087 다음 목적을 위한 치주 처치는?

> • 치근면의 괴사 백악질 제거
> • 세균 및 내독소 감소

① 골절제술
② 치은절제술
③ 치주판막술
④ 치근활택술
⑤ 조직유도재생술

088 40대 남성이 치아가 약간 솟은 기분이 든다고 하며 약간의 둔한 통
증을 호소하였다. 검사결과 치은에 둥근 누공이 발견되었고 치아동
요가 있었다. 이러한 증상의 원인은?

① 급성치주농양
② 만성치주농양
③ 만성박리성치은염
④ 급성포진성치은구내염
⑤ 급성괴사성궤양성치은염

089 골 연령(skeletal age)을 평가하기 위해 관찰하는 골(bone)은?

① 전두골(frontal bone)
② 관골(zygomatic bone)
③ 측두골(temporal bone)
④ 종자골(sesamoid bone)
⑤ 치조돌기(alveolar process)

090 상악 치열궁에 대해 하악 치열궁이 정상보다 근심에 위치한 Angle
의 부정교합 분류는?

① Ⅰ급
② Ⅱ급 1류
③ Ⅱ급 2류
④ Ⅲ급
⑤ 치성 Ⅲ급

091 다음 사진의 기구의 이름은?

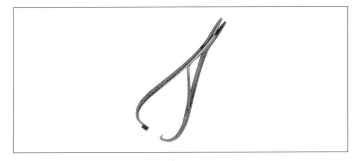

① 하우 플라이어(Howe pliers)
② 매튜 플라이어(Mathew pliers)
③ 라이트 와이어 플라이어(Light wire pliers)
④ 리게이처 타잉 플라이어(Ligature tying pliers)
⑤ 웨인갓 유틸리티 플라이어(Weingart utility pliers)

092 최후방 구치에 사용되며 고정식 장치의 와이어를 치아에 고정하기 위한 것은?

① 밴드(Band)
② 결찰링(O−ring)
③ 파워체인(Power chain)
④ 고무실(Elastic thread)
⑤ 튜브브라켓(Tube bracket)

093 조절에 의해 간격이 넓어지는 것을 이용해서 주로 치열궁 확대장치에 사용하는 것은?

① 밴드(Band)
② 튜브(Tube)
③ 스크류(Screw)
④ 브라켓(Bracket)
⑤ 치간이개 와이어(Separating wire)

094 12세 어린이가 II급 부정교합으로 하악골 성장이 저조하여 치과에 왔다. 이때 하악골 성장을 촉진하기 위해 사용하는 교정장치는?

① 헤드기어(Headgear)
② 립 범퍼(Lip bumper)
③ 액티베이터(Activator)
④ 프랑켈 장치(Frankel appliance)
⑤ 트윈블록 장치(Twin block appliance)

095 다음의 성질을 가지는 재료로 옳은 것은?

- 반응초기 산도 낮음
- 상아질과 열전도율 유사
- 경화 시 발열반응

① 레진시멘트
② 인산아연시멘트
③ 산화아연유지놀시멘트
④ 폴리카복실레이트시멘트
⑤ 글래스아이오노머시멘트

096 도재금속관의 영구접착에 사용하는 시멘트는?

① 레진시멘트
② 규산시멘트
③ 산화아연유지놀시멘트
④ 폴리카복실레이트시멘트
⑤ 글래스아이오노머시멘트

097 아말감을 더욱 강화시킬 수 있는 방법으로 옳은 것은?

① 연화를 길게 한다.
② 응축압을 크게 한다.
③ 아연의 양을 높인다.
④ 수은의 양을 늘린다.
⑤ 수은 아말감 합금 비를 높인다.

098 작은 하중을 지속적으로 받아 시간이 경과함에 따라 영구변형이 일어나는 현상은?

① 유 동
② 전 성
③ 피 로
④ 크 립
⑤ 연 성

099 열전도율이 가장 낮은 것은?

① 아말감
② 금합금
③ 복합레진
④ 의치상용 레진
⑤ 인상아연시멘트

100 석고의 경화를 지연시키는 것은?

① 붕 사
② 산화아연
③ 황산칼슘
④ 황산칼륨
⑤ 인산나트륨

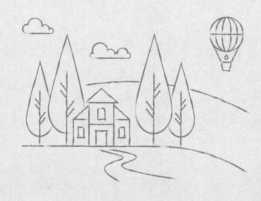

홀륭한 가정만한 학교가 없고,
덕이 있는 부모만한 스승은 없다.

– 마하트마 간디 –

5회
최종모의고사

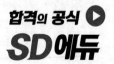

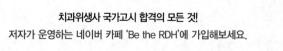

치과위생사 국가고시 합격의 모든 것!
저자가 운영하는 네이버 카페 'Be the RDH'에 가입해보세요.

치과위생사
제5회 모의고사

응시번호		성 명	

본 시험은 각 문제에서 가장 적합한 답 하나만 선택하는 최선답형 시험입니다.

유의사항

○ 문제지 표지 상단에 인쇄된 문제 유형과 본인 응시번호 끝자리의 일치 여부를 확인하고 답안카드 문제 유형에 정확히 표기합니다.
  - 응시번호 끝자리가 홀수 : 홀수형 문제지
  - 응시번호 끝자리가 짝수 : 짝수형 문제지
○ 종료 타종 후에도 답안카드를 계속 기재하거나 제출을 거부하는 경우 해당 교시가 0점 처리됩니다.
○ 응시자는 시험 종료 후 문제지를 가지고 퇴실할 수 있습니다.

1교시 100문항

○ 의료관계법규(20)
  의료법(5), 의료기사 등에 관한 법(5), 지역보건법(5), 구강보건법(5)
○ 치위생학 1(80)
  - **기초치위생(40)**
    구강해부학(7), 치아형태학(7), 구강조직발생학(7), 구강병리학(7), 구강생리학(7), 구강미생물학(5)
  - **치위생관리(40)**
    - 사회치위생 : 지역사회구강보건(12), 구강보건행정(10), 구강보건통계(8)
    - 교육치위생 : 구강보건교육학(10)

해설 / 213p

의료관계법규

001 의료법상 의료광고를 할 수 있는 방법으로 적당한 것은?

① 간행지

② TV 방송

③ 라디오 방송

④ 인터넷신문

⑤ 이동 멀티미디어 방송

002 의료법상 중증질환에 대하여 난이도가 높은 의료행위를 전문적으로 하는 종합병원을 지정하는 경우 명칭은?

① 전문병원

② 보건의료원

③ 전문종합병원

④ 특수종합병원

⑤ 상급종합병원

003 의료법상 진단용 방사선 발생장치는 누구에게 신고하여야 하는가?

① 대통령

② 보건소장

③ 시 · 도지사

④ 보건복지부장관

⑤ 시장 · 군수 · 구청장

004 의료법상 의료인은 최초 면허를 받은 후부터 몇 년마다 실태와 취업 상황을 신고해야 하는가?

① 1년

② 2년

③ 3년

④ 4년

⑤ 5년

005 의료법상 요양병원을 개설하려면 누구에게 허가를 받아야 하는가?

① 보건소장

② 시 · 도지사

③ 보건지소장

④ 보건복지부장관

⑤ 시장 · 군수 · 구청장

006 의료기사 등에 관한 법률의 제정 목적으로 옳은 것은?

① 국민의 건강을 보호하고 증진한다.

② 지역주민의 건강증진에 이바지한다.

③ 국민의 보건 및 의료를 향상시킨다.

④ 국민의 구강질환을 예방하고 구강건강을 증진시킨다.

⑤ 의료기사의 업무범위와 자격 · 면허 등에 관하여 규정한다.

007 의료기사 등에 관한 법률상 의료기사에 해당하지 <u>않는</u> 자는?

① 방사선사

② 임상병리사

③ 치과위생사

④ 작업치료사

⑤ 보건의료정보관리사

008 의료기사 등에 관한 법률상 국가시험 중 대화나 손동작으로 서로 의사소통을 하는 부정행위를 한 경우 응시제한 횟수는?

① 1회

② 2회

③ 3회

④ 4회

⑤ 재응시 불가

009 의료기사 등에 관한 법률상 보건복지부장관은 면허증의 발급 신청을 받은 후 며칠 이내에 면허증을 발급해야 하는가?

① 7일 이내

② 14일 이내

③ 21일 이내

④ 30일 이내

⑤ 60일 이내

010 의료기사 등에 관한 법률상 치과기공소가 폐업을 하는 경우 누구에게 신고해야 하는가?

① 보건소장

② 시 · 도지사

③ 중앙회의 장

④ 보건복지부장관

⑤ 시장 · 군수 · 구청장

011 지역보건법상 지역보건의료기관에서 징수하는 수수료와 진료비의 결정은?

① 시장 · 군수 · 구청장과 보건소장의 협의하에 정한다.

② 대통령령이 정하는 기준에 따라 지방자치단체의 조례로 정한다.

③ 시 · 도지사가 정하는 기준에 따라 지방자치단체의 조례로 정한다.

④ 보건복지부령이 정하는 기준에 따라 지방자치단체의 조례로 정한다.

⑤ 시장 · 군수 · 구청장이 정하는 기준에 따라 지방자치단체의 조례로 정한다.

012 지역보건법상 지역보건의료계획을 수립하는 경우 그 주요 내용을 수렴하기 위하여 지역주민에게 어느 기간 이상 공고하여야 하는가?

① 1주 이상
② 2주 이상
③ 3주 이상
④ 4주 이상
⑤ 5주 이상

013 지역보건법상 국가와 시·도가 지역보건의료기관의 운영비 및 지역보건의료계획의 시행에 필요한 비용을 보조할 수 있는 범위는?

① 운영비 및 시행비의 전액
② 운영비 및 시행비의 2/3 이내
③ 운영비 및 시행비의 1/2 이내
④ 운영비 및 시행비의 1/3 이내
⑤ 운영비 및 시행비의 1/4 이내

014 지역보건법상 지역보건의료기관에 두어야 하는 전문인력의 교육훈련 기간으로 옳은 것은?

① 기본교육훈련 : 1주 이상, 전문교육훈련 : 1주 이상
② 기본교육훈련 : 2주 이상, 전문교육훈련 : 1주 이상
③ 기본교육훈련 : 3주 이상, 전문교육훈련 : 1주 이상
④ 기본교육훈련 : 4주 이상, 전문교육훈련 : 2주 이상
⑤ 기본교육훈련 : 5주 이상, 전문교육훈련 : 2주 이상

015 지역보건법상 지역보건의료계획에 관한 내용이다. 괄호 안에 알맞은 것은?

> 시·도지사 또는 (   )은 지역주민의 건강 증진을 위하여 지역보건의료계획을 (   )마다 수립하여야 한다.

① 보건복지부장관, 2년
② 보건복지부장관, 4년
③ 시장·군수·구청장, 2년
④ 시장·군수·구청장, 3년
⑤ 시장·군수·구청장, 4년

016 구강보건법상 구강보건법의 목적으로 옳은 것은?

① 국민의 건강을 보호하고 증진한다.
② 국민의 보건 및 의료를 향상시킨다.
③ 지역주민의 건강증진에 이바지한다.
④ 모든 국민이 공평한 의료서비스를 받도록 한다.
⑤ 국민의 구강질환을 예방하고 구강건강을 증진시킨다.

017 구강보건법상 구강건강실태조사에 대한 내용이 <u>아닌</u> 것은?

① 4년마다 시행한다.
② 표본조사를 원칙으로 한다.
③ 직접 구강검사와 면접설문조사를 통하여 실시한다.
④ 국민의 구강건강상태와 구강건강의식을 조사한다.
⑤ 규정된 사항 이외의 필요한 사항은 질병관리청장이 정한다.

018 구강보건법상 보건소장의 업무 중 수돗물불소농도조정사업과 관련된 업무로 옳은 것은?

① 연 3회 이상 상수도시설 현장을 방문하여 점검한다.
② 주 2회 이상 수도꼭지 불소농도를 측정하고 기록한다.
③ 수돗물불소농도조정사업에 대한 교육 및 홍보를 진행한다.
④ 불소화합물 첨가시설 점검결과를 보건복지부장관에게 통보한다.
⑤ 측정불소농도가 허용범위를 벗어난 경우 시 · 도지사에게 통보한다.

019 구강보건법상 주 1회 양치하는 불소용액 양치사업의 경우 불소용액의 농도는?

① 0.1%
② 0.2%
③ 0.08%
④ 0.07%
⑤ 0.05%

020 구강보건법상 상수도사업소장의 업무가 <u>아닌</u> 것은?

① 불소화합물 첨가

② 불소농도 측정 및 기록

③ 불소제제의 보관 및 관리

④ 불소화합물 첨가시설의 운영 · 유지관리

⑤ 수돗물불소농도조정사업의 교육과 홍보

치위생학 1

---

021 그림에서 표시된 부위를 치료하고자 할 때 마취해야 하는 신경으로 옳은 것은?

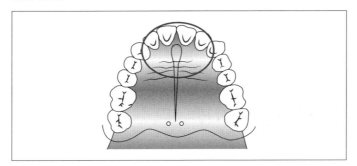

① 안와하신경

② 상치조신경

③ 하치조신경

④ 비구개신경

⑤ 후상치조신경

---

022 순수 장액선타액을 분비하는 타액선으로 옳은 것은?

① 누 선

② 악하선

③ 이하선

④ 설하선

⑤ 소타액선

023 개구운동과 측방운동에 관여하며 상두와 하두로 구분되는 근육으로 옳은 것은?

① 교 근
② 측두근
③ 설골상근
④ 외측익돌근
⑤ 내측익돌근

024 혀의 2/3을 차지하며 미각을 담당하는 신경으로 옳은 것은?

① 설인신경
② 미주신경
③ 고삭신경
④ 교근신경
⑤ 설하신경

025 상악 제3대구치의 치근단 쪽에 위치하며 대구개신경이 지나가는 공은?

① 이 공
② 하악공
③ 절치공
④ 대구개공
⑤ 소구개공

026 경구개의 지각정보를 전달하는 신경으로 옳은 것은?

① 전상치조신경
② 하치조신경
③ 대구개신경
④ 소구개신경
⑤ 후상치조신경

027 타액분비를 관여하는 신경으로 옳은 것은?

① 안면신경과 고삭신경
② 안면신경과 운동신경
③ 설인신경과 설하신경
④ 미주신경과 운동신경
⑤ 미주신경과 설하신경

028 상악 측절치에 대한 설명으로 옳은 것은?

① 순면이 발달되었다.
② 우각상징이 흐릿하다.
③ 사절흔과 맹공이 존재한다.
④ 풍융도는 중절치보다 더 작다.
⑤ 치경선 만곡도는 중절치보다 높다.

029 상악 제1소구치에 나타나는 이상결절은?

① 구치결절
② 개재결절
③ 제5교두
④ 가성구치결절
⑤ 카라벨리결절

030 상악견치의 특징으로 옳은 것은?

① 3개의 융선이 존재한다.
② 순면이 절치와 유사하다.
③ 첨두가 원심에 위치하고 있다.
④ 원심절단연이 근심절단연보다 짧고 경사도도 완만하다.
⑤ 근심절단우각은 원심절단우각보다 치경부측에 가깝고 더 둔각이다.

031 하악 제2소구치의 특징으로 옳은 것은?

① 제1소구치보다 작다.
② 설측교두가 발달하였다.
③ 2교두형에서 Y형 설측구가 존재한다.
④ 협측 교두정이 약간 원심에 위치한다.
⑤ 근심변연융선이 원심변연융선보다 낮다.

032 하악 제1대구치의 특징으로 옳은 것은?

① 카라벨리결절이 나타난다.
② 원심교두가 가장 작게 나타난다.
③ 교합면에서 사주융선을 형성한다.
④ 4개의 교두와 3개의 치근을 가지고 있다.
⑤ 근원심폭이 협설폭보다 작게 나타난다.

033 유치와 영구치의 차이점으로 옳은 것은?

① 유치의 치관은 치근에 비해서 길다.
② 유치의 치관은 영구치보다 근원심으로 좁다.
③ 상악 제1유구치와 상악 제1대구치가 비슷하다.
④ 유구치의 치근은 치경선 가까이에서 분지된다.
⑤ 유견치의 첨두는 근심을 향하고 견치의 첨두는 원심을 향한다.

034 1개의 치관에 3개 이상의 치근을 가지는 다근치로 옳은 것은?

① 상악 제1소구치
② 상악 제1대구치
③ 하악 제1대구치
④ 하악 제2대구치
⑤ 하악 제3대구치

035 구강점막을 이루는 상피의 형태로 옳은 것은?

① 이행상피

② 단층편평상피

③ 단층원주상피

④ 중층원주상피

⑤ 중층편평상피

036 치배의 발생과정에서 혈관이 출현하는 시기로 옳은 것은?

① 뇌상기

② 모상기

③ 종상기

④ 치관형성기

⑤ 전정판형성기

037 법랑질에 관한 설명으로 옳은 것은?

① 법랑질은 상피세포가 기원이다.

② 법랑질은 혈관과 신경이 존재한다.

③ 손상된 경우 스스로 회복이 가능하다.

④ 법랑질의 단백질은 교환성 단백질로 구성된다.

⑤ 법랑질은 무기질과 유기질만으로 구성된다.

038 치아 대부분을 차지하는 조직으로 치근단공이 완성되기 전에 만들어진 것은?

① 구간상아질

② 일차상아질

③ 이차상아질

④ 삼차상아질

⑤ 투명상아질

039 백악질에 관한 설명으로 옳은 것은?

① 치경부로 갈수록 두껍다.

② 치수로부터 영양공급을 받는다.

③ 다근치의 치근 분기부가 가장 얇다.

④ 세포성 백악질은 빠른 속도로 형성된다.

⑤ 치근을 덮고 있는 조직으로 혈관이 있는 결합조직이다.

040 이차상아질의 특성으로 옳은 것은?

① 손상에 의해 형성된다.

② 섬유모세포에 의해 형성된다.

③ 경도가 높고 석회화 정도가 높다.

④ 치근단공이 완성된 후 만들어진다.

⑤ 일차상아질에 비해 상아세관의 주행이 규칙적이다.

041 치유두에서 유래하는 조직은?

① 치 수

② 법랑질

③ 백악질

④ 치조골

⑤ 치주인대

042 생검조직의 요구조건으로 옳은 것은?

① 마취는 병변부위에 직접 주사한다.

② 조직겸자로 최대한 잡아당겨 절개한다.

③ 괴사된 조직도 모두 포함하여 절개한다.

④ 병변부위의 주위 정상조직을 포함하여 절개한다.

⑤ 절개한 조직은 과산화수소 용액이 담긴 병에 보관한다.

043 구강 내 상주하는 곰팡이에 의해 감염되며 면역력이 약한 사람에게 나타나는 질환은?

① 결 핵
② 매 독
③ 단순포진
④ 칸디다증
⑤ 수두–대상포진

044 퇴축법랑상피에서 유래하며 매복치의 치관을 포함하는 질환은?

① 잔류낭
② 치근단낭
③ 함치성낭
④ 치성각화낭
⑤ 잔류치근단낭

045 치근의 형성이 끝난 후 2개의 치아가 시멘트질에 의해서만 결합한 것은?

① 쌍생치
② 융합치
③ 유착치
④ 치내치
⑤ 치외치

046 갑상샘항진증(갑상선기능항진증)에 대한 설명으로 옳은 것은?

① 혀가 비대해진다.
② 치아의 맹출 지연이 나타난다.
③ 근육과 관절의 통증이 나타난다.
④ 안구돌출의 안모 형태가 나타난다.
⑤ 유아시기에 발생하는 경우에는 크레틴병이 생긴다.

047 비상피성 양성 종양이며 국소적 자극이나 손상에 의해 생기는 것은?

① 골 종
② 유두종
③ 섬유종
④ 지방육종
⑤ 평활근육종

048 치아의 돌출감이 느껴지며 차거나 단 음식에 강한 통증을 느끼는 질
환으로 옳은 것은?

① 치수충혈
② 급성치수염
③ 만성치수염
④ 치수석회화
⑤ 치근단농양

049 물리적으로 세포의 외부환경과 내부를 구분하며, 세포 내의 물질을
고정시키는 기능을 하는 것은?

① 핵
② 핵 막
③ 세포막
④ 세포질
⑤ 미토콘드리아

050 혈액 속의 칼슘량을 조절하는 갑상선호르몬으로 옳은 것은?

① 아드레날린
② 코르티솔
③ 인슐린
④ 칼시토닌
⑤ 에피네프린

051 다음 특징이 나타내는 질환으로 옳은 것은?

> • 자가 면역질환의 일종이다.
> • 폐경 후의 여성에게 자주 발생한다.
> • 구강건조증, 건조성 각결막염, 결합조직 병변의 3대 징후를 보인다.

① 구순포진
② 이하선염
③ 쿠싱증후군
④ 쇼그렌증후군
⑤ 후천성면역결핍증후군

052 세포막 내에서 에너지를 사용하지 않고 물질이 농도경사에 의해 고농도에서 저농도로 연속적으로 이동하는 현상은?

① 삼 투
② 확 산
③ 여 과
④ 능동수송
⑤ 촉진확산

053 치아를 두들기거나 지속적인 힘을 가했을 때 저작력이 강화되는 반사는?

① 개구반사
② 폐구반사
③ 하악반사
④ 저작근반사
⑤ 탈부하반사

054 타액의 성분 중 칼슘 항상성 유지와 치석형성 억제에 관여하는 것은?

① 뮤 신
② 단백질
③ 히스타틴
④ 칼리크레인
⑤ 면역글로불린

055 연하운동에서 점막이 자극을 받아 갑자기 연하반사가 일어날 수 있는 단계는?

① 구강단계
② 인두단계
③ 교합단계
④ 연하반사
⑤ 식도단계

056 진균의 특성으로 옳은 것은?

① 광학현미경으로 관찰할 수 없다.
② 광합성 능력이나 운동성이 없다.
③ 오직 살아있는 세포에서만 증식한다.
④ 종류에 따라 DNA와 RNA로 구분된다.
⑤ 환경 조건이 불리할 경우 섬모를 형성한다.

057 다음 특성이 있는 미생물로 옳은 것은?

> • 종창과 농양 누공을 형성한다.
> • 외과적 발치나 악골외상 시 조직에 침입하여 발생한다.
> • 개구장애가 나타난다

① *Mumps virus*
② *Staphylococcus*
③ *Actinomyces israelii*
④ *Varicella-zostervirus*
⑤ *Human immunodeficiency virus*(HIV)

058 타액선의 염증과 비대를 유발하는 미생물로 옳은 것은?

① *Paramyxovirus*
② *Candida albicans*
③ *Treponema pallidum*
④ *Varicella-zostervirus*
⑤ *Actinobacillus actinomycetemcomitans*

059 식균작용을 담당하는 세포로 옳은 것은?

① 호중구

② 호산구

③ B 림프구

④ T 림프구

⑤ 자연살해세포

060 항체를 생산하며 세포에 침입한 항원의 독성을 억제시키는 세포는?

① 호중구

② 비만세포

③ T 림프구

④ B 림프구

⑤ 사이토카인

061 중대구강병의 특징은?

① 유행성이 강하다.

② 시대별 차이가 없다.

③ 계절별로 차이가 있다.

④ 국가에서 매년 지정한다.

⑤ 특정 지역에 따라 차이가 있다.

062 우리나라 공중구강보건의 변천과정에서 최초로 국민구강건강실태 조사를 실시하고 수돗물불소농도조정사업을 시작한 시기는?

① 전통구강보건기

② 구강보건여명기

③ 구강보건태동기

④ 구강보건발생기

⑤ 구강보건성장기

063 지역사회실태조사방법 중 시간과 경비가 많이 소요되며 상당한 대화기술이 필요한 것은?

① 열람조사법
② 관찰조사법
③ 설문조사법
④ 대화조사법
⑤ 사례분석법

064 초등학생 100명을 대상으로 구강건강실태조사에 따른 결과로 사업을 실시하였다. 이후에 진행해야 할 과정은?

① 실태조사
② 사업평가
③ 재정조치
④ 사업계획
⑤ 사업수행

065 학교구강보건의 목적은?

① 전염병을 예방한다.
② 충치치료에 관심을 가지게 한다.
③ 학생의 전신상태를 검사한다.
④ 치과에 자주 내원하지 않게 한다.
⑤ 구강상병을 초기에 발견하여 치료하도록 유도한다.

066 산 화합물에 장기간 노출된 근로자에게 나타나는 법정 직업성 구강병은?

① 치주염
② 치아상실
③ 치아부식증
④ 치아우식증
⑤ 치아교모증

067 학생집단불소용액양치사업에 대한 설명으로 옳은 것은?

① 구강보조용품에 대해 알 수 있다.

② 전문가칫솔질 후 용액으로 양치한다.

③ 올바른 칫솔질 방법을 교습할 수 있다.

④ 1분간 용액을 양치한 후 바로 식사 가능하다.

⑤ 0.2% 불화나트륨용액으로 매일 1회 양치한다.

068 주민의 자발적인 참여를 기대하기 어려우며 지도력이나 기술이 미흡한 후진 지역에서 채택하는 기획수립은?

① 구강보건활동기획

② 구강보건교육사업기획

③ 공동 구강보건사업기획

④ 상향식 구강보건사업기획

⑤ 하향식 구강보건사업기획

069 중고등학교 학생의 구강보건관리로 옳은 것은?

① 폰즈법으로 닦도록 한다.

② 맹출성치은염이 발생한다.

③ 보호자에게도 같이 교육한다.

④ 치아우식증과 치주병 발생이 쉽다.

⑤ 가정구강환경관리보다 식이조절이 더욱 중요하다.

070 치주병은 교육수준이 높은 사람보다 교육수준이 낮은 사람에게서 빈발한다. 이때의 구강역학현상은?

① 사회적 현상

② 환경적 현상

③ 지리적 현상

④ 계절적 현상

⑤ 추세 변화

071 지역사회 구강보건실태조사 시 환경조건에 해당하는 내용으로 옳은 것은?

① 문화 및 관습
② 주민구강보건의식
③ 구강보건진료제도
④ 식음수불소이온농도
⑤ 지역주민의 경제수준 및 직업상태

072 만성 불소중독치아가 식음수불소이온농도가 높은 지역사회에서 계속 발생한다. 이때의 역학적 특성은?

① 시간적 특성
② 환경적 특성
③ 지리적 특성
④ 계절적 특성
⑤ 추세 변화

073 정부의 간섭 없이 구강진료 생산자에게 재량권을 부여하고, 소비자가 선택할 수 있는 구강보건진료제도는?

① 전통형 구강보건진료제도
② 자유방임형 구강보건진료제도
③ 혼합형 구강보건진료제도
④ 공공부조형 구강보건진료제도
⑤ 사회보장형 구강보건진료제도

074 다음 내용에서 알 수 있는 잠재구강보건진료수요는?

> • 구강검사 결과 : 우식치 2개, 상실치 1개, 과도한 치석
> • 환자가 인정한 내용 : 상실치 1개, 과도한 치석
> • 실제 소비 진료 : 과도한 치석

① 상실치 1개
② 과도한 치석
③ 우식치 2개, 상실치 1개
④ 상실치 1개, 과도한 치석
⑤ 우식치 2개, 상실치 1개, 과도한 치석

075 환자가 병원에 내원하여 임플란트 가격을 물어본다. 이때 환자가 요구할 수 있는 권리는?

① 개인비밀보장권
② 피해보상청구권
③ 구강보건의사반영권
④ 구강보건진료정보입수권
⑤ 안전구강보건진료소비권

076 구강진료비조달제도 중 구강진료비와 유효구강진료수요는 역비례 현상이 나타나며, 모든 국민이 필요할 때 필요한 구강진료를 소비할 수 없는 것은?

① 특정 구강진료비조달제도
② 집단 구강진료비조달제도
③ 정부 구강진료비조달제도
④ 각자 구강진료비조달제도
⑤ 후불 구강진료비조달제도

077 치과병원에서 각 과별로 원장님 1명당 치과위생사를 3명을 배치했다. 이에 해당하는 조직의 원리는?

① 분업의 원리
② 조정의 원리
③ 계층제의 원리
④ 통솔범위의 원리
⑤ 명령통일의 원리

078 구강보건정책 결정에 비공식 참여자가 영향을 미치는 방법은?

① 일반국민의 경우 시민운동에 참여한다.
② 이익집단은 정권진출을 통해 의견을 낸다.
③ 대중매체는 주관적인 아이디어를 보도한다.
④ 행정기관은 공공문제에 대해 시민들에게 알린다.
⑤ 전문가집단은 아이디어를 의논해 대중매체를 통해 알린다.

079 자력으로 생계를 영위할 수 없는 자들의 생활을 국가가 재정자금으로 보호하여 주는 일종의 구빈제도인 사회보장제도는?

① 사회보험
② 공공부조
③ 의료급여
④ 4대 보험
⑤ 사회복지서비스

080 현재 우리나라에서 만 12세 이하 어린이라면 받을 수 있는 치과건강보험 급여항목은?

① 인레이치료
② 크라운치료
③ 불소국소도포
④ 치열교정치료
⑤ 광중합형레진

081 계속구강건강관리과정에 일정한 주기에 따라서 계속적으로 전달하는 구강보건진료는?

① 응급구강보건진료
② 유지구강보건진료
③ 기초구강보건진료
④ 증진구강보건진료
⑤ 전문구강보건진료

082 치과병원에서 사랑니 발치 후 주의사항으로 금연을 요구할 때 의료기관이 소비자에게 제시할 수 있는 의무는?

① 진료정보제공의무
② 요양지시복종의무
③ 진료약속이행의무
④ 병원규정준수의무
⑤ 구강진료비지불의무

083 구강건강실태조사를 위한 대상자 표본을 추출하는 과정 중 가장 우선적으로 고려하여야 할 집단특성은?

① 성 별
② 연 령
③ 종 족
④ 학 력
⑤ 거주지

084 1인의 조사자가 얼마나 일관성 있게 조사기준을 적용시키고 있는가를 확인할 때 가장 적절한 방법은?

① 이틀에 걸려 이중검사를 시행한다.
② 다른 조사자의 평가와 비교해본다.
③ 경험 많은 교육훈련자와 함께 검토한다.
④ 서로 다른 직군의 조사대상자를 비교하여 검사한다.
⑤ 하루에 이중검사를 시행할 경우 간격제한 없이 바로 검사가 가능하다.

085 150명의 성인대상자를 구강검사한 결과 영구치검사치아 수는 4,200개이며 그중 100개는 치아우식증이 진행 중이었고, 150개는 우식으로 발거되었고, 200개는 치료된 치아였다. 이 집단의 우식경험영구치율(DMFT rate)은?

① 2.3% ② 3.5%
③ 4.7% ④ 5.9%
⑤ 10.7%

086 6세 아동 50명을 대상으로 구강검사한 결과, 치료가 필요한 미처치 우식유치가 80개이고, 발거대상 우식유치가 20개, 우식으로 인한 상실유치가 50개, 충전된 유치가 50개이다. 이 집단의 처치유치율(ft rate)은?

① 10% ② 25%
③ 27.7% ④ 33.3%
⑤ 41.6%

087 Schour & Massler의 유두변연부착 치은염지수에 대한 설명 중 옳은 것은?

① 최고치는 30점이고, 최저치는 0점이다.

② 상하악 좌우측 4개의 지치는 제외한다.

③ 상하악을 각각 3부위로 구분하여 평점한다.

④ 치아의 협, 설, 근심, 원심 4개의 치면의 치은을 평가한다.

⑤ 집단칫솔질사업을 하는 학교집단, 소득수준이 높은 지역사회에서 높게 나타난다.

오 답 노 트

088 러셀(Russel)의 치주조직병지수에 대한 설명으로 옳은 것은?

① 치주낭 심측정기를 사용하여 검사와 진단이 가능하다.

② 발생된 치은염의 양을 알 수 있다.

③ 구강 내 전체 치아주위조직을 대상으로 한다.

④ 연령이 증가할수록 낮게 나타나는 경향이 있다.

⑤ 치은연하치석의 부착 여부와 치은출혈 여부를 확인할 수 있다.

089 상하악의 6전치를 검사한 결과 고도반점치 2개, 중등도반점치 2개, 경도반점치 2개, 나머지 치아들은 정상이다. 이때 반점도 판정은?

① 정 상

② 경미도

③ 경 도

④ 중등도

⑤ 고 도

090 우식치명률(Tooth fatality rate)을 산출하는 공식이다. 괄호에 들어갈 내용으로 옳은 것은?

$$우식치명률 = \frac{우식으로\ 인한\ 상실치아수 + 발거대상우식치아수}{(\qquad)}$$

① 피검영구치수

② 피검자수

③ 우식경험영구치수

④ 우식경험자수

⑤ 처치필요치수

091 4세에서 6세 연령의 심리발달과 행동으로 옳은 것은?

① 부모와 격리가 어렵다.

② 자기통제 능력이 생긴다.

③ 치아우식 감수성이 예민하다.

④ 낯가림과 격리불안이 심하다.

⑤ 모방을 좋아하는 시기로 부모의 구강관리 습관을 따라한다.

092 다음의 교육목표를 교육학적으로 분류할 때 속하는 영역은?

학생은 응급상황 시 대처할 수 있다.

① 정의적 영역

② 정신운동 영역

③ 지적영역 – 암기수준

④ 지적영역 – 판단수준

⑤ 지적영역 – 문제해결수준

093 다수의 인원을 대상으로 경제적이고, 반복교육 시 효과적이나 학습자 간의 개인차는 고려하지 못하는 교수법은?

① 상 담

② 토 론

③ 시 범

④ 강 의

⑤ 문 답

094 다음 내용의 구강보건교육이 필요한 대상자는?

• 유치의 수와 배열

• 유치기능의 중요성

• 유치의 우식예방법

① 성 인

② 노 인

③ 임산부

④ 영유아 보호자

⑤ 사업장근로자

095 교안의 필요성으로 옳은 것은?

① 일관성을 유지하기 위해

② 교육자의 동기유발을 위해

③ 대상자에게 맞는 교육을 제공하기 위해

④ 학습자에게 진행순서에 대해 제공하기 위해

⑤ 제한 시간 내에 많은 정보를 제공하기 위해

오·답·노·트

096 교육 후 만족도에 대한 평가를 시행할 때 필요한 평가방법은?

① 성취도 평가

② 유효도 평가

③ 변별도 평가

④ 증진도 평가

⑤ 타당도 평가

097 성인 10명을 대상으로 올바른 칫솔교환시기에 대해 교육하려고 한다. 이때 가장 유용한 교육매체는?

① 실 물

② 모 형

③ 칠 판

④ 융 판

⑤ 컴퓨터

098 셀 수 없는 집단을 교육한다는 공중구강보건교육의 원칙은?

① 대중성

② 확실성

③ 감화력

④ 교육성

⑤ 동기유발성

099 동기화를 하기 위한 방법으로 옳은 것은?

① 교육방법
② 신체활동
③ 교육매체
④ 경쟁과 협동
⑤ 긴장감 형성

100 다음 밑줄 부분에 해당하는 것은?

> 평소 누런치아가 고민인 A 씨는 TV 속 연예인의 하얀 치아를 보고
> 본인의 치아도 좀 더 하얘졌으면 좋겠다고 생각이 들어 치과로 향
> 했다.

① 욕 구
② 충 동
③ 유 인
④ 동 기
⑤ 동기화

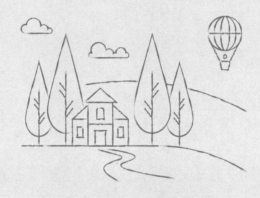

얼마나 많은 사람들이
책 한 권을 읽음으로써
인생에 새로운 전기를 맞이했던가.

– 헨리 데이비드 소로 –

치과위생사
제5회 모의고사

응시번호		성 명	

본 시험은 각 문제에서 가장 적합한 답 하나만 선택하는 최선답형 시험입니다.

유의사항

○ 문제지 표지 상단에 인쇄된 문제 유형과 본인 응시번호 끝자리의 일치 여부를 확인하고
  답안카드 문제 유형에 정확히 표기합니다.
  • 응시번호 끝자리가 홀수 : 홀수형 문제지
  • 응시번호 끝자리가 짝수 : 짝수형 문제지
○ 종료 타종 후에도 답안카드를 계속 기재하거나 제출을 거부하는 경우 해당 교시가 0점
  처리됩니다.
○ 응시자는 시험 종료 후 문제지를 가지고 퇴실할 수 있습니다.

2교시 100문항

○ 치위생학 2(100)
  • **임상치위생처치(58)**
    예방치과처치(18), 치면세마(20), 치과방사선학(20)
  • **임상치과지원(42)**
    구강악안면외과학(6), 치과보철학(6), 치과보존학(6), 소아치과학(6), 치주학(6),
    치과교정학(6), 치과생체재료학(6)

치위생학 2

001 구강상병 진행과정에 따른 관리방법으로 옳은 것은?

① 조기질환기 – 초기치료 – 치주병치료
② 조기병원성기 – 특수방호 – 불소도포
③ 전구병원성기 – 건강증진 – 불소복용
④ 진전질환기 – 후기치료 – 치면열구전색
⑤ 조기병원성기 – 특수방호 – 부정치열 교정

002 설탕 대신 자일리톨이나 소르비톨 같은 저우식성 감미료를 사용함에 따라 우식발생이 낮아지는 효과는?

① 설탕대치효과
② 설탕섭취여부효과
③ 설탕소비량 증가효과
④ 설탕식음빈도 증가효과
⑤ 우식성음식성상 차이효과

003 치아우식 발생요인 중 환경요인에 해당하는 것은?

① 치아배열
② 치면세균막
③ 타액점조도
④ 타액유출량
⑤ 독소생산능력

004 치주질환이 있는 환자에게 추천하는 칫솔질법 중 가장 옳은 것은?

① 회전법
② 묘원법
③ 바스법
④ 챠터스법
⑤ 와타나베법

005 와타나베법에 대한 설명으로 옳은 것은?

① modified pen grasp로 잡는다.
② 환자 스스로 할 수 있도록 교육한다.
③ 3열의 약강도 강모의 칫솔을 사용한다.
④ 치면 부위의 치면세균막 제거에 효과적이다.
⑤ 만성적인 치은염이 있는 환자에게 적용한다.

006 불소겔 도포 시 주의사항으로 옳은 것은?

① 도포 후 액체류는 섭취 가능하다.
② 도포 당일에는 양치질을 하지 않는다.
③ 글리세린이 함유된 연마제로 치면세마를 한다.
④ 약간의 타액이 남아 있는 상태에서도 가능하다.
⑤ 인접면 부위는 무왁스치실을 이용하여 사전 도포해준다.

007 50대 환자의 타액분비율 검사결과 자극성 타액이 0.3mL 이하로 검출되었다. 이때 올바른 처방은?

① 탄산소다를 처방한다.
② 필로카핀을 투여한다.
③ 항히스타민제를 처방한다.
④ 탄수화물의 섭취를 늘린다.
⑤ 과일과 채소섭취량을 줄인다.

008 구강 내 포도당 잔류시간 검사에 대한 설명으로 옳은 것은?

오답노트

① 평소 과일이나 채소를 많이 섭취하도록 한다.

② pH 5.0이 될 때까지 0.1N 유산용액을 떨어뜨린다.

③ 비가향 파라핀을 이용하여 최대한 타액을 채취한다.

④ 지시약이 녹색에서 황색으로 변색하는 정도에 따라 결정한다.

⑤ 사탕을 섭취한 후 tes-tape의 색이 변하지 않을 때까지의 시간을 측정한다.

009 흡연자의 구강건강관리법으로 옳은 것은?

① 불소도포를 한다.

② 수시로 수분을 섭취하도록 한다.

③ 마모도가 낮은 세치제를 사용한다.

④ 흡연 후 바로 칫솔질을 하도록 한다.

⑤ 입체조를 통해 타액분비를 촉진시킨다.

010 구취를 감소시키기 위한 올바른 치료법은?

① 불소도포

② 교정치료

③ 충치치료

④ 고지방음식 섭취

⑤ 클로르헥시딘 용액 처방

011 pH는 3.5, 1.25%의 농도로 사용하며, 안정성이 높고, 도재치에 사용할 경우 부식될 위험이 있는 불화물은?

① 불화석

② 불화규소

③ 불화나트륨

④ 불화규소나트륨

⑤ 산성불화인산염

012 치면열구전색 방법으로 옳은 것은?

① 산부식 후 수세는 빠르게 한다.

② 산부식 시간은 최대한 길게 한다.

③ 전색제 유지력을 높이기 위해 치면 전체에 산부식을 한다.

④ 광중합기는 모든 부위에 조사되도록 팁을 골고루 돌려준다.

⑤ 전색제를 열구에 채우고 경사진 면은 기구의 끝을 이용해 채운다.

013 지각과민증의 치료법으로 옳은 것은?

① 불소도포를 한다.

② 스케일링을 시행한다.

③ 인공타액을 섭취한다.

④ 와타나베 칫솔질을 실시한다.

⑤ 클로르헥시딘으로 자주 양치한다.

014 자일리톨을 매일 복용할 때 효과로 옳은 것은?

① 지각과민증을 예방한다.

② 치주염 감소에 효과적이다.

③ 타액의 점조도를 증가시킨다.

④ 법랑질의 재석회화를 촉진한다.

⑤ 치면세균막의 형성을 증가시킨다.

015 스테판 곡선으로 알 수 있는 것은?

① 탈회가 가능한 pH는 2.0~2.5이다.

② 구강건조증이 심할수록 pH가 낮다.

③ pH가 낮아지면 탈회에 노출될 위험이 높아진다.

④ pH가 낮을수록 치주질환에 노출될 위험이 높아진다.

⑤ 당 섭취 후 pH가 정상수준으로 회복되는 데는 약 10분 정도 소요된다.

016 치면세균막 내 세균이 당을 분해하여 생성하는 물질로 세균의 에너
지원으로 쓰이는 것은?

① 레 반
② 뮤 탄
③ 젖 산
④ 프록탄
⑤ 덱스트란

017 치아우식을 예방하기 위한 방법으로 옳은 것은?

① 자일리톨을 섭취한다.
② 고지방 음식을 섭취한다.
③ 고무치간자극기를 사용한다.
④ 부정교합을 해소시키기 위해 교정치료를 한다.
⑤ 구치부를 3~4개를 덮을 수 있는 크기의 칫솔을 사용한다.

018 세균이 당분을 분해시키는 과정에서 산이 발생해 우식이 일어난다
고 주장하는 이론은?

① 화학설
② 세균설
③ 화학세균설
④ 단백용해설
⑤ 단백용해킬레이션설

019 치면세마의 목적으로 옳은 것은?

① 치아 동요도를 감소시킨다.
② 지각과민 증상을 감소시킨다.
③ 깊은 치주낭 속의 세균막을 제거한다.
④ 구강질환을 유발하는 전신요인을 제거한다.
⑤ 구강환경을 적절히 관리하도록 동기를 부여한다.

020 다음의 특징이 있는 부착물은?

> • 칫솔질이나 치석제거 등의 물리적인 힘에 의해 제거 가능하다.
> • 상악보단 하악에 가장 많이 침착된다.
> • 치면착색제를 사용하여 확인할 수 있다.

① 백 질　　　　　　　　② 백색물
③ 바이오필름　　　　　　④ 음식물잔사
⑤ 치면세균막

021 미세한 작은 입자로 발생하여 발견이 어렵고, 얇은 형태로 치은연하와 치은연상에 출현하는 치석의 형태는?

① 선반형 치석
② 혈장성 치석
③ 과립형 치석
④ 베니어형 치석
⑤ 단단한 덩어리형 치석

022 오른쪽 볼 안쪽으로 흰색 띠가 생겨 지워지지 않는다고 호소하는 환자에게 적절한 구강검사 방법은?

① 문 진
② 시 진
③ 촉 진
④ 청 진
⑤ 타 진

023 치은연 주위의 색소침착세포의 증식으로 치아 순설면 치은연 부위에 견고하게 부착되고, 구강상태가 양호한 여성에게서 많이 호발하는 착색물은?

① Green stain
② Black stain
③ Brown stain
④ Yellow stain
⑤ Metalic stain

024 영구치가 발치된 부위를 진료기록부에 표기할 때 옳은 것은?

① //////
② △
③ ||
④ ///
⑤ |||

025 하악 전치부의 치석을 제거할 때 효과적인 방법으로 옳은 것은?

① 조명은 환자의 가슴에 위치한다.
② 술자는 선 자세에서 시술한다.
③ 환자의 턱을 최대한 가슴 쪽으로 당기도록 한다.
④ 환자의 머리를 발끝과 같은 높이로 위치시킨다.
⑤ 하악 전치부 순면이 바닥과 평행하도록 head rest를 조정한다.

026 여러 개의 절단연을 통해 거친 치면을 활택시키고 다량으로 단단하게 부착된 치석을 부수거나 깨뜨릴 때 사용하는 기구의 작업동작으로 옳은 것은?

① 수직동작
② 수평동작
③ 원형동작
④ 짧고 중첩된 동작
⑤ 당기고 미는 동작

027 Sickle scaler의 특징으로 옳은 것은?

① 적절한 작업각도는 45°이다.
② 거친 백악질 표면을 활택한다.
③ 한쪽의 절단연만 사용 가능하다.
④ 날의 내면과 측면이 이루는 각은 70~80°이다.
⑤ 병적 치주낭 또는 치은열구의 육아조직을 제거한다.

028 After five scaler의 특징으로 옳은 것은?

① terminal shank가 짧다.

② 기구의 숫자가 클수록 각도가 작다.

③ 좁고 깊은 pocket에 사용하기 좋다.

④ blade가 mini five scaler에 비해 더 길다.

⑤ 절단날이 뾰족하고 작으므로 조심히 삽입시킨다.

029 치면연마가 필요한 경우로 옳은 것은?

① 임플란트

② 니코틴 착색이 심한 경우

③ 석회화가 덜 된 부위의 치아

④ 치은 소파 후 착색이 남은 경우

⑤ 지각과민 처치를 위해 불소도포를 했을 경우

030 초음파 스케일링 시 insert tip에서 나오는 물의 특징으로 옳은 것은?

① 시야확보가 어렵다.

② 치은마사지 효과가 있다.

③ 발생되는 공동현상을 줄여준다.

④ 치은연하의 불량 육아조직을 제거한다.

⑤ 압력을 더욱 세게 가할 수 있도록 도와준다.

031 기구연마 시 주의사항으로 옳은 것은?

① 윤활유를 바르지 않는 것이 좋다.

② 기구에 상관없이 자연석을 사용한다.

③ 연마석을 바닥에 내려놓고 사용한다.

④ 기구의 내면과 연마석을 100~110°로 유지한다.

⑤ 기구연마의 필요성을 먼저 확인 후 치면세마를 시행한다.

032 잘못된 기구조작으로 인한 치주조직의 손상을 막으며 술자의 손의 피로도를 감소시키는 기구조작과정은?

① 손고정
② 기구적합
③ 기구삽입
④ 기구각도
⑤ 기구동작

033 잦은 멸균에도 금속에 녹이나 부식이 일어나지 않으며 건조과정이 따로 필요하지 않은 멸균법은?

① 건열멸균법
② 가스멸균법
③ 초음파멸균법
④ 가압증기멸균법
⑤ 불포화화학증기멸균법

034 초음파 스케일러의 장점으로 옳은 것은?

① 치경 사용 시 시야확보가 좋다.
② 치은연하치석을 탐지하기 좋다.
③ 작은 부착물까지 제거하기 좋다.
④ 성장 중인 어린이에게도 사용이 가능하다.
⑤ 다량의 착색물과 치석제거 시 시간이 절약된다.

035 치면연마제의 특성으로 옳은 것은?

① 큰 입자로 파절될수록 강도가 좋다.
② 경도가 단단할수록 연마속도가 빠르다.
③ 입자크기가 작을수록 연마력이 높아진다.
④ 마모저항성이 작을수록 연마속도가 빠르다.
⑤ 형태가 규칙적인 모양일수록 마모도가 높아진다.

036 기구고정법으로 기구연마 시 옳은 것은?

① 연마석을 약간 경사지게 한다.
② 변형펜잡기법으로 기구를 잡는다.
③ 날의 전면은 바닥과 수직을 이룬다.
④ 기구의 내면과 연마석의 각도는 100~110°를 이룬다.
⑤ 기구날 측면이 편평한 형태의 기구를 연마 시 효과적이다.

037 진료실 내에서의 감염관리방법으로 옳은 것은?

① 멸균을 마친 후 즉시 테이프를 붙인다.
② 손을 세척할 때는 고형비누를 이용한다.
③ 혈액이 묻은 기구는 따뜻한 물에 담가둔다.
④ 마스크가 젖었을 때는 즉시 새것으로 교환한다.
⑤ 손 세척 후 물은 손가락 끝 방향으로 흐르게 한다.

038 임플란트 환자의 치면세균막 관리 시 주의사항으로 옳은 것은?

① 정기적인 치면연마가 필요하다.
② 거친 연마제를 사용하여 치면을 연마한다.
③ 티타늄 탐침을 이용하여 부드럽게 탐침한다.
④ 치석제거 압력은 자연치보다 강한 힘을 준다.
⑤ soft tip이 부착된 초음파 치석제거기를 사용한다.

039 전자기방사선의 특성으로 옳은 것은?

① 파장에 비례한다.
② 빛의 속도와 같다.
③ 질량과 무게가 있다.
④ 매개체를 통해서만 전파가 가능하다.
⑤ 전기진동과 자기진동의 방향은 서로 수평을 이룬다.

040 X선에 대한 설명으로 옳은 것은?

① 눈에 보인다.

② 원자를 전리시키지 못한다.

③ 전장이나 자장에 의해 굴절된다.

④ 파장이 길어 물질을 투과하지 못한다.

⑤ 특정 화학물질과 작용하여 형광을 발생시킨다.

오 / 답 / 노 / 트

041 X선 광자의 에너지가 전자의 결합에너지보다 매우 클 때 발생하는 현상은?

① 광전효과

② 고전산란

③ 반사효과

④ 텅스텐효과

⑤ 콤프턴(Compton)효과

042 시준기의 기능으로 옳은 것은?

① 냉각작용과 전기절연 작용

② 양극에서 발생되는 열 제거

③ 전자의 수와 X선의 양 결정

④ X선속의 크기와 형태를 조절

⑤ 전자의 속도와 X선의 질 결정

043 구내필름의 구성 중 연박의 역할은?

① 타액으로부터 보호한다.

② 후방산란선을 차단한다.

③ 감광유제를 지지체에 부착시킨다.

④ 필름의 방향을 결정하는 데 이용한다.

⑤ 필름이 빛에 노출되지 않도록 보호한다.

044 전자의 수와 X선의 양을 결정하기 위해 조절해야 하는 것은?

① 여과기

② 타이머

③ 시준기

④ 관전압 조절기

⑤ 관전류 조절기

045 대조도를 높이는 요인으로 옳은 것은?

① 관전류 감소

② 관전압 감소

③ 현상시간 증가

④ 물체의 두께 감소

⑤ 포그와 산란선 존재

046 상하악의 타석, 매복치, 낭 등 광범위한 병소를 발견하기 위해 유용한 필름은?

① 구외필름

② 교합필름

③ 교익필름

④ 치근단필름

⑤ 소아용 필름

047 발치 전 치근의 형태를 평가하려고 한다. 이때 유용한 촬영법은?

① 교익촬영

② 교합촬영

③ 구외촬영

④ 치근단촬영

⑤ 특수촬영

048 평행촬영법과 등각촬영법에 대한 설명으로 옳은 것은?

① 평행촬영 시 방사선원은 가능한 한 작아야 한다.

② 등각촬영 시 피사체와 필름은 가능한 한 평행이 되어야 한다.

③ 평행촬영 시 피사체와 필름 간의 거리는 가능한 한 짧아야 한다.

④ 등각촬영 시 방사선원과 피사체 간의 거리는 가능한 한 멀어야 한다.

⑤ 등각촬영 시 중심선은 피사체와 필름에 대해 가능한 한 수직으로 조사한다.

049 다음 설명에 해당하는 촬영법은?

- 제3대구치 또는 매복치의 평가
- 외상에 의한 악안면 골절 평가

① 교익촬영

② 구외촬영

③ 교합촬영

④ 치근단촬영

⑤ 파노라마촬영

050 방사선 투과상으로 나타나는 구조물은?

① 상악동

② 상아질

③ 치조정

④ 치조골

⑤ 치조백선

051 X-ray 사진에서 치아의 실제 길이보다 짧게 촬영되었을 때 해결방법은?

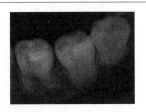

① 수평각을 증가시킨다.
② 수직각을 감소시킨다.
③ 중심선을 치아와 평행하게 조사한다.
④ 필름과 치아 사이 거리를 증가시킨다.
⑤ 치아와 관구 사이 거리를 증가시킨다.

052 필름이 너무 어둡게 나온 경우 해결방법은?

① 수직각을 증가시킨다.
② 수평각을 감소시킨다.
③ 관전류를 증가시킨다.
④ 관전압을 감소시킨다.
⑤ 노출시간을 증가시킨다.

053 방사선 관련 종사자의 연간 최대 허용선량은?

① 5mSv
② 15mSv
③ 50mSv
④ 100mSv
⑤ 150mSv

054 치근단 촬영 시 환자를 보호하기 위한 방어방법은?

① 노출시간을 증가시킨다.
② 갑상선 보호대를 착용한다.
③ 필름배지(TLD Badge)를 착용한다.
④ 원추형 플라스틱 조사통을 사용한다.
⑤ 치아와 관구 간의 거리를 최대한 줄인다.

055 세포의 방사선 감수성이 가장 낮은 것은?

① 점 막
② 골 수
③ 신 장
④ 미세혈관
⑤ 근육세포

056 치근단 병소와 해부학적 구조물을 감별하는 방법은?

① 다른 필름으로 촬영한다.
② 수직각도를 변경하여 재촬영한다.
③ 치수생활력 검사를 시행해 본다.
④ 방사선 노출시간을 증가시킨다.
⑤ 상악 전치부의 경우 맹공이 있어 잘 관찰해야 한다.

057 골소주의 수가 불규칙적으로 증가되고 두꺼워지며 골수강의 크기는 감소되어 방사선 사진상에 희게 관찰되는 병소는?

① 골경화
② 치근단낭
③ 경화성골염
④ 치근단농양
⑤ 치근단육아종

058 하악관의 협설적 위치관계를 파악하기 위한 촬영법은?

① 교익촬영법
② 교합촬영법
③ 구외촬영법
④ 관구이동법
⑤ 파노라마촬영법

059 생명징후에 관한 설명으로 옳은 것은?

① 혈압측정은 요골동맥에서 한다.

② 맥박은 상완동맥에서 측정한다.

③ 호흡측정은 환자에게 알리고 실시한다.

④ 혈압은 심장의 수축기에 높아지고 확장기에 낮아진다.

⑤ 성인의 경우 1분간 30회 정도의 호흡을 하는 것이 정상이다.

060 30대 남성이 상악 견치가 맹출하지 않았고 방사선상으로 미맹출된 치관을 포함한 낭종이 발견되었다. 20~40대 남성에게서 빈발하는 이 낭종은?

① 유피낭종

② 치근낭종

③ 맹출성낭종

④ 함치성낭종

⑤ 치성각화낭종

061 매복된 제3대구치를 발치할 때 점막골막피판을 절개하고 박리하기 위해 사용하는 기구는?

① 기자(elevator)

② 스킨훅(skin hook)

③ 조직겸자(tissue forcep)

④ 골막기자(periosteal elevator)

⑤ 외과용소파기(surgical curette)

062 도관과 유사한 구조를 가지는 치성상피종양으로 천천히 성장하며, 무통성 종창을 나타내는 증상은?

① 골 종

② 섬유종

③ 치아종

④ 선양치성종양

⑤ 거대세포육아종

063 발치 후 나타날 수 있는 합병증으로 옳은 것은?

① 피하기종
② 악관절 외상
③ 건성발치와
④ 상악동천공
⑤ 치은 및 점막의 열상

064 일부 치주인대가 끊어지고 치아의 동요가 보이거나 변위되지 않은 치아주위조직의 손상은?

① 진 탕
② 아탈구
③ 치아함입
④ 치아정출
⑤ 완전탈구

065 무치악 환자의 교합면 간의 거리를 결정하는 기준위는?

① 중심위
② 중심교합위
③ 교두감합위
④ 하악안정위
⑤ 상악안정위

066 전부도재관의 적응증으로 옳은 것은?

① 절단교합을 가진 환자
② 연결부위가 긴 가공의치
③ 정중이개가 보이는 환자
④ 이갈이 습관이 있는 환자
⑤ 치관길이가 짧고 치수가 큰 치아

067 상태가 좋지 않은 잔존치아의 치근부분만을 살린 후 지대장치로 쓰이게 하는 의치로 옳은 것은?

① 이행의치
② 치료의치
③ 즉시의치
④ 피개의치
⑤ 임시의치

068 교합양식에 대한 설명으로 옳은 것은?

① 편측성 평형교합은 치아가 최소한으로 마모된다.
② 견치유도교합은 총의치에서 가장 바람직한 교합양식이다.
③ 견치유도교합은 치아의 접촉이 적어 치주조직에 부담이 적다.
④ 양측성 평형교합은 오랜 기간 동안의 교모나 마모로 인해 나타난다.
⑤ 양측성 평형교합은 건강한 치주조직을 갖게 하는 이상적인 교합양식이다.

069 의치상의 적합성 회복과 개선을 위해서 의치상용 레진을 첨가하는 것은?

① 이 상
② 개 상
③ 교합조정
④ 의치상 연마
⑤ 지대장치 교환

070 총의치 제작 시 작업모형과 교합제 제작 후 진료실에서 이루어질 과정은?

① 납의치 시적
② 인공치 배열
③ 최종인상채득
④ 악간관계 기록
⑤ 개인트레이 제작

071 상악 우측 소구치의 치경부에 마모가 발생된 경우 G.V. Black의 와
동분류는?

① 1급 와동
② 2급 와동
③ 3급 와동
④ 4급 와동
⑤ 5급 와동

오답노트

072 20대 여성이 상악 전치부에 근관치료를 받은 후 시간이 지날수록
치아가 변색되었다고 한다. 전부도재관으로 수복하기 전 적절한 치
료방법은?

① 재근관치료
② 실활치미백술
③ 치근단형성술
④ 복합레진 수복
⑤ 직접 치수복조술

073 근관충전 시 사용하는 기구와 재료로 옳은 것은?

① K-File
② EDTA
③ Gutta percha
④ Barbed broach
⑤ Endodontic explorer

074 수복물 제작을 위한 인상채득 시 치은연하 변연 적합성을 높이기 위
한 방법은?

① 치은열구에 치은압배사를 넣는다.
② 치간 사이를 벌린다.
③ 격벽법을 시행한다.
④ 러버댐을 사용한다.
⑤ base를 발라준다.

075 상악 우측 제1대구치의 교합면 우식을 제거하려고 하는데 치수 노출의 우려가 있는 경우 적절한 치료방법은?

① 근첨형성술
② 치수절제술
③ 치수절단술
④ 간접 치수복조술
⑤ 직접 치수복조술

076 복합레진 충전에 대한 설명으로 옳은 것은?

① 색깔 선택이 어렵다.
② 산 부식 후 충분한 수세를 해야 한다.
③ 약간의 수분으로 접착을 강화시킨다.
④ 단단한 강도를 위해 한 번에 충전한다.
⑤ 복합레진 하방에 이장재를 충전할 수 없다.

077 유치맹출기의 특징으로 옳은 것은?

① 하악 유전치에 우식이 발생하게 된다.
② 맹출성 혈종이 발생하게 된다.
③ 이소맹출이 나타날 수 있다.
④ 전치의 치은염 발생이 쉽다.
⑤ 선천치로 인한 외상성 궤양이 나타날 수 있다.

078 소아 환자 치료 시 주의사항으로 옳은 것은?

① 진료기구는 환자의 눈 앞에서 전달한다.
② 머리를 약간 위로 하고 두 손을 위로 한다.
③ 인상채득은 구토반사가 적은 상악부터 실시한다.
④ 기구나 재료 전달 시 시술자가 편리한 방향을 우선으로 한다.
⑤ tell-show-do를 시행한다.

079 치아의 와동형성 시 치수가 노출된 경우 치수를 진정시켜 보호하는 약재는?

① 인산아연시멘트(ZPC)
② 차아염소산나트륨(NaOCl)
③ 산화아연유지놀시멘트(ZOE)
④ 포르모크레졸(formocresol)
⑤ 수산화칼슘(calcium hydroxide)

080 소아 환자의 마취에 관한 설명으로 옳은 것은?

① 도포마취 후 바로 국소마취제를 주사한다.
② 주사하기 전 소아의 동의를 확인하고 사용한다.
③ 상하악 유전치 마취 시 주로 하치조신경을 마취한다.
④ 마취범위가 넓어서 확실한 효과를 기대하고자 할 땐 전달마취를 시행한다.
⑤ 주사침은 가늘고 얇은 것을 사용하며 마취액 온도는 외부온도에 가깝게 한다.

081 만 6세 환자의 제2유구치는 신경치료를 완료하였으며, 제1유구치는 조기상실되어 있다. 적합한 공간유지장치는?

① Distal shoes
② Lingual arch
③ Band and loop
④ Crown and loop
⑤ Trans palatal arch

082 정신지체아의 치과치료 시 유의사항은?

① 의사소통을 시도하며 친밀감을 형성해야 한다.
② 감염을 막기 위해 진료자는 항상 마스크를 착용한다.
③ 치료 시 공포도를 줄이기 위해 진정용 약물을 투여한다.
④ 내원횟수를 줄이기 위하여 진료시간은 가능한 한 길게 한다.
⑤ 치료기구로 인한 외상을 방지하기 위해 항상 신체 속박장치를 사용한다.

083 부착치은의 특징으로 옳은 것은?

① 치아로부터 분리된다.

② 치은열구를 포함한다.

③ 점몰이 나타나지 않는다.

④ 치아를 부채꼴모양으로 감싸고 있다.

⑤ 하부치조골에 견고하게 부착되어 있다.

084 치간유두의 특징으로 옳은 것은?

① 점몰이 나타난다.

② 표면이 각화되어 있다.

③ 치아에 부착되어 있다.

④ 전치부에서는 둥근 형태를 하고 있다.

⑤ 치간 사이가 넓은 경우에는 나타나지 않는다.

085 정상치은에 관한 설명으로 옳은 것은?

① 부착치은이 유동적이다.

② 치은의 색상은 붉은색이다.

③ 부착치은에 점몰이 나타난다.

④ 치간유두가 둥근 모양을 이룬다.

⑤ 치은열구의 깊이는 3∼4mm이다.

086 노인 환자의 치주치료 시 고려해야 할 내용으로 옳은 것은?

① 외과적인 치주치료는 금한다.

② 최대한 오후에 치료를 예약한다.

③ 치근면우식을 예방하기 위해 불소용액도포를 시행한다.

④ 구강건조증이 심해질 수 있어 최대한 혀세척을 금한다.

⑤ 내원횟수를 줄이기 위해 진료시간은 최대한 길게 잡는다.

087 치은절제술을 시행하기 전 사용하는 이 기구의 이름은?

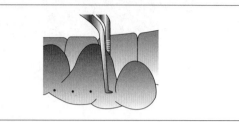

① Hemostat
② Tissue pliers
③ Pocket marker
④ Tissue punch
⑤ Kirkland knife

088 치주포대의 사용 목적으로 옳은 것은?

① 영양공급
② 교합력 분산
③ 심미성 증대
④ 치은퇴축 방지
⑤ 수술 후 감염 방지

089 상악골의 성장발육에 관한 설명으로 옳은 것은?

① 상악골의 성장방향은 전후방방향이다.
② 상악골의 성장은 비호흡과는 관련이 없다.
③ 순악구개열에 의해 상악 치열궁 협착이 될 수 있다.
④ 상악골의 전방성장은 상악 결절부의 골 첨가로 이루어진다.
⑤ 치아의 맹출이나 음식물 저작은 악골의 성장과 큰 관련이 없다.

090 12세에 성장이 완료된 후 사춘기에 2배 이상 성장하였다가 점점 퇴화되어 20세경에 정상치가 되는 발육곡선은?

① 신경형
② 일반형
③ 발육형
④ 림프형
⑤ 생식기형

091 이 기구의 용도로 옳은 것은?

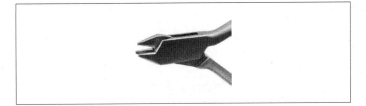

① 브라켓 제거를 위해
② 와이어를 자르기 위해
③ 밴드의 아치 조절을 위해
④ 의치의 클래스프 조절을 위해
⑤ 와이어와 브라켓 결찰을 위해

092 Band 장착을 위하여 인접치아의 사이를 벌려주기 위해 사용하는 것은?

① 코일 스프링(Coil spring)
② 결찰링(O-ring)
③ 리트렉터(Retractor)
④ 고무줄(Latex elastic)
⑤ 고무링(Elastic separator)

093 능동적 상교정장치(Active plate)에서 유지부에 해당하는 것은?

① 상부(Base)
② 스크류(Screw)
③ 스프링(Spring)
④ 클래스프(Clasp)
⑤ 레진베이스(Resin base)

094 아랫입술을 빠는 악습관이 있는 어린이에게 필요한 교정장치는?

① 립 범퍼(Lip bumper)
② 액티베이터(Activator)
③ 바이오네이터(Bionator)
④ 프랑켈 장치(Frankel appliance)
⑤ 트윈블록 장치(Twin block appliance)

095 석고경화에 대한 설명으로 옳은 것은?

① 혼수비 증가 시 경화가 촉진된다.

② 입자가 클수록 경화가 촉진된다.

③ 혼합을 오래 할수록 경화속도가 지연된다.

④ 다량의 NaCl을 넣으면 경화가 촉진된다.

⑤ 37℃의 온도에서 혼합속도를 빠르게 할수록 경화가 촉진된다.

096 복합레진의 마모저항성을 높이기 위한 방법으로 옳은 것은?

① 고광도로 짧은 시간 빠르게 광중합한다.

② 산화아연유지놀시멘트를 이장재로 사용한다.

③ 복합레진 표면광택을 위해 연마를 자제한다.

④ 복합레진 필러의 함량이 많은 것을 사용한다.

⑤ 미세누출을 줄이기 위해 와동에 바니쉬를 도포한다.

097 인장하중을 받아 영구변형을 일으키는 치과재료학적 성질로 옳은
것은?

① 전 성

② 연 성

③ 크 립

④ 피 로

⑤ 갈바니즘

098 크라운 제작을 위한 인상재 중 경화시간이 짧으며 찢김 저항성이 낮
아 영구변형이 적은 것은?

① 알지네이트

② 아가인상재

③ 폴리이써 고무인상재

④ 폴리설파이드 고무인상재

⑤ 부가중합형 실리콘 고무인상재

099 수은의 취급방법으로 옳은 것은?

① 진료실 내부를 자주 환기시킨다.

② 아말감은 항상 부족하지 않게 채워둔다.

③ 충전된 아말감 연마 시에는 바람을 꼭 불어준다.

④ 수은을 엎지른 경우엔 빨리 진공청소기로 빨아들인다.

⑤ 나사형 덮개보단 한 번에 닫을 수 있는 밀착형 덮개를 사용한다.

100 산화아연유지놀시멘트(ZOE)의 특성으로 옳은 것은?

① 치수에 진정효과를 준다.

② 금관의 영구접착 시 사용한다.

③ 레진인레이 접착 시 사용 가능하다.

④ 복합레진과 같이 수복하면 결합력이 높아진다.

⑤ 바니쉬나 와동 이장재와 같이 사용하면 유지력이 높아진다.

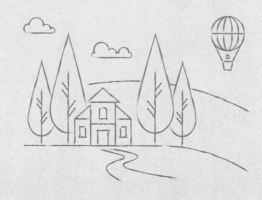

행운이란 100%의 노력 뒤에 남는 것이다.

– 랭스턴 콜먼(Langston Coleman) –

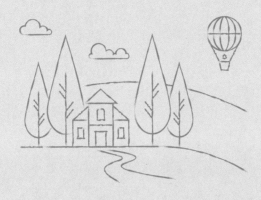

우리 인생의 가장 큰 영광은
결코 넘어지지 않는 데 있는 것이 아니라
넘어질 때마다 일어서는 데 있다

– 넬슨 만델라 –

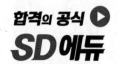

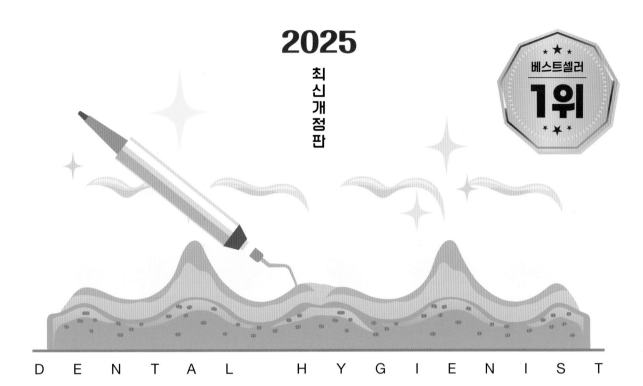

2025
최신개정판

베스트셀러
1위

D E N T A L   H Y G I E N I S T

치과위생사
최종모의고사

정답 및 해설

1회
정답 및 해설

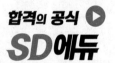

문제 / 4p

1	2	3	4	5	6	7	8	9	10	11	12	13	14	15	16	17	18	19	20
⑤	⑤	④	①	②	⑤	①	③	⑤	⑤	⑤	②	③	②	①	①	④	③	③	⑤
21	22	23	24	25	26	27	28	29	30	31	32	33	34	35	36	37	38	39	40
①	④	④	③	②	②	③	①	①	①	③	②	④	⑤	③	⑤	②	④	④	⑤
41	42	43	44	45	46	47	48	49	50	51	52	53	54	55	56	57	58	59	60
②	⑤	④	⑤	②	④	③	⑤	①	⑤	②	③	⑤	③	①	④	②	①	⑤	④
61	62	63	64	65	66	67	68	69	70	71	72	73	74	75	76	77	78	79	80
②	④	⑤	①	④	①	④	⑤	⑤	④	①	③	②	①	③	⑤	②	③	④	④
81	82	83	84	85	86	87	88	89	90	91	92	93	94	95	96	97	98	99	100
③	④	②	②	③	①	④	④	③	⑤	②	⑤	②	④	①	②	③	①	④	④

의료관계법규

001

개업, 변경, 이전	• 의원 : 시장 · 군수 · 구청장에게 신고(의료법 제33조 제3항) • 병원 : 시 · 도지사의 허가(동법 제33조 제4항)
휴업, 폐업	의원, 병원 : 시장 · 군수 · 구청장에게 신고(동법 제40조 제1항)

002 결격사유 등(의료법 제8조)
- 정신질환자(단, 전문의가 의료인으로서 적합하다고 인정하는 사람은 제외)
- 마약, 대마, 향정신성의약품 중독자
- 피성견후견인, 피한정후견인
- 금고 이상의 실형을 선고받고 그 집행이 끝나거나 그 집행을 받지 아니하기로 확정된 후 5년이 지나지 아니한 자
- 금고 이상의 형의 집행유예를 선고받고 그 유예기간이 지난 후 2년이 지나지 아니한 자
- 금고 이상의 형의 선고유예를 받고 그 유예기간 중에 있는 자

003 진단서 · 처방 · 신고(의료법 제17조, 제17조의2, 제26조)

구 분	의 사	치과의사	한의사	조산사	간호사
출생증명서, 사산(사태)증명서	O	X	O	O	X
사망진단서, 시체검안서	O	O	O	X	X
처방전(2부)	O	O	O	X	X
변사체신고(경찰서장)	O	O	O	O	X

004 의료광고 금지내용(의료법 제56조)

기 술	• 평가를 받지 아니한 신의료기술에 관한 광고 • 직접적인 시술행위를 노출하는 내용의 광고 • 의료인의 기능, 진료방법과 관련, 중요정보 누락하는 광고 • 객관적인 사실을 과장하는 내용의 광고 • 법적 근거가 없는 자격이나 명칭을 표방하는 내용의 광고 • 거짓된 내용을 표시하는 광고 • 각종 상장 · 감사장을 이용하거나 인증 · 보증 · 추천을 받은 내용 및 유사표현을 사용하는 광고
소비자	• 환자에 관한 치료경험담 등 소비자로 하여금 치료 효과를 오인하게 할 우려가 있는 내용의 광고 • 국민의 보건과 건전한 의료경쟁의 질서를 해치거나 소비자에게 피해를 줄 우려가 있는 광고 • 외국인 환자유치를 위한 광고 • 비급여 진료비용을 할인하거나 면제하는 내용의 광고
타 의료기관	• 다른 의료인 등의 기능 또는 진료 방법과 비교하는 내용의 광고 • 다른 의료인 등을 비방하는 내용의 광고
전파방식	신문, 방송, 잡지 등을 이용하여 기사 또는 전문가의 의견형태로 표현하는 광고
심 의	미심의 광고 또는 심의내용과 다른 광고

005 5년 이하의 징역이나 5천만원 이하의 벌금(의료법 제87조의2 제2항)
- 면허를 대여하거나 면허를 대여받거나 면허 대여를 알선한 사람
- 의료기물파괴 및 기관점거
- 폭행 · 협박
- 전자처방에 저장된 개인정보를 탐지하거나 누출 · 변조 또는 훼손
- 진료기록전송지원시스템이 보유한 정보의 누출, 변조, 훼손 등을 방지하기 위하여 안전성 확보에 필요한 기술적 · 관리적 조치를 하지 않은 경우
- 진료기록전송지원시스템 운영 업무 재위탁
- 진료기록전송지원시스템이 보유한 정보를 제3자에게 임의로 제공 · 유출
- 진료기록전송지원시스템에 저장된 정보를 누출 · 변조 또는 훼손
- 전자의무기록에 저장된 개인정보를 탐지하거나 누출 · 변조 또는 훼손

- 무면허 의료행위 및 면허된 것 이외의 의료행위
- 의료인이 아닌 자 또는 의료인의 면허 사항 외의 의료행위를 하게 한 사람
- 촬영한 영상정보를 열람하게 하거나 제공ㆍ탐지ㆍ누출ㆍ변조ㆍ훼손ㆍ목적 외의 용도로 사용
- 개설할 수 없는 자의 개설위반
- 둘 이상의 의료기관을 개설ㆍ운영
- 법인의 명의 대여
- 의료인이 아닌 자에게 의료행위를 하게 하거나 의료인에게 면허 사항 외의 의료행위를 하게 한 자

006 무면허자의 업무금지 등(의료기사 등에 관한 법률 제9조 제1항)

의료기사 등이 아니면 의료기사 등의 업무를 하지 못한다. 다만, 대학 등에서 취득하려는 면허에 상응하는 교육과정을 이수하기 위하여 실습 중에 있는 자의 실습에 필요한 경우에는 그러하지 아니하다.

007 국가시험 응시제한의 기준(의료기사 등에 관한 법률 제7조 제3항 및 시행규칙 별표2)

시험이 정지되거나 합격이 무효가 된 사람에 대하여 처분의 사유와 위반 정도 등을 고려하여 보건복지부령으로 정하는 바에 따라 그 다음에 치러지는 국가시험 응시를 3회의 범위에서 제한할 수 있다.

1회	• 시험 중 대화, 손동작ㆍ소리 등 서로 의사소통을 하는 행위 • 허용되지 아니한 자료를 가지고 있거나 이용하는 행위
2회	• 시험 중 다른 응시자의 답안지ㆍ문제지를 엿보고 답안지를 작성하는 행위 • 시험 중 답안을 알려주거나 엿보게 하는 행위 • 도움을 받아 답안 작성 또는 다른 응시자 답안 작성을 도와주는 행위 • 다른 응시자와 답안지를 교환하는 행위 • 시험 중 비허용 전자장비, 통신기기, 전자계산기 등을 사용하여 답안을 전송 및 작성하는 행위 • 시험 중 시험문제 내용 관련된 물건을 교환하는 행위
3회	• 대리시험을 치르거나 치르게 하는 행위 • 사전에 시험문제 또는 답안을 타인에게 알려주거나 알고 시험을 치른 행위

보수교육(의료기사 등에 관한 법률 시행령 제11조 및 시행규칙 제18조 제4항)

시 간	매년 8시간 이상
방 법	대면교육 또는 정보통신망을 활용한 온라인 교육
내 용	• 직업윤리 • 업무 전문성 향상 및 업무 개선 • 의료관계법령의 준수 • 보건복지부장관이 보수교육에 필요하다고 인정하는 사항

• 업무에 종사하지 않다가 그 업무에 종사하려는 사람은 보수교육이 유예된 연도(보수교육이 2년 이상 유예된 경우에는 마지막 연도를 말한다)의 다음 연도에 다음의 구분에 따른 보수교육을 받아야 한다. 또한, 보수교육을 면제받거나 유예받으려는 사람은 해당 연도의 보수교육 실시 전에 신청서에 보수교육 면제 또는 유예의 사유를 증명할 수 있는 서류를 첨부하여 보수교육실시기관의 장에게 제출해야 한다.
• 보수교육이 1년 유예된 경우 : 12시간 이상
• 보수교육이 2년 유예된 경우 : 16시간 이상
• 보수교육이 3년 이상 유예된 경우 : 20시간 이상

009

면허 취소와 자격정지(의료기사 등에 관한 법률 제21조 및 제22조)

면허취소	자격정지(6개월 이내)
① 결격사유에 해당하게 된 경우 ② 다른 사람에게 면허를 대여한 경우 ③ 치과의사가 발행하는 치과기공물제작의뢰서에 따르지 아니하고 치과기공물제작 등 업무를 한 경우 ④ 면허자격정지 또는 면허효력정지 기간에 업무를 하거나 3회 이상 면허자격정지 또는 효력정지 처분을 받은 경우	• 품위를 현저히 손상시키는 행위를 한 경우 • 치과기공소 개설이 불가한 자에게 고용되어 치과기공사의 업무를 한 경우 • 치과진료를 행하는 의료기관 또는 등록한 치과기공소가 아닌 곳에서 치과기공사의 업무를 한 경우 • 개설등록을 하지 아니하고 치과기공소를 개설·운영한 경우 • 치과기공물제작의뢰서를 보존하지 아니한 경우 • 기공물 제작 등이 치과기공물제작의뢰서에 따라 적합하게 이루어지고 있는지 여부를 확인해줄 수 없는 경우 • 이 법 또는 이 법에 따른 명령을 위반한 경우
* 처분 원인의 사유가 소멸되는 등 대통령령으로 정하는 사유 인정 시 면허 재발급 가능(단, ② 또는 ④에 따라 면허가 취소된 경우와 금고 이상의 형을 받은 경우 취소 1년 이후에 발급 가능) * 면허 취소 또는 등록 취소 시 청문해야 함(보건복지부장관 또는 특별자치시장·특별자치도지사·시장·군수·구청장)	

* 보건복지부장관은 의료기사 등이 제11조(실태 등의 신고)에 따른 신고를 하지 아니한 때에는 신고할 때까지 면허의 효력을 정지할 수 있다(동법 제22조 제3항).

010 벌칙(의료기사 등에 관한 법률 제30조 및 제31조)

3년 이하의 징역 또는 3천만원 이하의 벌금	• 의료기사 등의 면허 없이 의료기사 등의 업무를 한 사람 • 다른 사람에게 면허를 대여한 사람 • 면허를 대여받거나 면허 대여를 알선한 사람 • 업무상 알게 된 비밀을 누설한 사람 • 치과기공사 면허 없이 치과기공소를 개설한 자 • 치과기공물제작의뢰서를 따르지 아니하고 업무를 수행한 자
500만원 이하 의 벌금	• 면허 없이 의료기사 등의 명칭 또는 유사 명칭을 사용한 자 • 2개소 이상의 치과기공소를 개설한 자 • 무등록 치과기공소를 개설한 자 • 영리목적으로 특정 치과기공소 또는 치과기공사에게 고객을 알선·소개 및 유인한 자

011 "지역보건의료기관"이란 지역주민의 건강을 증진하고 질병을 예방·관리하기 위하여 법에 따라 설치·운영하는 보건소, 보건의료원, 보건지소 및 건강생활지원센터를 말한다(지역보건법 제2조 제1호).
정의(지역보건법 제2조)

구 분	목 적	기 관
지역보건의료기관	• 지역주민의 건강 증진 • 질병 예방·관리	• 보건소 • 보건의료원 • 보건지소 • 건강생활지원센터
지역보건의료서비스	• 지역주민의 건강 증진 • 질병 예방·관리 • 지역보건의료기관이 직접 제공하거나 보건의 료 관련기관·단체를 통해 제공하는 서비스	
보건의료관련 기관·단체	지역사회 내 공중 또는 특정 다수인을 위해 지 역보건의료서비스를 제공	• 의료기관 • 약 국 • 보건의료인 단체

012 시·도지사 또는 시장·군수·구청장은 지역주민의 건강 증진을 위하여 지역보건의료계획을 4년마다 수립하여야 한다(지역보건법 제7조).

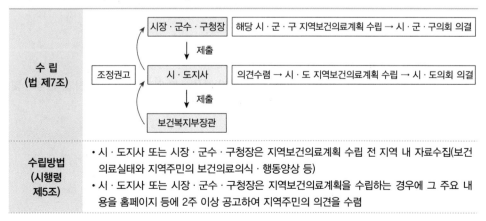

수 립 (법 제7조)	
수립방법 (시행령 제5조)	• 시·도지사 또는 시장·군수·구청장은 지역보건의료계획 수립 전 지역 내 자료수집(보건 의료실태와 지역주민의 보건의료의식·행동양상 등) • 시·도지사 또는 시장·군수·구청장은 지역보건의료계획을 수립하는 경우에 그 주요 내 용을 홈페이지 등에 2주 이상 공고하여 지역주민의 의견을 수렴

	지역보건의료계획	
	• 보건의료 수요의 측정 • 지역보건의료서비스에 관한 장기 · 단기 공급대책 • 인력 · 조직 · 재정 등 보건의료자원의 조달 및 관리 • 지역보건의료서비스의 제공을 위한 전달체계 구성 방안 • 지역보건의료에 관련된 통계의 수집 및 정리	
	시장 · 군수 · 구청장	시 · 도지사, 특별자치시장 · 특별자치도지사
지역보건 의료계획 (법 제7조 제1항 및 시행령 제4조)	• 지역보건의료계획의 달성 목표 • 지역현황과 전망 • 지역보건의료기관과 보건의료 관련기관 · 단체 간의 기능 분담 및 발전 방향 • 법에 따른 보건소의 기능 및 업무의 추진계획과 추진현황 • 지역보건의료기관의 인력 · 시설 등 자원 확충 및 정비 계획 • 취약계층의 건강관리 및 지역주민의 건강 상태 격차 해소를 위한 추진계획 • 지역보건의료와 사회복지사업 사이의 연계성 확보 계획 • 그 밖에 시장 · 군수 · 구청장이 지역보건의료계 획을 수립함에 있어서 필요하다고 인정하는 사항	• 지역보건의료계획의 달성 목표 • 지역현황과 전망 • 지역보건의료기관과 보건의료 관련기관 · 단체 간의 기능 분담 및 발전 방향 • 법에 따른 보건소의 기능 및 업무의 추진계획과 추진현황 • 지역보건의료기관의 인력 · 시설 등 자원 확충 및 정비 계획 • 취약계층의 건강관리 및 지역주민의 건강 상태 격차 해소를 위한 추진계획 • 지역보건의료와 사회복지사업 사이의 연계성 확보 계획 • 의료기관의 병상(病床)의 수요 · 공급 • 정신질환 등의 치료를 위한 전문치료시설의 수 요 · 공급 • 특별자치시 · 특별자치도 · 시 · 군 · 구 지역보건 의료기관의 설치 · 운영 지원 • 시 · 군 · 구 지역보건의료기관 인력의 교육훈련 • 지역보건의료기관과 보건의료 관련기관 · 단체 간의 협력 · 연계 • 그 밖에 시 · 도지사 및 특별자치시장 · 특별자 치도지사가 지역보건의료계획을 수립함에 있어 서 필요하다고 인정하는 사항

013 ① 전문인력 최소배치 기준은 보건복지부령으로 정한다(지역보건법 시행령 제16조).

② 전문인력을 대상으로 기본교육훈련을 3주 이상 시행한다(동법 시행령 제19조).

④ 전문인력 배치 및 운영실태를 2년마다 조사한다(동법 시행령 제20조).

⑤ 보건소 간의 전문인력의 교류가 가능하다(동법 시행령 제20조).

014 비용의 보조(지역보건법 제24조 제2항)

보조금을 지급하는 경우 설치비와 부대비에 있어서는 그 3분의 2 이내로 하고, 운영비 및 지역보건
의료계획의 시행에 필요한 비용에 있어서는 그 2분의 1 이내로 한다.

015 보건소 중 의료법에 따른 병원의 요건을 갖춘 보건소는 보건의료원이라는 명칭을 사용할 수 있다(지역보건법 제12조).

016 구강보건의 날(구강보건법 제4조의2 제1항)
구강보건에 대한 국민의 이해와 관심을 높이기 위하여 매년 6월 9일을 구강보건의 날로 정한다.

017 구강건강실태조사 등의 시기 및 방법(구강보건법 제9조 및 시행령 제4조)

특 징	• 국민의 구강건강상태와 구강건강의식 등 구강건강실태조사 • 3년마다 조사 및 결과 공표 • 장애인 구강건강실태는 별도계획 수립 조사 가능
구강건강상태조사 (직접 구강검사)	• 치아건강상태 • 치주조직건강상태 • 틀니보철상태 • 그 밖에 치아반점도 등 구강건강상태에 관한 사항
구강건강의식조사 (면접설문조사)	• 구강보건에 대한 지식 • 구강보건에 대한 태도 • 구강보건에 대한 행동 • 그 밖에 구강보건의식에 관한 사항

018

시 · 도지사/ 시장 · 군수 · 구청장/ 한국수자원공사 사장	업무 (법 제11조 제1항)	• 불소화합물 첨가시설의 설치 및 운영 • 불소농도 유지를 위한 지도 · 감독 • 불소화합물 첨가 인력의 안전관리 • 불소제제의 보관 및 관리에 관한 지도 · 감독
	사업계획 (법 제10조 제1항)	• 정수시설 및 급수 인구 현황 • 사업 담당 인력 및 예산 • 사용하려는 불소제제(弗素製劑) 및 불소화합물 첨가시설 • 유지하려는 수돗물 불소농도 • 그 밖에 보건복지부령으로 정하는 사항
상수도사업소장 (상수도시설의 운영자)	기록 (시행규칙 제7조 제2항 및 제3항)	• 1일 1회 이상 불소농도 측정 · 기록 • 측정한 달의 다음 달 10일까지 사업관리자에게 통보 • 사업관리자는 통보 받은 후 5일 이내 보건복지부장관에게 통보
	업무 (시행규칙 제7조 제1항)	• 불소화합물 첨가 • 불소농도 유지 • 불소농도 측정 및 기록 • 불소화합물 첨가시설의 운영 · 유지관리 • 불소화합물 첨가 담당자의 안전관리 • 불소제제의 보관 및 관리 • 그 밖에 보건복지부장관이 불소화합물 첨가의 적정화와 안정성 확보를 위하여 필요하다고 인정하는 사항

019 학교 구강보건사업(구강보건법 제12조)
- 유아교육법에 따른 유치원 및 초ㆍ중등교육법에 따른 학교의 장은 다음의 사업을 하여야 한다.
  - 구강보건교육
  - 구강검진
  - 칫솔질과 치실질 등 구강위생관리 지도 및 실천
  - 불소용액 양치와 치과의사 또는 치과의사의 지도에 따른 치과위생사의 불소 도포
  - 지속적인 구강건강관리
  - 그 밖에 학생의 구강건강 증진에 필요하다고 인정되는 사항
- 학교의 장은 학교 구강보건사업의 원활한 추진을 위하여 그 학교가 있는 지역을 관할하는 보건소에 필요한 인력 및 기술의 협조를 요청할 수 있다.
- 사업의 세부 내용 및 방법 등에 관하여는 대통령령으로 정한다.

학교 구강보건시설(동법 제13조)
- 학교의 장은 학교 구강보건사업을 시행하기 위하여 보건복지부령으로 정하는 구강보건시설을 설치할 수 있다.
- 국가와 지방자치단체는 구강보건시설을 설치하려는 학교의 장에게 필요한 비용의 전부 또는 일부를 지원할 수 있다.

020 사업장 구강보건교육 내용(구강보건법 시행령 제13조)
- 구강보건에 관한 사항
- 직업성 치과질환의 종류에 관한 사항
- 직업성 치과질환의 위험요인에 관한 사항
- 직업성 치과질환의 발생ㆍ증상 및 치료에 관한 사항
- 직업성 치과질환의 예방 및 관리에 관한 사항
- 그 밖에 구강보건증진에 관한 사항

021 이공은 하악골 외측면 제2소구치 치근단 부위에서 관찰 가능한 구멍으로 후상방으로 열려있으며, 이신경과 이혈관이 통과한다.

022 정중구개봉합은 구개골의 좌 · 우 수평판이 만나 봉합을 이룬다. 횡구개봉합은 상악골의 구개돌기 후연과 구개골의 수평판 전연이 만나 이룬다.

023 ① · ② · ③ · ⑤ 저작근의 특징이다.
안면근과 저작근

안면근	저작근
• 안면신경 분포 • 기시는 뼈나 근막, 정지는 피부나 다른 근육 • 근막이 없고 완전히 독립된 근육이 아님 • 몇 개의 근육들이 그룹을 이룸	• 하악신경이 지배(삼차신경의 3번째 가지) • 기시와 정지가 모두 뼈 • 근막이 있음

024 ① 기본운동은 접번운동과 활주운동이다.
② 하악골의 측방운동에 관한 설명이다.
④ 활주운동은 하악두와 관절원판 전체가 앞쪽으로 움직인다.
⑤ 접번운동은 개구와 폐구운동을 의미한다.

025 소구개신경은 연구개와 구개편도의 감각을 담당하며, 대구개신경은 경구개점막과 근처 치은 감각을 담당한다.

026 내경정맥은 머리와 목의 조직들의 혈액을 받는 곳으로 판막이 없어 감염의 확산과 관계되는 혈관이다. 외경정맥은 판막이 존재한다.

027 ① 설인신경이 경정맥공을 통과한다.
② 설하신경이 혀의 운동을 담당한다.
④ 안면신경은 혼합신경이다.
⑤ 설인신경이 혀의 끝 1/3 부분의 감각 및 미각을 담당한다.

- FDI system(두 자리 숫자표기법)
  - 유치와 영구치 모두 2자리 숫자로 구성
  - 앞의 숫자 : 상하좌우 구분/뒤의 숫자 : 1~8번까지 치아의 위치 표시

유 치	영구치
55 54 53 52 51 | 61 62 63 64 65 85 84 83 82 81 | 71 72 73 74 75	18 17 16 15 14 13 12 11 | 21 22 23 24 25 26 27 28 48 47 46 45 44 43 42 41 | 31 32 33 34 35 36 37 38

- Palmer notation system(사분구획법)
  - 임상에서 많이 쓰임
  - 상악과 하악을 구분하는 각 사분원을 표시. quadrant 사용(┼)

유 치	영구치
E D C B A | *A B C D E* *E D C B A* | *A B C D E*	8 7 6 5 4 3 2 1 | 1 2 3 4 5 6 7 8 8 7 6 5 4 3 2 1 | 1 2 3 4 5 6 7 8

- Universal numbering system(만국표기법, 연속표기법, ADA system)
  - 시계 방향으로 치아 표기
  - 유치는 영어 대문자 A~T, 영구치는 1~32까지 사용

유 치	영구치
A B C D E | *F G H I J* *T S R Q P* | *O N M L K*	1 2 3 4 5 6 7 8 | 9 10 11 12 13 14 15 16 32 31 30 29 28 27 26 25 | 24 23 22 21 20 19 18 17

- European numbering system
  - 유럽에서 많이 사용
  - 상악은 +, 하악은 −로 표기

유치	*+E+D+C+B+A* | *+A+B+C+D+E* *−E−D−C−B−A* | *−A−B−C−D−E*
영구치	*+8+7+6+5+4+3+2+1* | *+1+2+3+4+5+6+7+8* *−8−7−6−5−4−3−2−1* | *−1−2−3−4−5−6−7−8*

029

			복근치 (협설분지)		다근치 (협설분지 치근 3개)		
1	2	3	4	5	6	7	8
1	2	3	4	5	6	7	8
					복근치 (근원심분지)		

030 ② 근심반부의 크기는 원심반부와 대칭적이다.
③ 순설경의 폭이 근원심경의 폭보다 크다.
④ 치근 원심면에 구가 존재한다.
⑤ 설면결절의 정점은 원심에 위치한다.

031 ① 상악 견치는 치근의 길이가 가장 긴 치아이다.
② 상악 견치는 첨두가 약간 근심에 있다.
④ 상악 견치는 하악 견치보다 설면결절의 발육이 좋다.
⑤ 하악 견치는 근심연이 원심연보다 길다.

032

결 절	위 치
개재결절 (Terra's tubercle)	상악 제1소구치 근심교합면
카라벨리결절 (제5교두, Carabelli's tubercle)	상악 제1대구치와 상악 제2유구치 근심설측교두의 설면
가성구치결절 (Paramolar tubercle)	상악 제2대구치 협면
후구치결절 (Distomolar tubercle)	상악 제3대구치 원심면
제6교두	하악 제1대구치의 교합면에서 원심설측교두와 원심교두 사이에 나타나는 교두
제7교두	하악 제1대구치의 교합면에서 근심설측교두와 원심설측교두 사이에 나타나는 교두

033 ① 4개의 삼각융선이 나타난다.
② 2개의 횡주융선이 나타난다.
③ 4개의 발육구와 5개의 교두가 나타난다.
⑤ 근원심경이 협설경보다 더 크다.

034 ① 유치는 수각이 높은 편이다.
② 유치의 법랑질이 더 얇고 두께는 비교적 일정하다.
③ 유구치의 우각상징은 영구치보다 불명확하다.
④ 후속 영구치 때문에 유치의 치근이개도는 영구치보다 크다.

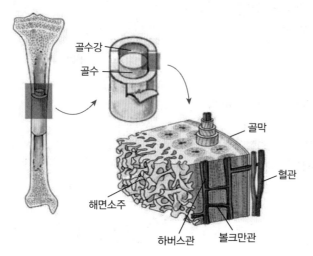

골 막	• 혈관, 신경 및 뼈 형성 • 뼈의 재생, 치유기능
골 수	• 뼈의 가장 안쪽으로, 혈액을 만드는 혈액의 줄기세포가 들어있음 • 특정 림프구 성숙
하버스관	• 혈관 및 신경이 지나감 • 주변 뼈조직의 세포에 영양공급 • 하버스관끼리 교통
볼크만관	• 혈관 및 신경이 지나감 • 하버스관에 대해 직각, 사선으로 주행 • 하버스관과 뼈의 바깥쪽 큰 혈관 연결

뼈의 특성

• 층판구조로 보호작용과 지지작용
• 가장 단단한 조직, 치밀골과 해면골로 구분
• 모든 결합조직 중에서 가장 분화되어 있음
• 혈관이 분포되어 있어 치유가 빠름

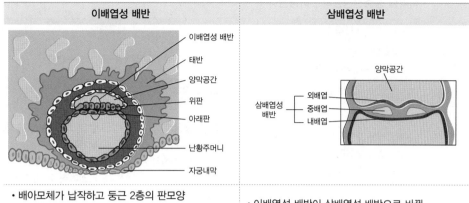

이배엽성 배반	삼배엽성 배반

• 배아모체가 납작하고 둥근 2층의 판모양
  – 위판(외배엽) : 자궁의 공간에서 먼 쪽
  – 아래판(내배엽) : 자궁의 공간에서 가까운 쪽
• 양막강 : 배자모체 중 위판과 영양막 사이에 형성되는 공간
• 난황주머니 → 나중에 흡수되어 위와 장이 됨
	• 이배엽성 배반이 삼배엽성 배반으로 바뀜
	• 원시선, 척삭, 신경관 형성
	• 배아의 심장이 박동하기 시작
	• 신경능선세포층 발생 : 5개 돌기 출현(비전두돌기, 좌우상악돌기, 좌우하악돌기)

037

발생부위		발생부분	비 고
구개발생	일차구개 발생 5~6주	전상악돌기 + 내측비돌기	• 구강과 비강에서 전방의 삼각형 부분 • 구개가 없고 비강과 구강은 서로 통합된 시기 • 구강용적이 작고 혀가 전체를 차지
	이차구개 발생 6~12주	좌우의 구개돌기 + 비중격	• 비강과 구강이 완전히 차단 • 구강용적이 크고 혀가 내려감 • 융합부전 → 구개열
	입천장 완성 발생 12주	3개 돌기(상악돌기, 좌우돌기) 모두가 융합	–
구강발생	일차구강	일차구개의 후방부는 비강과 구강이 직접 통합	–
	이차구강	비강으로부터 분리된 구강	–
구 순	상순 발생 4주	상악돌기 + 내측비돌기	• 위턱돌기는 윗입술의 가쪽 • 내측비돌기는 윗입술의 가운데 형성 • 융합부전 → 구순열

038 상아모세포의 특징
• 치유두 바깥세포가 분화되어 상아모세포 형성
• 상아전질 분비
• 상아전질이 법랑기질보다 먼저 분비
• 상아질이 법랑질보다 먼저 형성

039

구강점막상피(중층편평상피)

- 비각질 중층편평상피 : 이장점막

분 포	세포층
입술점막, 볼점막, 치조점막, 구강저, 혀의 아래쪽 면, 연구개	3개의 층(바닥층, 중간층, 표면층)

임상소견	현미경적 소견	특 징
• 부드러운 표면감촉 • 촉촉하게 젖어있는 표면 • 늘어나거나 압박될 수 있음 • 아래 구조에 대한 쿠션작용	• 비각질 중층편평상피 • 경계면은 보통 평탄함 • 융기그물과 결합조직유두 수가 적음 • 고유판에 많은 탄력섬유 존재	• 점막하조직이 있어 근육을 덮음 • 발음, 저작, 연하 동작에 필요한 부위에 존재 • 절개 시 봉합 필요 • 국소마취 시 불편감은 덜하고 확산은 용이함(그렇기 때문에 감염 시에 빠르게 확산)

- 진성각질 중층편평상피 : 저작점막

분 포	세포층
일부 저작점막(경구개, 부착치은), 특수점막(혀배면의 혀유두)	뚜렷한 4개의 층(바닥층, 가시층, 과립층, 각질층)

임상소견	현미경적 소견	특 징
• 표면감촉이 고무 같음 • 탄력성 존재 • 단단한 기초를 제공 • 음식물과 마찰이 가장 많음	• 진성각질 중층편평상피 또는 착각질 중층편평상피 • 경계면에 뚜렷하고 많은 융기그물과 결합조직유두를 가짐(단단한 이유)	• 점막하조직은 매우 얇은 층이거나 없음 • 저작이나 발음하는 동안 견고한 기초가 필요한 부분에 존재 • 수술 후 봉합 필요 없음 • 국소마취 시 불편감이 크고 확산이 어려움

- 착각질 중층편평상피 : 특수점막

분 포	세포층
대부분 부착치은의 저작점막, 혀 배면, 혀유두 특수점막	바닥층, 가시층, 과립층, 각질층 (과립층 불분명 또는 없음) (각질층 세포에 핵의 잔사가 남음)

법랑질의 성장선

- 레찌우스선조
  - 법랑모세포가 1~2주 동안 형성한 법랑질의 양
  - 이 선이 법랑질 표면과 만나 주파선조 형성
- 신생선 : 레찌우스선조가 강조되어 나타남
- 횡선문
  - 법랑질은 하루 4μm씩 형성
  - 법랑소주를 가로지르는 주기적인 횡선문
- 주파선조

041 치수의 표층구조

구 역	내 용
상아모세포층	• 상아모세포가 치수외벽을 덮고 있음 • 상아모세포에 의해 이차상아질 생성 • 상아모세포 세포체 사이에 상아세관 내에 있는 감각신경 축삭의 신경세포체가 위치
세포결핍층	• 상아모세포층에 비해 세포 수가 적음 • 신경층과 모세혈관층이 존재
세포밀집층	• 세포결핍층에 비해 세포 밀도가 증가 • 혈관 분포
치수 중심	혈관과 신경이 특징적으로 분포하는 부위

042 급성염증과 만성염증

구 분	급성염증	만성염증
기간, 진행속도	진행이 빠름	기간이 길고 진행이 느림
증 상	심 함	뚜렷하지 않음
삼출액의 정도	현저함	경미함
염증부위 상태	삼출액에 의한 부종	세포의 증식, 조직의 수복
관련된 염증세포	호중구, 단핵구	림프구, 형질세포, 대식세포

043 면역학적 구강질환의 다양한 질병 중 베체트증후군은 자가면역질환으로서, 구강점막의 재발성 아프타, 눈의 염증, 생식기궤양, 피부의 홍반을 동반하는 것이 특징이다.

044 치수염

만성궤양성치수염(치수궤양)	만성증식성치수염(치수식육)
• 원인 : 치수노출(구강 내 미생물 침입) • 자발통 없음 • 치료 : 신경치료	• 노출된 치수가 만성자극에 의해 증식(치수용종 나타남) • 유년기 치수조직 활성도 높을 때 나타남

045 ① 쌍생치 : 하나의 치배가 불완전한 두 개의 치배로 분리되며, 전치부에 호발한다.
③ 유착치 : 두 개의 인접한 치아가 백악질에서 결합한다.
④ 법랑진주 : 치근부위에 작은 법랑질덩어리가 발생한다.
⑤ 치외치 : 교합면에 법랑질교두가 나타나며, 하악소구치에 호발한다.

046 ④ 함치성낭은 낭종 내에 치관이 함유되어 있고, 10~30대 남성에게서 호발한다.

치성낭

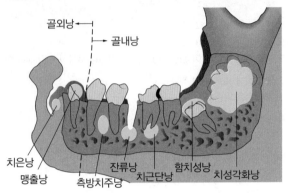

047 치아종
- 20대 이전에 발견
- 치배의 형성 이상에서 생기는 치성종양
- 임상적 증상은 거의 없음
- 복합치아종 : 정상치아와 유사한 법랑질, 상아질, 백악질 배열
- 복잡치아종 : 배열 복잡, 정상치아 같지 않음

048 생검의 종류
- 절제생검 : 검사할 병소의 병소 전체를 완전히 제거하여 검사
- 절개생검 : 검사할 병소의 조직일부만 잘라내어 검사
- 펀치생검 : Punch forcep을 사용하여 검체를 떼어내어 검사
- 침생검 : 굵고 긴 특수한 투과침을 이용해 생검
- 천자흡인생검 : 아주 가는 투과침으로 표면에서 가까운 조직을 천자하여 검체를 채취
- 박리세포진단법 : 점막표면에 노출된 탈락세포를 채취하여 세포학적 검사를 하는 것

049 세포소기관

종 류	기 능
미토콘드리아	• 이중막 • 세포의 에너지원인 ATP 생성 → 세포의 발전소 • 세포 내 호흡 장소 • DNA가 있어 자가증식 가능
리보솜	• rRNA(리보솜 RNA)와 단백질로 구성된 복합체 • 형질내세망에 부착되거나 유리되어 존재 • 단백질 합성
형질내세망 (소포체)	• 생체가 필요로 하는 대부분의 물질 생산 • 핵에서 만들어진 물질을 세포 내로 이동시키거나 저장 • 리보솜 부착 여부에 따라 과립형질내세망, 무과립형질내세망
골지체	• 3~10개의 납작한 주머니가 층판을 이룬 것 • 당단백질과 당지질의 합성 및 배출에 관여 • 세포의 운송 시스템
리소좀	• 골지체에서 생성된 소낭 • 세포 내 소화기관 • 여러 종류의 가수분해 효소 함유 → 식세포 작용, 자가소화

050 신경세포의 구조와 기능

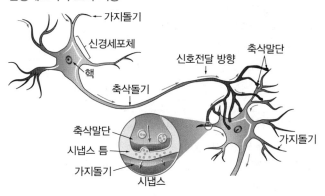

뉴 런			시냅스
세포체	축삭돌기	수상돌기	
• 미토콘드리아, 니슬소체, 신경원섬유, 골지체, 핵 존재 • 니슬소체 : RNA를 포함한 과립형질내세망, 단백질 합성 가능 • 신경원섬유 : 신경자극 전달	• 인접세포로부터 정보를 받는 얇은 가지 형태의 돌기 • 뉴런의 표면적 증가 → 다른 뉴런과 상호작용 증가	• 길이 다양 • 정보를 통합하여 전기신호 내보냄	신경세포가 다른 신경세포에 접촉되는 연결부위로 아세틸콜린을 분비하며 신경을 전달함

051　호르몬

구 분	갑상샘		부갑상샘
명 칭	티록신	칼시토닌	파라토르몬
표적기관	체조직	뼈, 신장	뼈, 신장
작 용	• 에너지대사열 발생 • 중추신경계 발달 • 내분비계 발달	• 혈중의 칼슘농도 저하 • 골흡수 억제 • 칼슘 배출 증가	• 혈중의 칼슘농도 상승 • 골흡수 촉진 • 칼슘 재흡수 촉진
기능항진	그레이브스 병, plummer 병		낭포성섬유성골염
기능저하	크레틴 병 : 티록신을 투여해 치료		• 치아 형성부전 • 테타니 증세

052　구강점막의 감각

온도감각	냉각(크라우제소체)	• 전치부에서 구치부로 가면서 감소 • 상악점막 : 경구개 전방부에 가장 많음 • 하악점막 : 치간유두, 치은연에서 가장 잘 느낌
	온각(루피니소체)	전치부에 집중, 구치부에 비교적 적음
촉 각		• 마이너스소체(촉각, 압박) • 메르켈촉각세포(촉각)
통 각		• 점막에 가해지는 침해성 자극 • 통각 수용기 : 자율신경 말단

053　치아의 감각

압각(촉각)	치아의 감각수용기 : 치수와 치주인대에 존재
교합감각	• 상하의 치아로 물체를 물었을 때의 감각 • 두께 지각 역치 : 정상치열 약 0.2mm, 총의치 장착자 약 0.6mm
위치감각	자극이 가해진 부위를 아는 것
치수감각	치수신경의 흥분에 의한 감각은 주로 통각
유효자극	• 정상 치아의 유효자극 : 온도자극과 전기자극 • 온도자극 : 온도변화에 따라 느끼는 자극 • 전기자극 : 전기치수진단(EPT)
연관통	동통이 있는 부위가 아니라 다른 부위까지 아프다고 느끼는 통증 예 상악 중절치 통증 → 안와 상부 통증

054 하악반사

개구반사	• 일종의 방어반사, 회피반사 • 대뇌의 지배를 받지 않는 반사운동이 일어나 개구되는 것 • 주로 폐구근 활동의 억제만으로 일어남
저작근반사	• 치아에 지속적인 힘을 가하면 폐구근의 활동이 활발해지는 반사 • 저작 시 치아에 가해지는 힘에 의해 이 반사가 작용해 저작력 강화
폐구반사	• 신체 운동을 할 때 하악의 위치를 유지 • 음식물이나 물을 삼킬 때 일어남

055 연하과정

1단계 (구강단계)	• 수의단계 • 음식물이 구강에서 인두로 이송
2단계 (인두단계)	• 불수의단계(반사성, 연하반사) • 음식물이 인두에서 후두개 통과, 식도 도달 • 비강차단 : 연구개와 목젖은 후상방으로 견인 • 상인두벽 : 전방으로 이동 • 설골과 후두 : 전상방으로 이동 • 후두개 : 하방으로 회전, 후두입구 폐쇄 • 호흡 : 일시정지(연하성 무호흡)
3단계 (식도단계)	• 불수의단계 • 음식물이 식도를 지나 위에 도달

056 세균은 원핵세포를 가지는 구조로, 진핵세포를 가지는 미생물과는 차이를 보이며 원핵세포는 펩티도글리칸층이 존재한다.

057 ② 그람음성균을 찾는 문제로, 보기 중 그람음성균은 *Prevotella intermedia*이다. 나머지는 모두 그람양성균에 해당한다.
외 막
• 그람음성균의 고유 구조물
• 펩티도글리칸 외측에 존재
• LPS 존재 : 독소기능, 지질다당류
• 숙주의 면역학적 공격 회피

058 • 세포벽 합성저해 : 페니실린계, 세펨계
• 단백질 합성저해 : 테트라사이클린계, 마크로라이드계

059 *A.actinomycetemcomitans*의 특성

- 그람음성 혐기성 간균
- 급진성 치주염(유년형 치주염)과 성인에서 일어나는 파괴적인 치주질환의 원인
- 외독소와 내독소 모두 가짐
  - 외독소 루코톡신 생산 : 다형핵백혈구와 단핵구에 독성
  - 내독소(LPS, 지질다당류) 보유 : 골흡수 높임
- 섬모에 의한 세포 부착
- 호이산화탄소성 세균
- 흑색색소 생산하지 않음

060 구강 칸디다증

원인균	특 성	증 상
Candida albicans	• 진균성 감염 • 항생제 남용 시 가장 빈발 • 기회감염, 균교대증으로 인해 발병 • 틀니를 사용하는 고령자 또는 에이즈 환자에게 호발	• 구강점막에 붉은 반점 위에 미세한 백색 침착물 • 응결된 우유처럼 부드럽고 융기된 백색반점 • 작열감, 압박감, 통증, 자극성 음식의 섭취 시 불편감

061 공중구강보건학의 특성

- 예방사업 위주
- 건강한 사람까지도 대상
- 분업 방식으로 전개
- 공동책임이 인식된 사회에서 전개
- 여러 가지 구강병 발생요인을 복합적으로 관리

062 공중구강보건의 발전과정

과 정	내 용
전통구강보건기 (~조선후기)	• 민간요법, 한방요법으로 구강질병 관리 • 1839년 : 영국의 구강진료(홉슨) • 1885년 : 미국의 구강진료(알렌) • 1893년 : 일본의 구강진료(노다오지) 우리나라에 소개
구강보건여명기 (조선후기 ~해방)	• 1910년 : 위생과 설치(경무총감부, 치과의사면허 권장) • 1922년 : 경성치과의학교 설치(치과의사 양성) • 영국, 미국, 일본의 구강진료 도입
구강보건태동기 (해방 직후 ~1950년대 말)	• 1945년 : 경성치과의학전문학교 → 서울대학교 치과대학, 위생국 설치 • 1946년 : 보건후생부에 치의무국 설치, 구강보건행정 시작 • 1948년 : 조산치과위생연구소 설치 • 구강보건행정의 시작 : 공중구강보건에 관련된 활동의 필요성을 인식하기 시작 • 일본식 치학에서 미국식 치학으로 전환
구강보건발생기 (1950년대 말 ~1960년대 말)	• 1961년 : 대한구강보건학회 창립 • 1962년 : 전문가 불소사업 시작(보건소) • 1965년 : 최초의 치과위생사 교육 시작(연세대 의과대학 부속 의학기술 수련원) • 1967년 : 한국구강보건협회 설립
구강보건성장기 (발전기, 1970년대 ~현재)	• 1971~1973년 : 최초로 국민구강건강실태조사 실시 • 1976년 : 학교집단칫솔질 후 불소용액양치사업 실시 • 1977년 : 전문대학에 치위생과 개설 • 1978년 : 수돗물불소농도조정사업 계획 • 1981년 : 최초로 경남 진해시 수돗물불소농도조정사업 실시 • 1982년 : 충북 청주시 수돗물불소농도조정사업 실시 • 1986년 : 치과위생사를 전국 보건소와 보건지소 배치 시작 • 1997년 : 보건복지부 보건증진국에 구강보건과 설치(구강보건행정 기반 조성)

063 집단구강건강관리 과정

• 순환주기 : 12개월(인접면 우식이 치수까지 진행되는 기간)
• 과정 : 실태조사 → 실태분석 → 사업기획 → 재정조치 → 사업수행 → 사업평가
  – 실태조사 : 구강병의 발생빈도, 경향, 집단의 규모와 특성 조사, 인구집단 특성 조사
  – 실태분석 : 구강건강문제 파악, 구강보건지표 산출
  – 사업기획 : 구체적으로 경비나 지역사회 여건 고려
  – 재정조치 : 지방자치단체나 국고보조비
  – 사업수행 : 합리적, 효과적으로 사업수행
  – 사업평가 : 후속 사업계획에 반드시 환류

특 성	치아우식, 치은염, 치주염, 구강점막질환 및 기타 구강병 발생 빈번
방 법	• 질병 예방 • 구강병 치료 • 영양과 환경관리 • 구강환경관리 • 식이지도 • 방사선 노출관리 • 구강보건교육 • 약물복용, 흡연, 음주, 카페인 등 제한

065 학생 정기구강검진의 목적

- 구강상병을 초기에 발견하여 치료하도록 유도
- 학생의 구강건강상태를 파악
- 학교구강보건 기획에 필요한 자료를 수집
- 교사, 학생의 구강건강에 대한 관심을 증대
- 구강보건자료를 수집
  - 매년 4월 1일~6월 30일(구강검진은 체질검사에 속함)
  - 결과보고 : 학급장 → 소속 교육감(7월 말) → 교육부장관(9월 말)

066 지역사회 조사영역 및 내용

조사영역	내 용
구강보건실태	• 구강건강실태(치아우식경험도, 지역사회치주요양필요정도, 기타) • 구강보건진료필요(상대구강보건진료수요, 유효구강보건진료필요, 공중구강보건사업의 형태로 공급할 수 있는 구강보건진료, 구강병 예방사업으로 감소시킬 수 있는 상대구강보건진료필요) • 활용 가능한 구강보건진료인력자원과 그 활용도 • 주민구강보건의식 • 공중구강보건사업 수혜자
인구실태	• 인구수 • 인구밀도 • 연령별 인구구성 • 씨족별 인구구성 • 직업별 인구구성 • 교육수준별 인구구성 • 산업별 인구구성 • 인구이동 • 성별 인구구성 • 주민의 일반적 건강상태 • 주민의 일반적 위생상태 • 주민의 가치관 • 출신인물
환경조건	• 식음수불소농도 • 기상조건 • 토양조건 • 천연자원 • 지역사회 유형(도시, 농촌 등) • 교통 및 통신시설 • 공공시설 • 산업자원
사회제도	• 가족제도 • 행정제도 • 경제제도 • 교육제도 • 구강보건진료제도 • 종교제도 • 봉사제도 • 일반보건진료제도

067 기획수립의 주체에 따른 구강보건사업
- 하향식 구강보건사업기획 : 정부 주도로 진행, 후진지역(지도력, 기술미흡지역)에서 주로 채택, 지역주민의 자발적 참여 어려움
- 상향식 구강보건사업기획 : 지역사회주민의 요구(최대한 반영)와 방향 설정에 따라 수립, 외부소통 어렵고 자체적 지도력을 겸비한 인력이 있는 지역에서 시행
- 공동 구강보건사업기획 : 공중구강보건전문가와 지역사회구강보건지도자가 함께 수립, 외부의 지원, 자발적 참여

068 불소도포사업의 평가원칙
- 명확한 평가목적에 따라 평가
- 명확한 기준에 따라 평가
- 계속하여 평가
- 단기효과와 장기전망으로 구분하여 평가
- 평가결과를 후속되는 사업기획의 기초적 자료로 사용
- 가능한 한 객관적으로 평가
- 장점과 단점을 지적
- 평과결과를 습득한 경험자료로 사용
- 사업계획, 수행 및 평가에 영향을 받게 될 자가 평가주체가 되어야 함

069 지역사회 조사방법

조사방법	정 의	장 점	단 점
열람조사법	직접조사방법으로 이미 존재하는 기록들을 열람하여 자료를 수집하는 과정	조사시간, 노력, 경비가 절약됨	신뢰할 수 있는 자료를 엄선해야 함
사례분석법	한 개인이나 가족, 사회단체, 기관, 지역사회를 대상으로 분석적으로 조사하는 연구적 조사방법	소수 사례를 집중적으로 분석하고 검토함	조사대상 사례가 제한적
관찰조사법	조사자가 조사대상이 되는 개체나 집단의 실태를 직접 관찰하여 정보를 수집하거나 상황을 알아내는 조사방법	• 조사대상자의 협조가 필요 없음 • 세부사항까지 포착 가능	• 조사대상자가 적시에 포착되지 않음 • 고도의 관찰기술이 요구됨 • 주관이 개입될 가능성이 있음
설문지법	설문지의 답을 응답자가 직접 기입하도록 하여 필요한 정보를 수집하는 방법	• 조사시간, 경비가 절약됨 • 집단조사가 가능 • 면접기술이 요구되지 않음	• 응답자가 조사내용을 이해 못할 가능성이 있음 • 불성실한 응답으로 잘못된 정보의 수집이 가능 • 교육수준이 낮은 대상의 경우 불량한 결과가 나올 수 있음

면접법 (대화조사법)	면접자가 응답자를 직접 대면해 대화하며 필요한 자료를 수집하는 조사방법	• 세부사항을 조사할 수 있음 • 누구에게나 조사 가능	• 시간과 경비 소요 • 상당한 면접기술 요구 • 주관 개입 가능성이 큼

070 수돗물불소농도조정사업의 특성

- 가장 먼저 개발된 사업
- 가장 효과적, 용이함, 경제적, 공평함, 안전함, 실용적
- 대표적 공중구강보건사업
- 수혜자가 별도의 관심을 가지고 노력하지 않고도 치아우식증 예방

071 불소용액양치

용 액	0.05% 불화나트륨	매일 1회 실시
	0.2% 불화나트륨	1주 1회 또는 2주 1회 실시
사용량	유치원 아동	5mL
	초등학교 아동	10mL
방 법	칫솔질 후 1분 동안 불소용액을 양치하고 뱉어냄	
주의사항	양치 후 30분 동안 음식을 섭취하지 않도록 함	

072 역학 현상

종 류		정 의	예
시간적 현상	추세변화	일정한 주기에 따라서 큰 파상과 같이 질병이 많이 발생되는 현상	장티푸스, 디프테리아
	순환변화	추세변화 사이에서 수년간의 주기로 질병이 발생되는 적은 유행현상	콜레라
	계절변화	전염병이 계절적 특성을 가지고 발생하는 현상	감기, 뇌염
	불규칙변화	시기적으로 일정하지 않게 질병이 돌발하는 현상	흑사병
지리적 현상	특정 지역사회에서 질병이 계속적으로 발생하는 현상		반점치
생체적 현상	연령특성, 성별특성, 종족특성과 같은 숙주의 생체특성에 따라서 질병의 발생 양태가 달라지는 현상 • 치아우식증 : 백인 > 흑인 • 치주병 : 사춘기 아동에서 빈발 • 결핵 : 백인 < 흑인		결핵, 치아우식증, 치주병
사회적 현상	• 질병이 사회환경 요인에 의해 영향을 받으며 발생하는 현상 • 도시특성, 농촌특성, 인구밀도, 교통사정, 직업요인, 경제능력, 교육수준, 보건시설, 진료시설, 사회안정도 등		치아우식증, 치주병

개시구강보건진료 (증진구강보건진료, 기초구강보건진료)	• 계속구강건강관리 과정의 첫 단계 • 기초구강진료 • 구강상병 유병률(그 시점에서 질병을 가진 사람비율) • 구강건강 증진효과
계속구강보건진료 (유지구강보건진료)	• 계속구강건강관리 과정에 계속적으로 전달하는 구강진료 • 1, 2, 3차로 세분화됨 • 구강상병 발생률(특정기간 내에 발생한 질병에 걸린 사람비율) • 구강건강의 유지효과

074 ① 문제에서 구강검사 결과는 '상대구강보건진료필요'이고, 환자가 인지한 내용은 '구강보건진료수요'이다. 실질적으로 치료받은 내용은 '유효구강보건진료수요'이므로 치석제거, 하악 좌측 사랑니 발치가 정답이다.

구강보건진료수요	• 전문가가 탐지한 구강보건진료수요 중에서 소비자가 필요하다고 인정한 구강 보건진료 • 소비자가 필요하다고 인정하기만 하고 실질적으로 제공받지는 않았음
유효구강보건진료수요	구강보건진료 소비자가 필요를 인정하고 실질적으로 제공받은 구강보건진료
잠재구강보건진료수요	• 전문가가 탐지한 상대구강보건진료필요 중에서 소비자가 실제로 소비한 유효 구강보건진료수요를 제외한 것 • 이후에 유효구강보건진료수요로 전환될 가능성이 있음 • 상대구강보건진료필요 − 유효구강보건진료수요 = 잠재구강보건진료수요

075 혼합구강보건진료제도(사회보장형 구강보건진료제도)
- 생산자 + 소비자 + 정부
- 우리나라 구강보건진료제도
- 가장 영향력 있는 조정자는 정부
- 장 점
  - 모든 국민에게 균등한 기회 제공
  - 국민 자기의사 선택권 부여
  - 포괄적 의료서비스의 제공
  - 보건기획 및 자원의 효율적 활용 기대
- 단 점
  - 행정체계 복잡
  - 의료서비스 향상에 대한 동기가 약함

076 구강보건진료전달체계의 일반원칙

- 구강상병관리원칙이 적용되는 체계 개발
- 기존 민간구강진료자원의 활용을 최대화하는 체계 개발
- 지역사회 내부에서 구강보건문제를 해결하는 체계 개발
- 전체 국민에게 저렴한 구강진료비로 양질의 구강진료를 제공하는 체계 개발
- 치과대학 부속구강병원을 연구, 교육, 봉사기관으로 규정 → 한정된 지역사회의 전체 주민에 모든 구강진료를 전달

077 구강보건진료자원의 분류

인력자원	• 구강보건관리인력 : 치과의사, 전문치과의사 • 구강보건보조인력 – 진료실 진료 분담 구강보건보조인력 : 학교 치과간호사, 치과치료사, 치과위생사 – 진료실 진료 비분담 구강보건보조인력 : 구강진료보조원 – 기공실 진료 비분담 구강보건보조인력 : 치과기공사
무형 비인력자원	치학지식, 구강진료기술
유형 비인력자원	• 비인적 자본 : 시설, 장비, 기구 • 중간재 : 재료, 약품, 구강환경관리용품

078 소비자의 권리와 의무

소비자의 권리	소비자의 의무
• 안전구강진료소비권 • 구강진료정보입수권 : 진료에 대한 정보요청 • 구강진료선택권 : 생산자, 진료재료 등을 선택할 권리 • 자기의사반영권 : 자기의 의견을 생산자에게 반영시킬 권리 • 개인비밀보장권 • 피해보상청구권 • 단결조직활동권	• 진료정보 제공 • 요양지시 복종 • 병 · 의원규정 준수 • 진료약속 이행 • 진료비 지불 • 자기 구강건강 관리

079 구강보건진료비 책정제도

책정제도	내 용
행위별 수가제	• 가장 일반적인 지불 방식(우리나라 책정제도) • 진료행위의 항목별로 가격을 책정하여 진료비를 지불함 • 의료공급자의 재량권 확대, 구강진료 단편화, 재활지향진료, 과잉진료 경향, 예방보다는 치료에 치중

인두제	• 진료행위와는 무관하게 한 사람의 구강건강을 관리하는 데 필요한 진료의 비용 • 구강진료 포괄화, 예방진료 지향, 최소한의 진료
포괄수가제	• 질병별로 미리 책정되어 있는 진료비를 지급 • 영수 과정이 간단해지며 과잉진료 방지 • 의료서비스의 최소화, 질적 저하(예 분만, 뇌출혈)

080 조직의 원리

기본원리	정 의
계층제의 원리	• 상위자가 하위자에게 책임과 권한을 순차적으로 위임 • 조직이 커지고 전문화될수록 업무가 다양해짐
통솔범위의 원리	한 사람의 상관 또는 감독자가 효과적으로 통솔할 수 있는 직원의 수의 한계를 벗어나지 않는 원리
명령통일의 원리	조직 각 구성원은 한 사람의 상관으로부터 명령과 지시를 받고 보고
분업의 원리	업무를 여러 기준에 따라 성질별로 분류해 한 가지의 주업무 분담
조정의 원리	조직 구성원의 활동이나 기능이 조화를 이루도록 결합(예 TF팀)
권한위임의 원리	상위자가 자기에게 주어진 권한을 하위자에게 분할·위임하게 하여 하위자가 권한의 범위 내에서 관리활동을 수행

081 제도화 수준에 따른 공중의 참여방법

• 제도적 참여방법
  – 협찬 : 시민들의 부분적, 협조적 참여가 제도화된 형태
  – 자치 : 시민이 행정을 적극적으로 통제하고 이끌어가는 형태
• 비제도적 참여방법
  – 운동 : 시민의 일방적 요구[예 님비(NIMBY)·핌피(PIMFY) 현상]
  – 교섭 : 행정기관과 시민집단 간의 협상 및 상호작용

082 공공부조

• 정의 : 국가와 지방자치단체의 책임하에 생활유지능력이 없거나 생활이 어려운 국민의 최저생활을 보장하고 자립을 지원하는 제도
• 내용(7개) : 생계급여, 주거급여, 의료급여, 교육급여, 해산급여, 장제급여, 자활급여
• 재원 : 국민들의 세금(조세)을 중심으로 운영
• 주체 : 국가와 지방자치단체

083 구강건강실태조사의 준비 과정

조사목적의 설정 → 표본추출 → 조사승인 취득 및 예정표의 작성 → 조사요원 교육훈련 → 조사대 편성 및 본격 조사 준비

084 우식경험영구치지수는 한 사람이 평균 몇 개의 우식경험영구치를 가지고 있는지 분석하는 자료로 조사대상자 전체의 우식경험영구치수를 피검자수로 나누어 산출한다.

$$우식경험영구치지수 = \frac{우식경험영구치수}{피검자수} = \frac{8,000}{500} = 16$$

085 처치영구치율은 치아우식증을 경험한 영구치 중 치아우식증을 처치한 치아의 비율에 해당하는 비율이다.

$$처치영구치율 = \frac{FT수}{DMFT수} \times 100 = \frac{4,000}{8,000} \times 100 = 50\%$$

086
- 제1대구치 건강도 $= \dfrac{총\ 제1대구치\ 건강도\ 평점}{40} \times 100\%$
- 제1대구치 우식경험률 = 100 - 제1대구치 건강도

제1대구치 건강도	평 점
건전한 1대구치	10점(만점)
상실되거나 발거대상 제1대구치	0점(최하점)
우식이 있는 제1대구치 → 치면에 따라 1점씩 감점	
1치면 우식	9점(1점 감점)
5치면 우식	5점(5점 감점)
충전되어 있는 제1대구치 → 치면에 따라 0.5점씩 감점	
1치면 충전	9.5점(0.5점 감점)
5치면 충전	7.5점(2.5점 감점)

예 크라운의 경우 근 · 원 · 협 · 설 · 교합면 총 5개 치면에 충전치료 되어있는 것이므로 2.5점 감점되고 평점은 10-2.5=7.5점이 된다.

따라서 제1대구치 건강도 $= \dfrac{33}{40} \times 100 = 82.5\%$이므로, 제1대구치 우식경험률은 100-82.5=17.5%가 정답이다.

087
① 치은연하치석이 있을 경우 점수는 2점 또는 3점이다.
② 음식물잔사가 치면의 2/3 이하일 때 2점이다.
③ 대상치아는 모든 치아의 협설면이다.
⑤ 치석지수와 잔사지수를 검사한다.

구강환경지수
- 구강환경을 평가하는 구강보건 지표
- 대상 : 모든 치아의 협면과 설면
- 구강환경지수=잔사지수+치석지수(최고치 12점 : 잔사지수 3점+치석점수 3점 총 6점에서 협면과 설면이므로)

088 러셀의 치주조직병지수

- 최고점은 8점, 최저점은 0점
- 치주조직병의 정도를 표시하는 지표
- 치주조직평점 기준표

기 준	점 수
건전치주조직 : 정상 치주조직	0점
비포위치은염 : 염증이 치아를 완전히 둘러싸고 있지 않은 상태	1점
포위치은염 : 염증이 치아를 완전히 둘러싸고 있는 상태	2점
비동요 치아주위 치주낭형성 진행치은염 : 치주낭은 있으나 치아가 동요되지 않는 상태, X-ray상 치조골의 수평적 소실, 치근 1/2 이상 치조골	6점
동요 치아주위 치주낭형성 진행치은염 : 치조골이 많이 파괴되고 치아가 동요되는 상태	8점

089 ③ 불투명한 반점이 전체의 25% 이내로 관찰되었으므로 경미도 치아에 해당한다.

반점치 지수

0점(정상치아)	정상형태와 투명도
0.5점(반점의문치아)	약간 투명도 상실, 작은 백반
1점(경미도치아)	불투명 반점이 전체 25% 이내
2점(경도치아)	25~50% 이내 불투명 반점/연한갈색 착색
3점(중등도치아)	불투명 백반 모든 치면/교모증상, 갈색 착색
4점(고도치아)	전체 반점과 소와/법랑질 형성부전, 부식증상, 흑색 또는 갈색 착색

090 개량구강환경관리능력지수의 대상치아는 다음과 같다.

5	3	6
4	2	6

영유아기	영아기 (0~1세)	• 구순기 • 다른 사람과 어머니를 구별 • 격리/외인불안증, 치과 내원 X
	걸음마기 (1~3세)	• 항문기 • 구강진료에 대한 공포감, 거부감 • 자기통제능력 형성, 호기심 왕성
아동기	학령전기 (4~5세)	• 신체와 뇌의 급성장, 기억의 형성 • 사회적, 성적 역할을 배우는 시기 • 칭찬과 명성을 좋아함 • 보호자가 구강건강관리습관을 길러주기 좋은 시기 • 모방을 좋아함
	학령기 (6~11세)	• 치과방문에 대해 필요성 설명하면 협조적인 시기 • 혼합치열기 • 구강에 대한 불편감과 불안함 증가 • 치아우식 감수성 증가로 치과방문 증가(예방처치 필요) • 일생의 구강건강관리의 초석을 다지는 시기
청소년기 (12~20세)		• 정서적으로 불안한 시기 • 다발성 우식증 빈발(간식섭취 증가), 치주질환 증가 • 부모와 교사의 지도 필요 • 외모에 관심 증가하는 시기
성인기 (20~64세)		• 사회적 신체적 정신적으로 완전히 성숙하는 시기 • 자신의 구강건강에 대한 책임감을 강조할 필요가 있음 • 치아우식 감수성 저하, 치주질환 진행 • 치과내원 동기유발 필요 • 상황에 대해 정당화시키려는 경향이 강함
노년기 (65세 이상)		• 경제력 저하, 신체능력 저하, 건강에 대한 걱정으로 불안, 우울한 시기 • 오랜 습관과 특성을 감안하여 습관을 점차적으로 변화시켜야 함 • 치아 상실 증가와 치경부 우식 발생 증가 • 구강건조증 발생

092 동기화 방법

내재적 동기	• 학습목표의 확인 • 학습결과의 환기 • 학습결과의 확인 및 성공감
외재적 동기	• 학습 이외의 다른 조건으로 인해 그 학습과제를 학습하는 경우 일어나는 활동 • 요인 : 상과 벌, 경쟁과 협동, 교육자의 태도

093

종 류	개 념	예 시
욕 구	행동을 유발하는 내적원인, 개체 내의 결핍과 과잉에 의해서 나타나는 상태	일종의 긴장상태, 배가 고프면 밥을 먹음
충 동	잠재적인 힘을 행동으로 이끌어 가게 하는 것	진료를 받으러 병원에 감
유 인	• 충동에 의해서 유발된 행동은 어떤 목표나 대상에 접근하거나 피하는데, 이런 대상 또는 목표를 일컫는 용어 • 목표나 대상을 성취하거나 획득 또는 달성하면 행동은 중지되고 개체의 긴장상태는 해소	수술을 할 것인지, 말 것인지

094 교육목적과 교육목표의 설정원칙

교육목적 설정원칙	• 광범위하고 포괄적이며 전체적인 것 • 통일성 있게 기술 • 목적은 목표를 포용
교육목표 설정원칙	• 각 목표마다 단일성과만 기술 • 학습이 끝날 때마다 학생이 알 수 있도록 성취도 표시 • 구체적인 행동에 대해 하나로 기술 • 블룸 목표개발의 5원칙(RUMBA) : 실용적(Real), 이해가능(Understandable), 측정가능(Measurable), 행동적(Behavior), 달성가능(Achievable)

095 교육목표의 교육학적 분류
- 지적 영역 : 지식습득
  - 암기수준 : 기억력에 의존하여 배우는 지식
  - 판단수준 : 이해를 하여 얻은 지식
  - 문제해결수준 : 지식을 응용하여 그 문제를 해결할 수 있는 수준
- 정의적 영역 : 태도변화
- 정신운동 영역 : 수기습득

096 강의법

정 의	특 성	
	장 점	단 점
• 일방적인 수업방법, 대집단(40명 이상)에서 대표적인 수업방법 • 가장 많이 사용, 교사가 설명을 하거나 정보를 제시하는 형식으로 진행	• 교육자에 의해 학습환경, 학습량 변경 용이 • 새로운 단원을 도입하거나 논제를 소개하는 데 효과적 • 교육자의 언어적 표현 능력에 따라 학습자에게 동기화 • 대집단 교육에 적합 • 단시간에 많은 정보전달(경제적)	• 수동적인 학습 • 학습태도 변화와 동기유발 어려움 • 주의집중력 저하 • 학생 지적 수준의 개인차를 고려하기 어려움 • 교사의 일방적인 수업 • 참여학습 불가능(주입식 수업)

097 실물과 모형

- 실물 : 연령이나 배경이 다른 학습자에게 쉽게 이해시키고 정확한 지식을 전달하므로 교육의 효율성 높일 수 있음
- 모형 : 인위적으로 만들어 입체적으로 제시한 것

장 점	• 시간적 여유를 가지고 충분한 관찰과 실험 · 실습이 가능 • 학습상황을 체험할 수 있음 • 구체적이고 입체적으로 관찰 가능
단 점	• 이동상의 제한과 시기적인 제약이 있을 수 있으며 크기에 한정 • 대집단 교육 시 적용하기 어려움 • 값이 비싸 경제성이 없음
유의점	• 학습자가 직접 관찰하고 다룰 수 있게 하고 교육자는 설명을 보충 • 실물이 더럽거나 혐오스러운 것은 모형으로 대체

098 진료실에서 동기유발의 과정

- 환자의 요구 파악 : 주된 증상 파악, 문진표 분석
- 환자의 동기유발인자 파악 : 사회 · 경제적 상태, 흥미나 관심도 파악
- 구강진료 및 구강보건교육 계획 수립과 수행
- 계속관리

099 시각장애인
- 불안감과 공포를 없애도록 함
- 감각, 냄새, 소리 등에 매우 예민
- 맛을 보게 하거나 냄새를 맡게 함
- 직접 만져보게 하여 익숙해지도록 함
- 음악, 오디오, CD의 교육매체를 이용
- 점자 형태의 보건교육매체, 코팅 처리되지 않은 무광택 용지 사용
- 큰 움직임으로 동작

100 구강보건교육의 평가방법
- 학습자 성취도 평가 : 학습자의 능력이나 태도 또는 행동을 평가
- 교육 유효도 평가 : 교육방법이나 기재 같은 교육과정 자체의 요인을 평가
- 구강보건 증진도 평가 : 구강보건을 증진시킨 정도 평가(예 PHP 지수 전후평가)

1	2	3	4	5	6	7	8	9	10	11	12	13	14	15	16	17	18	19	20
①	④	⑤	④	①	③	③	④	③	③	⑤	③	①	③	③	③	③	④	③	⑤
21	22	23	24	25	26	27	28	29	30	31	32	33	34	35	36	37	38	39	40
②	④	③	④	②	④	③	⑤	④	③	②	③	④	①	③	②	③	①	④	④
41	42	43	44	45	46	47	48	49	50	51	52	53	54	55	56	57	58	59	60
①	①	①	②	②	③	②	⑤	②	④	①	③	④	②	④	⑤	②	⑤	⑤	③
61	62	63	64	65	66	67	68	69	70	71	72	73	74	75	76	77	78	79	80
②	③	⑤	②	①	②	⑤	①	⑤	④	⑤	②	②	②	①	③	④	⑤	③	④
81	82	83	84	85	86	87	88	89	90	91	92	93	94	95	96	97	98	99	100
③	②	②	②	②	⑤	④	⑤	④	②	③	④	⑤	②	②	③	④	②	⑤	②

치위생학 2

001 구강병 발생요인

숙주요인	치아요인	치아성분, 치아형태, 치아위치, 치아배열
	타액요인	타액유출량, 타액점조도, 타액완충능, 타액성분, 수소이온농도, 항균작용
	전신적 요인	호르몬, 임신, 식습관, 유전, 연령, 성별, 치아우식 감수성, 병소의 위치 등
환경요인	구강 내	구강청결상태, 구강온도, 치면세균막, 치아주위 산 성분
	구강 외 — 자연환경	지리, 기온, 습도, 토양성질, 식음수불소이온농도 등
	구강 외 — 사회환경	식품의 종류, 식품의 영양가, 주거, 인구이동, 직업, 문화제도, 경제조건, 생활환경, 구강보건진료제도 등
병원체요인		세균의 종류, 세균량, 병원성, 전염성, 산 생산능력, 독소생산능력 등

002 치아우식 발생과 설탕관련 입증효과

설탕섭취여부효과 (극단통제효과)	고대 인류(설탕을 거의 섭취 X) : 우식증 없음 → 설탕제품 생산 근로자 : 우식증 빈발, 호프우드하우스, 우유병에 의한 다발성 치아우식증
설탕소비량 증가효과	많은 나라(서유럽, 영국 등)에서 설탕소비 증가 → 우식증 증가
우식성 음식성상 차이효과	바이페홈연구 : 액체형태(설탕)를 마실 때보다 점착성이 심한 가당음식을 먹으면 우식증이 심해짐
설탕대치효과	설탕 대신 자일리톨이나 소르비톨, 아스파탐 같은 저우식성 감미료 사용 시 우식발생이 낮아짐
설탕식음빈도 증가효과	설탕음식의 식음 빈도가 증가되면 우식발생이 증가되는 효과

003 치아우식 예방법

요인	방법	예시
숙주요인 제거법	치질내산성증가법	불소복용법, 불소도포법
	세균침입로차단법	치면열구전색법, 질산은도포법
환경요인 제거법	치면세균막관리법	칫솔질, 치간세정, 양치질, 껌저작
	식이조절법	우식성 식품 금지, 청정식품 섭취
병원체요인 제거법	당질분해억제법	비타민 K 이용
	세균증식억제법	항생제 배합 세치제 사용법

004 치면세균막 내 세균의 대사산물

산	젖산, 치아 탈회를 일으킨다.
세포 외 다당류	• 뮤탄스 연쇄상구균은 자당을 이용해 세포 외 다당류를 형성한다. • 글루칸−다수포도당결합체, 덱스트란과 뮤탄의 2종류가 있다(덱스트란 : 세균의 에너지원). • 뮤탄(프럭탄)은 난용성 끈적한 밀집체로서, 세균이 치면에서 떨어지지 않도록 한다. 음식물 섭취 중단 시 세균의 에너지원으로 사용된다.
세포 내 다당류	글리코겐과 유사한 형태로 세균의 에너지 저장고이다.

005 4단 치아우식예방법에는 치면세균막 관리, 불소 이용, 치면열구전색, 식이조절이 있다. 그중 식이조절은 치아우식 감수성이 높은 환자에게는 반드시 필요하다.

006 ③ 이 대상자는 지각과민증과 치경부마모증이 있는 환자로 지각과민처치제 성분 또는 불소가 함유된 세치제, 마모력이 낮은 세치제가 권장된다.

세치제의 물리적 성상에 따른 분류
- 고체세치제 : 세마제 다량 포함, 마모도 과도, 오늘날 시판 X
- 분말세치제 : 마모도 과도, 사용하기 불편, 제조와 판매 X
- 크림세치제 : 마모제 적정수준, 사용하기 편리, 일반적으로 많이 사용하는 세치제
- 액상세치제 : 세마제 배합 X, 과민성 치질을 가진 사람에게 권장

007 ③ 환자에게 적합한 칫솔질 방법은 챠터스 방법이다.
① 바스법, ② 스틸맨법, ④ 회전법, ⑤ 와타나베법에 해당한다.

칫솔질 방법

구 분	대상자	장 점	단 점
회전법 (Rolling)	• 일반대중 • 특별한 구강병 X	• 치면세균막 제거 효과 높음 • 잇몸마사지 효과 높음	• 어린이에게 적용 어려움 • 특별한 질환이 있는 경우 완벽하지 않음
바스법 (Bass)	• 치은염, 치주염 환자 • 교육인지도가 있는 자	• 치은열구 내 치면세균막 제거 효과 • 잇몸마사지 효과 • 잇몸염증 완화 및 치주조직 건강회복 능력	• 올바른 시행이 어려움 • 치은손상 우려 • 치간, 치면 청결이 어려움
변형 바스법	• 치주질환자 • 구강위생에 관심 있는 자	바스법의 치간, 치면의 단점 보완	• 올바른 시행 어려움 • 치은손상 우려
스틸맨법 (Stillman)	광범위한 치주질환자	• 치은의 염증 완화 • 치은마사지 효과	• 올바른 시행 어려움 • 치은손상 우려 • 치간 음식물잔사 제거 어려움
변형 스틸맨법 (Modified stillman)	• 치주질환자 • 구강위생에 관심 있는 자	스틸맨법의 치간 청결의 단점 보안	• 올바른 시행 어려움 • 치은에 위해작용 우려
챠터스법 (Charters)	• 교정장치 장착 부위 • 고정성 보철물 장착자	• 치아 사이와 인접면, 인공치아 기저부의 치면세균막 제거 효과 • 고정성 보철물 주위 치주조직에 대한 마사지 효과	• 시행 어려움 • 치은손상 우려 • 적절한 부위 선택 어려움 • 치면, 치간 청결이 어려움
변형 챠터스법		챠터스법의 치면, 치간 청결의 단점 보완	• 시행 어려움 • 치은손상 우려

묘원법 (Fones)	• 미취학 아동 • 회전법이 서투른 아동	• 비교적 배우기 쉽고, 실천성 높음 • 치아 닦기 쉽고 잇몸마사지 효과 • 회전법으로 전환 쉬움	• 치아의 설면 닦기 어려움 • 치간 사이 청결 어려움 • 칫솔질 효과 크지 않음
횡마법 (Scrub)	일정한 방법을 교육할 수 없는 영유아들에게 회전법의 전 단계로 사용	배우기 쉽고 사용 쉬움	• 치간의 치면세균막 제거 어려움 • 치아의 설면 잘 닦이지 않음 • 치은퇴축의 유발 우려 • 치경부마모증 유발 우려

008 오리어리지수
- 구강 내 모든 치아를 교합면과 절단면을 제외하고 근심, 원심, 협면, 설면의 4개의 면으로 나눈다.
- 탈락된 치아를 제외한다.
- 고정성 보철물과 임플란트 등도 자연치아와 동일하게 치면세균막 상태를 기록한다.
- 모든 치아에 착색제를 도포한다.
- 착색된 부위를 결과기록지에 표기하고 착색된 부위의 개수를 세어 다음과 같이 계산한다.

$$O'Leary\ index = \frac{착색된\ 치면의\ 수}{치면의\ 수(치면의\ 수 : 치아수 \times 4)} \times 100$$

009 ① 분말의 형태로 물에 탔을 때 안정성이 높다. → 불화나트륨
② 쓰고 떫은 맛을 낸다. → 불화석
④ 1주 간격 4회 도포로 시행한다. → 불화나트륨
⑤ 치은에 자극을 줄 수 있다. → 불화석

불화물의 종류

구 분	농 도	치아우식 예방효과	도포실시
불화나트륨	2%	30~40% 예방	1주 간격 4회
불화석	아동 8%, 성인 10%	30~50% 예방	6개월~1년

불화나트륨	• 분말형태로 물에 타서 사용 • 농도 : 2% • 무색, 무취, 무자극성으로 아동에게 사용하기 좋음 • 1주 간격 4회 도포(만 3, 7, 10, 13세) • 불소이온도포법 재료로 쓰기에 적합
불화석	• 굵은 분말형태 또는 캡슐형태 • 농도 : 아동 8%, 성인 10% • 강산성 : pH 2.4~2.8까지 내려감 • 불안정 상태로 진료 시마다 제조 • 주석성분으로 쓰고 떫은 맛, 반복 도포 시 치은에 자극을 줄 수 있고 치아변색 가능성 있음 　→ 아동에게는 사용 X • 치은이나 점막에 묻지 않도록 주의
산성불화 인산염	• 용액이나 겔형태 • pH : 3.5 • 농도 : 1.23% • 향료, 색소, 결합제 첨가 가능

010　① 치면세마 시 글리세린이 포함되지 않은 연마제를 사용한다.
　　② 치아를 건조시킨 뒤 불소를 도포한다.
　　④ 불소바니쉬 도포 후 1시간 이후 물 섭취가 가능하다.
　　⑤ 불소이온 도포 시 전류는 100~200mA로 작동시킨다.

불소도포

불소용액 도포과정	• 불화나트륨용액 도포법 　1) 치면세마 　　- 퍼미스 : 글리세린 포함 X 　　- 인접면은 무왁스 치실 사용 　2) 치아분리 　3) 치면건조 　4) 불소도포 　　- 2% 불화나트륨 용액 사용, 4분 도포	• 불화석용액 도포법 　1) 치면세마 　2) 불화석 준비 　3) 치아분리 　4) 치면건조 　5) 불화석도포
불소겔 도포과정	1) 불소겔 트레이 준비 2) 치면세마 3) 불소겔 준비 4) 치아분리 5) 치면건조 6) 불소겔도포 전처리 7) 불소겔도포 8) 후처치	

불소이온 도포과정	1) 불소이온도입기 준비 : 2% 불화나트륨 용액 사용 2) 치면세마 : 치면세마제–글리세린 포함 X 3) 치아분리 : 상악부터 도포 실시 4) 치면건조 5) 전처리 6) 이온트레이 장착 7) 이온도입기기 작동 : 전류는 보통 100~200mA, 약 4분, 도포 중 환자 몸에 접촉 X 8) 후처치 : 전류를 0으로 맞추고 뺌

**불소바니쉬
도포과정**
	1) 치면세마
	2) 치아분리
	3) 치아건조
	4) 바니쉬도포
	* 주의사항
	  • 도포 후 1시간은 아무것도 먹지 않게 함
	  • 정상식사는 3~4시간 후에 하게 함
	  • 도포를 실시한 날은 칫솔질과 치실 사용을 하지 않게 함

불소용액 양치법	• 0.2% 불화나트륨 용액으로 2주에 1회씩 양치 또는 0.05% 불화나트륨 용액으로 매일 1회씩 양치 • 0.05% 불화나트륨 용액으로 매일 양치하는 것이 우식 예방효과가 더 높음
불소세치제	• 불화나트륨, 불화석, 불화인산나트륨을 불소세치제에 함유시킴 • 15~25%의 치아우식 예방효과 • 적용대상 : 아동 환자, 우식 환자, 우식활성이 높거나 진행 중인 우식와동이 있는 환자

011 치면열구전색은 구치부나 전치의 설면에 좁고 깊은 소와나 열구를 메움으로써 소와, 열구에서 발생하는 치아우식을 예방하는 방법이다.

012 식이조절 과정

1단계 : 식이조사	24시간 회상법, 5일 정도 식생활을 일지로 작성, 가정용 도량형 단위 사용
2단계 : 식이분석	1) 우식성 식품을 붉은색 필기구로 표시해 우식성 식품의 섭취 여부 판단 2) 우식성 식품 중에서 식품성상 및 시기에 따라 분류 3) 총 섭취횟수에 20을 곱함, 5일 중 우식발생 가능시간을 알 수 있음 4) 적절한 양의 기초식품 섭취 여부, 청정식품 섭취 여부를 조사해 기록, 검토
3단계 : 식이상담	치아우식병소 확인, 불량 식이습관 지적, 식단처방 방향 설명
4단계 : 식단처방	식이조사, 식이분석, 식이상담 등의 자료를 기초로 해 식단처방

013 치아우식유발지수는 식품의 전당량과 식품점착도로 산출 가능한 지표로서, 식품 중 당 성분의 함량과 음식의 치아에 대한 점착도를 측정하여 일정공식으로 계산된 값이다.

014 당이 첨가되지 않은 무가당 껌을 저작함으로써 자극성 타액의 분비증가로 타액의 분비율이 증가하게 된다.

015 ③ 타액완충능 검사 : 비가향 파라핀, 시험관, 시험관 꽂이, 0.1N 유산용액, 지시약(BCG＋BCP), 뷰렛 스포이드
① 타액분비율 검사 : 비가향 파라핀, 타액수집용 시험관
② 타액점조도 검사 : 오스왈드피펫, 비가향 파라핀, 증류수
④ 구강 내 포도당 잔류시간 검사 : tes-tape
⑤ 구강 내 산생성균 검사 : 증류수 1,000cc, Beef Extracts 3g, Dextrose 20g, Agar 20g, BCG 50cc 0.1N 유산용액

016 치아우식 발생요인 검사의 대상자
• 일상적 구강질환 예방을 하는데도 불구하고 새로운 치아우식증이 발생되는 사람
• 다른 사람에 비해 치아우식증이 빈발하는 사람
• 국소의치나 가공의치 또는 치열교정장치를 구강 내에 장착한 사람
• 치근우식이 발생할 가능성이 높은 노인연령층

017 ③ 제시된 내용에서 기준치 이상의 결과를 보인 것은 구강 내 산생성균 검사로 고도활성의 상태이다. 우선적으로 당분섭취를 줄이고, 칫솔질 교육을 재실시하고 식이조절을 병행해야 한다.
치아우식 발생요인 검사

검사법	판정기준			처 방
타액분비율 검사	• 5분간 평균 비자극성 타액 : 3.7mL • 자극성 타액 : 13.8mL(8mL 이하는 관심 필요)			구강건조증(비자극성 타액 : 1분당 0.1mL, 자극성 타액 : 0.3mL 이하) → 필로카핀 투여
타액점조도 검사	자극성 타액 평균 비점조도 1.3~1.4(2.0 이상은 관심 필요)			• 정제된 함수탄수 섭취 제한 • 구강위생관리 철저히 • 필로카핀 투여 → 점조도 ↓
구강 내 산생성균 검사	산이 있을 때 녹색 → 황색 변화			• 경도 환자 : 당분 섭취량 · 횟수 ↓, 식후 칫솔질 • 중등도 환자 : 당분 섭취량 · 횟수 ↓, 간식 섭취 제한, 식후 칫솔질 • 고도 환자 : 고정성 보철물, 교정장치 장착 치료시기 일시 보류, 치면세마, 칫솔질 교육, 보조구강관리용품 사용

우식활성도	24시간	48시간	72시간
무활성	녹 색	녹 색	녹 색
경도활성	녹 색	녹 색	황 색
중등도활성	녹 색	황 색	황 색
고도활성	황 색	황 색	황 색

치면세균막 수소이온 농도 검사	pH 저하 상태 → 30분 이상 지속 → 치아우 식증 감수성↑	• 발효성 당질 식품 제한 • 음식 섭취 후 칫솔질
타액완충능 검사	• 14방울 이상 : 완충능 매우 충분 • 10~14방울 : 충분 • 6~10방울 : 부족 → 치아우식 발생 가능성↑ • 6방울 이하 : 매우 주의	• 10 이하 : 과일, 야채 섭취 • 6 이하 : 탄산소다 사용
포도당 잔류시간 검사	• Tes-tape에 포도당 접촉 : 황색 → 녹색으 로 변색 • 사탕 섭취 후 구강 내 포도당이 없어질 때 까지 시간 측정	• 소실까지 보통 10~15분 소요 • 15분 이상 : 부착성 당질 식음 제한

018 지각과민증 환자에게는 치석, 세균막 조절법(회전법으로 전환, 약강모 칫솔과 약마모도 세치제 사용), 상아질 표면의 피복법, 지각과민 처치제의 사용, 레진 충전법, 불소바니쉬 시행 등을 적용한다.

019

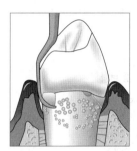
Scaling

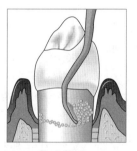
Root Planing

치석제거술	치근활택술	치주세정술
• 치관부와 치근부의 표면에서 치 태, 치석, 외인성 착색 제거 • 임상적 치관 치석제거 시 : 치은 연상 치석제거술 • 임상적 치근 치석제거 시 : 치은 연하 치석제거술	• 해부학적 치근표면의 침착물이나 병적 백악질 제거 • 치근면을 매끄럽게 함	• 치은퇴축으로 노출된 치근면이나 깊은 치주낭 속을 세척 • 구강 내 세균수 감소 • 연조직 치유 향상

　치면세마 대상자 분류

분류	내용
Class C	유치열과 혼합치열기(12세 이하)
Class I	• 치은연에 가벼운 착색, 치태 • 하악전치부 설면, 상악구치부 협면 치은연상치석
Class II	• 중등도 치면착색과 치태 • 치아 반 이상 치은연상 · 연하치석
Class III	• 다량의 착색, 치태 • 치아 반 이상 치은연상 · 연하치석과 베니어형 치은연하치석 존재
Class IV	• 심한 착색, 치아 반 이상 베니어형 치은연하치석 존재 • 치근분지부까지 치석 존재 • 5mm 이상 깊은 치주낭과 치아동요

　연성부착물

획득피막 (후천성 엷은 막)	• 음식물과 결합 시 치면세균막 형성의 핵물질로 발전 • 양치질 후 수분 내로 형성 • 세균 X • 치은주변에 두껍게 형성 • 세균과 결합하여 치태로 변함
치태 (치면세균막)	• 치아우식증, 치은염, 치주염의 초기 원인 • 상악 < 하악 • 수분(80%), 유기질 및 무기질(20%) • 확인 : 치면착색제, explorer • 역할 : 타액의 완충작용과 항균작용 방해, 세균의 에너지원, 산의 확산 방지
백 질	• 세균이 모여 부드럽고 불투명한 유백색의 치즈덩어리 같이 보임 • 치은 상부, 주로 치경부나 보철물 등 교합면을 제외한 치면 위의 청결하지 않은 부위 • 육안 관찰
음식물 잔사	• 구강 내 세균과 함께 치면세균막과 치석 형성 원인 • 치아우식증 발생 • 칫솔질, 치실 사용, 양치 등으로 제거 가능

022 치면착색의 종류

외인성 착색	내인성 변색
• 비금속성 착색 　– 녹색 착색 : 어린이 호발, 성인의 경우 구강 위생 상태 불량 　– 황색 착색 : 치면세균막 부위에 분포, 주로 전치부 　– 검은 선 착색 : 제거 후 재발이 쉬움, 여성과 어린이에게 호발, 비교적 깨끗한 구강에서 발생하며, 치은연 1mm 상방에 뚜렷한 선으로 나타남 　– 담배 착색 : 갈색이나 검은 갈색 착색, 주로 설면이나 치경부에 분포 　– 갈색 착색 : 제거 후 재발이 쉬움 • 금속성 착색 : 구리, 철, 니켈, 카드뮴, 은, 수은, 금	• 무수치 : 상아세관 침투로 색소가 나타남(연노란색, 청회색) • 약물과 금속 : 유치 충전용 구리아말감, 질산은, 치과용 아말감, 보철물 경계부 • 불완전한 치아형성 　– 법랑질형성 부전증 : 흰 반점이나 소와 　– 불소침착증 : 흰 반점 또는 연한 갈색 　– 유전성 상아질 발육부전증 : 투명하거나 유백색 　– 항생제 복용 : 테트라사이클린 복용

023 치과진료기록 표시

key word	처치내용	key word	처치내용
‖, =	Missing tooth	$C_1 \sim C_3$	Dental caries
⫶, ///	Uneruption tooth	Att, ////	Attrition
▲	Semi-eruption tooth	Fx	Fracture
○, cr	Single crown	∧, ∨	Interdental space
br	Fixed bridge	⌢(상악), ⌣(하악)	Gingival recession
I	Inlay	⌢(하악), ⌣(상악)	Gingival swelling
F	Filling	Mob$^+$, $^{++}$, $^{+++}$	Tooth mobility
S	Sealant	Abr, >, <	Cervical abrasion
IMPL	Implant	PD	Partial denture
G.O	Gold onlay	FD	Full denture

024 치경의 용도

• 당김 또는 견인
• 간접시진
• 간접조명
• 투조 : 빛을 반사시켜 치아를 관찰

025
① 시술 시 술자의 머리는 20° 이하로 굽혀 피로도를 감소시킨다.
③ 조명등의 위치는 60~90cm 높이에 둔다.
④ 하악 시술 시 환자는 턱을 아래로 내리게 한다.
⑤ 환자의 수직자세(upright position)는 병력청취 시 적합하다.

환자의 자세별 특징

수직자세 (upright position)	back rest가 바닥과 80~90°, 하악 전치부, 병력청취, 불소도포, 인상채득, 방사선촬영, 구외촬영 시 적용
경사자세 (semi-upright position)	back rest가 바닥과 45°, 심혈관질환 · 심한 호흡기질환 · 심근경색증 · 천식 환자, 임산부에 적용
수평자세 (supine position)	환자의 머리와 발끝이 같은 높이이며 환자가 개구상태에서 상악치아의 교합면이 바닥과 거의 수직, 상악부위 시술 시 적용
변형수평자세 (modified supine position)	환자가 개구상태에서 하악의 교합면이 바닥과 거의 평행, 하악부위 시술 시 적용

술자의 자세 및 위치
• 머리를 전방 20° 이상 굽히지 않도록
• 등은 의자의 시트와 100° 정도 되도록 깊숙이 앉기
• 머리와 목은 똑바로 세우기
• 발바닥은 바닥에 편평하게, 허벅지는 바닥에 평행하게
• 상박(위팔)은 몸의 측면에 20° 이내
• 팔은 손목과 같은 높이로 전완(아래팔)이 바닥과 평행을 유지한 상태로 위로 60° 이상, 아래로 10° 이상 넘지 않도록
• 손목을 굴곡 또는 연장되지 않도록

026 기구의 작동부

단면도 모양(작동부 횡단부)		tip의 모양(작동부 최첨단)	
삼각형	Sickle	Blunt(뭉툭한)	Probe
반원형	Curette	Round(둥근)	Curette
장방형 or 직사각형	Hoe, File, Chisel	Point(뾰족한)	Explorer, Sickle
원통형	Explorer, Probe	Blade(날이 선)	Hoe, File, Chisel

027 ③ 문제에서 설명하는 행위는 기구적합에 대한 것이다.

치면세마

손고정	• 기구조작 시 손과 기구를 안정 • 기구의 조절이 용이, 술자의 피로감을 덜어줌 • 기구의 미끄럼 방지, 치은과 치아주위조직 상처 방지 • 주로 약지를 이용해 기구 사용 시 지렛대 역할 • 시술치아의 인접치 1~2개 치아에 고정		
기구적합	• stroke 하기 전 기구의 내면 또는 측면이 접촉 • 작동부 하방 1/3을 이용 • 유리치은연 상방 1~2mm 치면에 적합		
기구삽입	기구의 하방 1/3 내면이 치면과 0°로 접촉한 상태로 접합상피까지 삽입		
작업각도	• 치석제거 시 이상적인 작업각도 : 70~80° • 45° 미만 : 침착물 제거 어려움, 치석이나 치면을 매끄럽게 • 90° 이상 : 연조직 손상을 야기		
기구동작	동 작	pull motion	• 가장 많이 사용 • 침착물 제거
		push motion	chiesl scaler 사용 시 사용
		pull & push motion	file scaler, 탐침 시 사용
		walking motion	• probe시 사용 • 걷는 동작과 같이 위아래로 넣었다 빼었다 하며 동작
	방 향	수직동작	• 치아 장축에 평행 • 전치부, 구치부 인접면
		수평동작	• 치아의 장축에 수직 • 치근활택술, 초음파 치석제거 시
		사선동작	• 구치부 협설면 • 치아의 장축에 사선 방향
		원형동작	• 치면에 밀고 당기는 반복적인 동작 • 1~2mm 직경으로 원을 그리듯이 약한 압력을 가하며 동작
측방압	치아면을 향해 작동부의 하방 1/3 부위에 적용시키는 압력		

- 특 징
  - 횡단면 : 반원형
  - 거친 백악질 표면 활택, 병적 치주낭 또는 치은열구 육아조직 제거, 치은변연에 근접한 미세침착물과 치은연하치석 제거
  - 전체치아, 모든 부위에 사용
  - 양쪽 날 사용(2개의 절단연)
  - 날의 내면과 연결부의 각도 : 90°
  - 한 평면으로 만곡
- 사용법

기구선택	하방연결부가 치아장축과 평행을 이루도록	
기구잡기	Modified pen grasp	
손고정	인접치아	
적 합	• 전치부는 중앙, 구치부는 원심협(설)측 능각 • 치은연 직상방 1~2mm 위에서 tip의 절단연 하방 1/3 부분이 치아에 닿게 적합	
삽 입	날이 0°에 가깝게 경도의 측방압으로 삽입(원심연 삽입 시 0°로 적합시키며 동시에 삽입)	
작업각도	45~90°	
동 작	전치부	• 치경부 중앙→ 근심면 → 근심 Col → 원심면 → 원심 Col • 중등도의 측방압으로 1~2mm로 짧고 중첩된 수직 동작
	구치부	• 치아의 원심협(설)측 능각 → 근심면 → 근심 Col → 원심면 → 원심 Col • 중등도의 측방압으로 짧고 중첩된 수직 또는 사선 동작

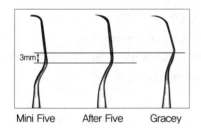

Mini Five　　After Five　　Gracey

- After-five curette
  - Gracey보다 terminal shank가 3mm 더 길고 blade가 더 얇음
  - 깊은 치주낭에 사용
- Mini-five curette
  - Gracey보다 terminal shank가 3mm 더 길고 blade의 길이가 1/2 정도 짧고 더 얇음
  - 깊고 좁은 치주낭, 치근분지부에 사용

030 사용한 기구의 관리과정

1단계 : 대기용액 담그기	• 혈액, 타액 등이 굳지 않게 해 세척을 용이하게 하며 소독작용함 • 페놀화합물, 아이오도포르 등을 사용
2단계 : 기구세척	• 손으로 문질러 닦기 : 혈액이 묻은 기구 찬물로 세척, 손잡이 긴 솔, 고무장갑, 보안경 등 착용 • 초음파세척기 사용 : 손세척에 비해 안전하고 단시간 내에 세밀한 부분까지 세척가능
3단계 : 건조, 윤활	• 종이수건, 기구건조기 등을 이용해 건조 • 경첩이 달린 기구는 윤활제로 닦되 열처리 이전에 과도한 윤활제는 제거
4단계 : 포장	멸균법에 적당한 포장재를 선택해 포장, 포장재 겉에 멸균지시 테이프 붙임
5단계 : 멸균	멸 균
6단계 : 보관 및 관리	• 오염원으로부터 보호, 건조해 밀봉, 이물질 적은 곳에 보관 • 최대 1개월, 유효기간이 지났으면 다시 멸균

031 ① 손씻기는 액체비누를 활용하여 손가락 끝에서 팔꿈치까지 씻는다.
③ 마스크는 한 환자당 한 개씩 사용한다.
④ 안면보호대는 환자를 볼 때마다 사용한다.
⑤ 보호용 의류는 신체부위 오염을 방지하기 위하여 시술 시마다 사용한다.

교차감염 방지를 위한 개인방호

종 류	방 법
손세척	• 손가락 끝에서 팔꿈치까지 씻음, 항균제가 포함된 액체비누 사용 • 발, 무릎 등으로 수도꼭지 조절
장 갑	술자가 감염되는 것을 막음, 교차감염 예방
마스크	• 핸드피스, ultrasonic scaler, 파편과 에어로졸로부터 술자보호 • 95% 이상의 세균 여과율과 호흡가능성을 갖추어야 함
보호용 의류	• 소매가 길고 목을 가릴 수 있는 일회용 진료복이 편리 • 세탁업자에게 맡기거나 치과에서 직접 세탁하도록 함

032 상악우측구치부협면 시술

부 위	환자자세	술자 위치	제거법
상악우측 구치부협면	• supine position • 상악 교합면이 바닥과 수직상태에서 환자의 머리는 왼쪽으로 약간 기울임	7~8시 방향에서 실시	• 변형 연필잡기법 : 인접치 전방치아 교합면 또는 설면에 손고정 • 치경 이용 : 협점막 격리, 시야 확보

033 치근활택술 후 주의사항
- 따뜻한 물이나 양치액으로 구강 내를 헹구기
- 3%의 과산화수소나 따뜻한 식염수로 양치하기
- 뜨겁거나 찬 음식 또는 당분이 많은 음식물, 단단하거나 자극적 음식을 일정기간 피하기

034 초음파치석제거기

구 분	초음파기구	수기구
용 도	크고 단단한 침착물, 외인성 착색 제거	미세 잔존치석, 치은연하치석 제거
작업단	크고 둔함	얇고 예리
시술시간	빠 름	느 림
사용각도	0~15°	치면에 45~90°
진 동	공동현상	진동 없음
기구연마	필요 없음	필 요

적응증	금기증
• 초기 치은염 예방 • 궤양조직 및 불량육아조직 제거 • 교정 환자의 밴드나 수복물 접착 후 과잉 시멘트 제거 • 치은연상 및 치은연하치석 제거	• 전염성 질환자 • 호흡기 질환자 • 성장기 어린이 환자 • 도재치아, 복합레진 충전물, 임플란트 • 인공심박조율기 장착 환자

035 치면연마의 개념과 목적
- 치면연마의 개념
  - 치석제거술, 치근활택술 등 시술 후 거칠어진 치아표면을 부드럽게 하는 과정
  - 선택적으로 적용
- 치면연마의 목적
  - 심미성 증진, 침착물의 재부착 방지
  - 충전물의 활택으로 2차 우식 예방, 보철물의 수명 증가
  - 불소도포나 치면열구전색술 전에 시행

치면연마의 방법(On-Off/Painting)

On-Off Method	Painting Method
치아표면을 6등분해 Rubber cup 끝을 치아에 붙였다 떼었다 하는 동작	치아표면을 3등분해 치경부에서 절단, 교합면 쪽으로 쓸어 올리듯이 문지르는 동작

치면연마 시 주의사항
- 항상 젖은 상태로 사용, 윤활제를 도포해 열의 발생을 줄임
- 속도를 늦추고 적당한 압력을 가해 적용
- 불소도포나 치면열구전색 시 글리세린이 들어있지 않은 연마제 사용

036

기구연마의 목적	• 절단날을 원래대로 예리하게 유지 • 시술시간의 절약과 조직의 손상 방지 • 술자의 피로 감소
윤활제의 역할	• 마찰부위의 발열이나 마모 방지 • 연마석은 젖은 상태 유지
기구연마 시기	• 절단날이 면을 형성하여 빛을 반사시킬 때 • Cutting edge가 무디어졌다고 느낄 때 • 시술 전·중·후 언제든지 필요시 시행

037 그레이시큐렛

- 날의 측면이 둥글기 때문에 기구고정법 추천
  - 연마석을 올바르게 잡음
  - 왼손으로 기구를 손바닥잡기법으로 잡고 술자의 상박에 몸을 고정
  - 날의 내면과 연마석면 : 90° 위치(연마석이 12시 방향)
  - 날의 내면과 연마석의 각도를 조절(연마석이 1시 방향)
  - 날의 절단연을 3등분, 중등도 압력, 짧은 동작으로 heel에서 toe까지 up & down stroke으로 연마
  - 연마 시 각 1/3 부분마다 마지막 stroke 시 절단연을 향해 down stroke
- 다만 기구의 홀수는 날끝이 술자를 향하게 해야 하고, 기구의 짝수는 날끝이 술자의 반대쪽을 향하게 해야 함
- 연마석을 반원형 동작으로 해서 toe 부분이 둥글게 되도록 연마할 것

038 대상자에 따른 치면세마

임산부	• 임신 2기가 비교적 안정적이며 semi upright position으로 시술 • 임산부에게 스트레스를 가하는 시술(발치, 치주수술 등)은 출산 후 시행 • 진료시간은 짧게 진행
노 인	• 시술 전 반드시 전신건강상태 파악, 시술 시 수시로 환자관찰 • 시술 전·후 현상과 잔존치 관리의 중요성, 의치관리방법에 대해 교육
임플란트 환자	• 치은연하 치석 평가 시 : 플라스틱 탐침자 이용해 부드럽게 탐침 • 치면연마는 심미적으로 필요하지 않다면 정기적으로 행하지 않아도 됨 • rubber cup이나 rubber point를 이용한 미세연마기로 연마제와 산화주석물을 묻혀서 제거, 거친 연마제는 사용금지
당뇨 환자	• 치료시간 : 아침식사 후 오전 중으로 시행 • 공복 시 저혈당 우려
고혈압 환자	• 스트레스와 불안은 최소화해야 함 • 혈관 이완 약물복용 환자는 진료 시 자세성 저혈압 유발 가능성 있음
간염 환자	• 멸균을 철저히 해야 함, 보호장구를 반드시 착용 후 시술 • 초음파 스케일러 사용금지, 저속핸드피스 사용
결핵 환자	• 오전 응급처치만 시행, 화학요법치료를 받은 경우 내과의사와 감염력 상의 • 객담 배양결과가 음성이면 정상적 치료 가능, 간염 환자와 처치 유사

구 분	고전산란 (coherent scattering)	광전효과 (photoelectric effect)	콤프턴효과 (콤프턴 산란)
크기 비교	• X선 광자의 E < 전자의 결합 E • 입자광선, 방향만 전환 → 전리는 일어나지 않음	• X선 광자의 E ≥ 전자의 결합 E • X선 광자가 물질에 흡수 → 특성방사선 발생	• X선 광자의 E > 전자의 결합 E • 입자광자와 전자의 충돌 → 편향 산란, 되튐전자 발생
설 명	• 입자광자의 방향만 바뀜 • 전리 일어나지 않음(임상적 의의 없음)	• X선 광자가 물질에 흡수되는 현상의 일종 • 전자가 이탈된 빈 공간으로 바깥쪽의 궤도전자가 채워지며 이 과정에서 특성방사선이 발생	• 전자는 X선 광자와 충돌하여 되튐전자(반도전자)가 되며 입자광자는 편향되어 충돌부위에서 편향되어 산란 • 콤프턴 산란 : 광자 에너지를 원자 입자들에게 부분적으로 전달하는 것

유리관	• X선관 진공상태 유지(전자의 이동속도 유지) • 필라멘트의 산화를 방지하여 수면 연장 • 붕소규산염유리 사용
음 극	• 텅스텐 필라멘트 : 열전자 방출, 전자구름 형성 • 몰리브덴 집속컵 : 필라멘트에서 방출된 열전자를 양극의 초점으로 향하도록 하는 역할
양 극	• 텅스텐 타겟 : 고속전자가 충돌하여 X선이 발생되는 곳 • 구리동체 : X선이 발생하는 동안 초점으로부터 열전도를 빠르게 함
절연유	전기의 절연작용과 X선관의 냉각작용 담당
여과기	• 불필요한 장파장의 광자를 흡수하거나 여과하는 작용 • 고유여과 : 촬영기 자체의 여과, 타겟 자체, 유리관, 절연유, 조사창 등에 의한 여과 • 부가여과 : 부가적으로 첨가된 물질에 의한 여과(알루미늄 1.5mm) → 관전압 높아지면 더 두꺼운 것 사용. 70kVp까지는 1.5mm, 그 이상은 2.5mm
시준기	• X선속 조절기구 • X선속의 크기와 형태를 조절하는 기구(재질 : 납) • 일차방사선의 크기를 제한하는 역할(주변으로 산란되는 방사선을 제거) • 주로 원통형으로 직경 7cm 이내로 조절 • 시준하지 않으면 진단에 불필요한 부위까지 조사되어 환자의 방사선 조사량이 증가하고 그 결과 환자로부터 발생되는 산란선이 증가 → 방사선의 질을 저하

041 제어판의 구성과 기능

관전압 조절기	• 고전압 전류 조절, 전자들의 속도 조절 • 관접압이 높을수록 전자는 더 빨리 운동 → X선의 질 결정
관전류 조절기	필라멘트의 온도를 조절하여 전자의 수를 조절하고 X선의 양을 결정
타이머	X선 조사시간과 발생시간을 조절하는 스위치

042 X선속

- 일차방사선 : X선관의 초점에서 직접적으로 방출된 방사선
- 유용방사선 : 일차방사선 중 조사창과 여과기, 시준기를 통해서 방출된 방사선
- 중심방사선 : 유용방사선의 정중앙을 지나는 X선(X선속 위치 결정에 사용)
- 이차방사선 : 일차방사선 진행 중 X선이 투과하는 물체나 환자에서 발생되는 방사선
- 산란선 : 물체를 통과하는 동안 일차방사선의 방향이 편향된 방사선
- 누출방사선 : 일차방사선 일부가 관구덮개 밖으로 누출되는 방사선

043 X선속을 조절하는 요인

관전압	• 증가하면 X선 광자의 최대에너지와 양이 증가 • 고전압 전류 조절, 전자들의 속도 조절 • 관접압 높을수록 전자는 더 빨리 운동함 → X선의 질 결정 • 물질에 대한 투과력 증가 • 흑화도 증가 • 일반적으로 관전압 10~15kVp 증가 시 노출시간은 1/2 감소, 반대로 관전압 10~15kVp 감소 시 노출시간은 2배 증가
관전류	• 음극에서 발생하는 열전자의 양에 직접적인 영향 • 전자들의 수를 조절하여 X선의 양 결정 • X선 발생량과 정비례 • X선 광자의 에너지에는 영향을 주지 않음
노출시간	• 노출시간이 2배로 증가하면 X선 광자의 수(X선의 양)도 2배 증가하지만 에너지에 영향을 주지 않음 • 대부분 관전압 관전류를 고정하고 노출시간을 조절하여 영상조절
여 과	• 여과기를 이용하여 에너지가 낮은 장파장의 X선 광자를 흡수하여 X선의 평균에너지 증가시킴 • 장파장 X선을 제거함으로써 X선속의 질 향상과 환자의 노출량 감소, 여과기에 의한 X선 흡수로 X선 양을 보상하기 위해 노출시간 증가 • 고유여과 : 촬영기 자체의 여과, 타겟 자체, 유리관, 절연유, 조사창 등에 의한 여과 • 부가여과 : 부가적으로 첨가된 물질에 의한 여과(알루미늄 1.5mm), 관전압 높아지면 더 두꺼운 것 사용. 70kVp까지는 1.5mm, 그 이상은 2.5mm
시 준	• 촬영목적에 맞게 X선의 모양과 크기 조절 • 산란선 감소로 방사선영상의 질 향상

거 리	• 거리역자승의 법칙
	  – X선속의 강도는 초점으로부터 거리의 제곱에 반비례
	  – X선속의 강도는 타겟과 필름 거리의 제곱에 반비례
	  – 타겟과 필름의 거리가 멀수록 X선속의 강도는 약해짐

044 ① 대조도, ③ 관용도, ④ 선예도, ⑤ 해상력에 해당한다.

045

	· 기하학적 흐림(반음영) 증가 시 선예도 감소
· 선예도 : 물체의 외형을 정확하게 재현할 수 있는 능력 · 해상력 : 서로 인접한 작은 피사체를 식별하는 능력	· 기하학적 흐림(반음영) 감소법 　– 초점 크기 작게 　– 필름–피사체 거리 짧게 　– 초점–피사체 거리 증가 · 환자의 움직임 · 상수용기에 의한 흐림 · 할로겐화은 크기가 작을수록 선예도는 증가, 감광도는 감소

046 ① · ④ 치근단촬영, ② · ⑤ 교합촬영에 해당하는 목적이다.

047 ① · ② · ③ · ⑤ 평행촬영법의 장점에 해당한다.

048 클라크의 관구이동법의 목적은 물체의 협측, 설측의 위치관계 파악을 위하여 서로 다른 2장의 구내 필름을 수평각을 다르게 하여 촬영하는 것으로, 물체가 관구와 같은 방향으로 이동 시 설측에, 관구의 이동방향과 다른 방향으로 이동하면 협측에 존재한다.

049 ① 치조능 흡수가 심한 경우에는 등각촬영을 실시한다.
③ 수직각은 증가하여 촬영한다.
④ 남아있는 골의 양을 평가할 수 있다.
⑤ 문제와 무관한 설명이다.

050 실책은 조사통가림에 대한 설명으로 조사통의 위치를 조절하여 다시 촬영해야 한다.

051 ② 부과 여과기를 사용한다.
③ 납방어복은 모든 환자에게 적용한다.
④ 초점과 필름 간의 거리는 길수록 유리하다.
⑤ 감광도가 높은 필름을 사용한다.

052 X선 사진 판독 시 주의해야 할 치경부소환에 대한 정의이다.

053

구 분	방사선 불투과성	방사선 투과성
치 아	• 법랑질 → 가장 치밀한 흰층 • 상아질 • 백악질은 식별 불가	치수 : 연조직으로 구성 → X선 통과 용이
주위구조	• 치조골 : 피질골 해면골 구성 • 치조백선 • 치조정	치주인대강 : 치근과 치조백선 사이에 나타남, 두께는 치아가 받는 교합력과 관계있음

054 상악과 하악의 구조물

상악 전치부	상악 견치부	상악 소구치부	상악 대구치부
절치공, 비중격, 전비극, 정중구개봉합, 비와	상악동, 비와, 상악동전내벽	상악돌, 관골, 상악동저	관골, 상악결절, 구상돌기, 하악의 근돌기, 상악동, 상악동저
하악 전치부	**하악 견치부**	**하악 소구치부**	**하악 대구치부**
설공, 이극, 하악하연, 이융선, 영양관	이융선	이공, 악설골융선	외사선, 내사선, 악설골융선, 하악관, 하악하연

055 방사선 장해의 화학적 단계에 해당하는 문제로 세포 내 표적부위에 직접적으로 충돌시키는 것은 직접효과이고 세포 내 흡수되어 있는 물과 작용하는 것은 간접효과이다.

056 ① 디지털기계이기 때문에 소독이나 멸균이 어려운 편이다.
② 해상도가 높은 편이다.
③ X선 노출량이 감소한다.
④ 구내필름보다 딱딱하여 불편감이 있다.

057 기준보다 고개를 높게 들고 촬영 시 교합평면이 역 V자의 형태를 띠고, 반대로 고개를 너무 숙이고 촬영하면 V자 모양의 파노라마 사진이 관찰된다.

058 ① 치근단낭
② 치근당 농양
④ 경화성골염
⑤ 골경화증

059 골융기 절제 시 필요한 기구는 다음과 같다.

골 제거를 위한 기구

- 론저 겸자 : 치조골을 깎고 다듬거나 제거할 때 사용
- 끌과 망치 : 치아나 골을 절단하거나 제거할 때 사용
- 골줄 : 골연을 최종적으로 부드럽게 할 때 사용
- 버와 핸드피스

060 발치를 위한 기구

- 발치기자 : 치간인대와 치주인대를 잘라 발치와와 치아를 분리해 줌
- 발치겸자 : 치조골로부터 치아를 제거
- 루트피커 : 도달하기 어려운 위치에 있는 부러진 치근을 제거하기 위한 섬세한 기구

061 문제의 증상은 건성발치와로 발치 후에 일어나는 합병증이다.

건성발치와

- 혈병 괴사, 치조골 노출
- 화농은 없지만 악취가 심하며 동통이 있음
- 따뜻한 생리식염수로 세척, 유지놀 거즈 삽입, 항생소염요법 필요

062 치아와 치수의 외상

- 법랑질 균열 : 치질의 손상이 없는 법랑질 잔금
- 비복잡 치관파절 : 치수의 노출 없이 법랑질 또는 법랑질과 상아질의 파절
- 복잡 치관파절 : 치수노출을 동반한 법랑질과 상아질의 파절
- 비복잡 치관–치근파절 : 치수의 노출 없이 법랑질, 상아질, 백악질의 파절
- 복잡 치관–치근파절 : 치수노출을 동반한 법랑질, 상아질, 백악질의 파절
- 치근파절 : 상아질, 백악질, 치수의 파절

063 설소대절제술

- 설강직증의 원인 : 단설소대를 가진 경우, 설소대가 외상을 받아서 협착증이 있는 경우, 설종양, 기타 종창이 심한 경우
- 설강직증의 임상소견 : 자유롭지 못한 혀의 운동, 설첨이 구개에 닿지 못함, 발음장애 및 연하장애

064 상악동의 치성감염

- 급성상악동염 : 압박감, 동통, 불편감 등의 증상, 안면의 종창 · 홍반, 체온상승, 악취가 심한 점액 농이 비강 내로 배출
- 만성상악동염 : 병원성의 정도가 낮으며 재발성이 있는 세균, 비폐쇄성 질환 등에 의해 발생

065 만곡의 종류

만곡 명칭	설명
스피만곡	하악치열을 측방에서 바라보았을 때 소구치와 대구치의 협측교두정을 연결한 선의 모양이 원호
조절만곡	교합치료를 위하여 조절하여 만든 만곡
윌슨씨만곡	상 · 하 치열을 전방에서 보았을 때 상악은 협측교두정이 설측교두정보다 높은 위치에 있는 곡선
역몬슨만곡	교모가 심하여 교합의 만곡이 반대로 닳아지는 것
전후적 교합만곡	상악치열을 협측에서 보았을 때 생기는 가상의 곡선

066 지대치 형성 시 고려할 사항
- 열에 의한 치수손상 방지를 위해 냉각수를 사용
- 절삭률이 좋은 Bur를 사용
- 냉각수로 치아분말을 씻어냄
- 치아파편으로부터 보호를 위해 보안경 착용
- 치경을 이용하여 연조직을 보호하거나 간접시진을 통해 지대치를 형성
- 술자의 피로 감소를 위해 위치를 변경하면서 지대치 형성

067 지대축조(Post & Core)
치질의 양이 많이 부족할 때 치관을 형성하여 보철치료를 하는 것으로 치질을 보강하긴 하지만 유지력이 약한 것이 단점이다.

068 케네디분류법

Ⅰ급	양측성 치아 결손부가 잔존치아의 최후방에 위치하는 것
Ⅱ급	편측성 치아 결손부가 잔존치아의 최후방에 위치하는 것
Ⅲ급	잔존 자연치아가 편측성 치아 결손부 전후방에 다 있는 것
Ⅳ급	정중선을 중심으로 생긴 단순한 양측성 치아 결손부가 잔존 자연치아의 전방에 위치하는 것

069 Modified ridge lap은 표면을 쉽게 관리할 수 있도록 볼록한 형태로 치조제의 협측과 접촉하여 심미적이다.

Lingual bur	• 치은변연에서 lingual bur의 상연까지의 거리가 최소 4mm 이상 떨어져야 하며, lingual bur의 폭이 4mm는 되어야 함 • 최소한의 치아, 조직에만 접촉 • 간단한 구조 • 구강 내 조직기능 시 움직임에 방해가 적음 • 치태축적이 적음 • 지지 기능과 안정성의 기능이 떨어짐 • 지대치나 잔존치아에 치아동요를 동반하는 치주질환이 있을 경우 사용 못함
Lingual plate	• 구강저나 설소대의 부착 부위가 높아서 lingual bur를 사용하기에 공간이 불충분한 경우 • 하악 전치의 동요도가 심한 경우 → 치아 안정화

071 G.V. Black의 와동 분류법

1급	2급	3급
• 구치부 교합면의 와동 • 구치부 협면과 설면의 교합측 2/3 부위의 와동 • 전치부 설면의 와동	구치부 인접면의 와동	절단연을 포함하지 않은 전치부 인접면 와동

4급	5급	6급
절단연을 포함한 전치부 인접면 와동	순 · 협 · 설면의 치경부 1/3의 위치의 와동	• 전치부 절단연 와동 • 구치부 교두의 와동

072 격벽법의 목적
- 상실된 와동의 외벽을 대신하게 하여 보존수복을 도움
- 해부학적 외형의 개선
- 기구 조작이 어려운 인접면 수복을 도움
- 보존수복재가 치은 밑으로 밀려들어 가는 것을 방지

073 금인레이 적응증과 금기증

적응증	금기증
• 마모가 심한 치아 • 넓은 우식 병소를 가진 치아 • 아말감 수복물 대체 • 인접면과 교합면에 걸친 우식치아	• 얇은 와동의 치아 • 치수강이 넓은 치아 • 심미성이 요구되는 치아

074 ① Ni-Ti 파일 : 유연성과 내구성이 뛰어난 기구로서 근관형성 시 유용
③ 거터퍼쳐 게이지 : 표준화되어 있지 않은 거터퍼쳐의 규격화
④ 전자근관장측정기 : 근관의 길이 측정 시 사용
⑤ 렌튜로 스파이럴 : 근관 실러의 운반에 이용

075 근관치료의 과정
치수마취 → 근관와동 형성 → 발수 → 작업장 측정 → 근관세척 → 근관형성 → 근관충전

076 치수절단술
치관부 치수를 외과적으로 제거하고 감염이 되지 않은 치근부의 치수는 생활력을 유지하는 보존술식, 수산화칼슘이나 FC(포모크레졸)이 많이 사용된다.

077 ① 치아수 이상, ② 치아크기 이상, ③ 치아크기 이상, ⑤ 치아구조 이상에 해당한다.

078 미성숙영구치 특징
- 2차상아질은 미형성
- 절치의 절단결절이나 부융선이 뚜렷함
- 치수강이 크고, 치수각이 치관 쪽으로 발달
- 상아세관이 굵어 자극 전달이 빠름
- 소와열구가 깊고 복잡함

079 Tell-Show-Do 방법은 소아 환자의 공포를 줄이기 위하여 술식에 대해 설명해주고 시각, 청각, 촉각을 활용해 시범을 보여준 뒤 술식을 시행하는 행동조절방법이다.

080 간접치수복조술의 적응증
- 자극이나 저작 시 동통을 느끼지만 자발통 병력이 없는 치아
- 치아의 동요가 없고 치근단 병변이 없는 치아

081 ① 발치겸자를 사용하여 발치한다.
② 발치와 기저부의 소파는 병소가 있을 때나 시행한다.
④ 복수치아 발치 시에 뒤쪽에 있는 치아부터 발치한다.
⑤ 유구치 발치 시 협측과 설측(구개측)으로 움직이며 발치한다.

082 ① Distal shoe : 제1대구치 맹출 전에 제2유구치 조기상실 시 사용
③ 설측호선장치 : 제1대구치에 밴드를 장착하여 근심이동을 막음
④ 디스킹법 : 영구전치의 맹출공간 부족 시 사용
⑤ 고정성 낸스장치 : 상악 유구치의 양측이나 편측성 조기상실 시 사용

083 정상치은의 임상적 특징

색	연분홍, 분홍, 산호색
외 형	• 부종, 증식 없어야 함 • 치간유두는 치간공극을 채우고 있어야 함
위 치	백악법랑경계부에서 치관부측 0.5~2mm
치간형태	피라미드 모양으로 치간 사이를 채우고 있음
표면구조	점몰(stippling)
견고성	탄력성
각화정도	각화가 잘 되어야 세균감염 안 됨
열구깊이	3mm 이내, 출혈 없어야 함

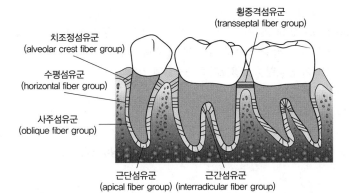

치조정섬유군
(alveolar crest fiber group)

수평섬유군
(horizontal fiber group)

사주섬유군
(oblique fiber group)

횡중격섬유군
(transseptal fiber group)

근단섬유군   근간섬유군
(apical fiber group) (interradicular fiber group)

주행방향에 따른 분류	기 능
횡중격섬유군	• 치아와 치아 사이의 치조골 상부 주행 • 치조골 파괴 후 가장 먼저 형성
치조정섬유군	• 백악–법랑 경계 직하부의 백악질부터 치조정까지 비스듬히 주행하는 섬유군 • 가장 먼저 교합력을 받는 부위 • 치주인대 섬유 중 가장 적음 • 측방압력에 저항 • 치아를 치조와 내에 지탱해줌 • 깊은 곳의 치주인대를 보호
수평섬유군	• 치아와 치조골 사이에서 치아 장축에 직각으로 주행 • 치관 쪽 10~15% 부착 • 치아를 지지하고 측방운동 저항
사주섬유군	• 백악질 표면의 80~85%를 차지하는 가장 주된 섬유군(가장 수가 많음) • 백악질에서 근단 방향으로 주행 • 수직교합압 저항
(치)근단섬유군	• 치근단 부위에서 치조와로 주행하는 섬유군 • 치아의 기울어짐과 치아탈락 방지 • 치수에 공급되는 신경과 혈관 보호
(치)근간섬유군	• 다근치의 분지부에 존재 • 치아의 기울어짐과 회전, 탈락에 저항

085 치조골의 병적증상

• 천공(fenestration) : 치근을 덮고 있는 골에 구멍이 뚫려 치근면 노출, 전치 순면에서 많이 관찰
• 열개(dehiscence) : 치아의 치경부에서 골이 흡수되어 내려가 골이 파인 상태, 과도한 교합

086 형태에 따른 분류
- 치은낭 : 치주조직의 파괴 없이 치은의 증식으로 생긴 것. 위낭이라고도 함
- 치주낭 : 치주조직의 파괴로 인해 생기는 낭. 형태에 따라 골연상낭, 골연하낭으로 구분
  - 골연상낭 : 낭의 기저부가 하부치조골보다 치관방향에 있음
  - 골연하낭 : 낭의 기저부가 인접한 치조골보다 치근방향에 있음

치주낭의 치아면에 따른 분류
- 단순치주낭 : 치아의 한 면에 치주낭이 생긴 것
- 혼합치주낭 : 치아의 두 면 이상에 치주낭이 생긴 것
- 복잡치주낭 : 치주낭 입구는 1면이고, 내면에는 2면 이상에서 치주낭이 생긴 것

087 국소적 급진성 치주염과 전반적 급진성 치주염

구 분	국소적 급진성 치주염	전반적 급진성 치주염
특 징	• 국소 유년형 치주염에 해당 • 호발연령 : 사춘기 전후 • 여자 > 남자 / 흑인 / 가족력 • 국소적 요인 < 유전적 요인	• 전반적 유년형 치주염 + 급속 진행형 치주염 • 호발연령 : 청년기~30세 전후
증 상	• 제1대구치와 전치에 호발(치주조직 파괴) • 양측성으로 발생 • 치은조직은 거의 정상, 치태의 양은 적고, 우식에 대한 저항성	• 대부분 치아에 치주조직 파괴가 광범위하고 빠르게 진행 • 제1대구치와 절치 외 3개 이상 영구치에 부착소실 • 치태나 치석이 적어 뚜렷한 염증 양상은 없으나 중성구와 단핵구의 기능장애가 나타남
치 료	• 항생제(Tetracycline 계통) 복용 • 스케일링 및 치근활택술	• 항생제(Tetracycline 계통) 복용 • 필요시 치주수술

088 치주낭 표시자(Pocket marker)

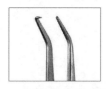

- 치은절제술과 치은성형술에서 치주낭 기저부의 위치표시에 사용
- 출혈점으로 치은절제 시 치주낭의 깊이를 치은상에 표시하는 기구

치은절제술 기본 술식
1. 침윤마취 또는 전달마취 시행
2. 치주낭의 표시자(Pocket Marker)를 치주낭 내로 삽입시킨 후 출혈점 표시
3. 출혈점 직하에 기구날을 삽입하는데, 치주낭 기저부와 치조골 사이를 45°로 외사면 절개 : 1차 절개(Periodontal Knife or Surgical Blade) → 2차 절개(Interdental Knife)
4. 치은절제 후 조직을 제거하고 육아조직 섬유성 조직의 잔사를 큐렛(Curette)으로 소파

5. 노출된 치근면의 치석과 병든 백악질을 제거하여 평활하게 함

6. Periodontal Pack 부착

089 Harris와 Scammon의 장기 성장곡선

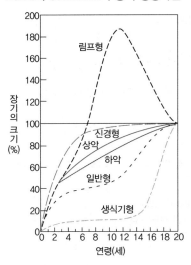

일반형	• 골격, 근육, 호흡기, 소화기, 신장, 안면골의 성장 • 5세경과 사춘기를 전후하여 성장, S자 곡선
신경형	• 뇌, 척수, 두개골 등이 해당, 비교적 조기 성장 • 6~8세경에 성인의 90% 정도로 빠르게 성장
생식기형	• 생식기와 성호르몬 등은 어린 나이에는 성장이 거의 없음 • 사춘기 때 급격한 성장
림프형	• 편도, 림프선 등은 사춘기 이전인 12세까지 성장이 완료 • 사춘기에 거의 200%까지 성장 • 그 이후에는 점점 퇴화하여 20세경에 정상치가 됨

* 교정학과 관계가 깊은 형 : 일반형, 신경형

I급 부정교합	• 상하악 치열궁이 정상적인 근원심관계에 있으나 다른 치아에 이상이 있는 부정교합 상태 • 치성 부정교합이 대부분 • 전치부 총생, 공극, 과개교합, 개교, 전돌 등 • 부정교합 중 가장 높은 빈도 나타냄	
II급 부정교합	상악 치열궁에 대해 하악 치열궁이 정상보다 원심	
	1 류	• 양측성의 하악 원심교합 • 상악 전치의 심한 순측전위와 구호흡 수반 • 편측성인 것도 있음 • 상악 전치의 순측전위로 인해 수평피개와 스피만곡이 심함
	2 류	• 양측성의 하악 원심교합 • 상악 전치의 후퇴와 정상적인 비호흡을 이루는 것 • 편측성인 것도 있음 • 상악 중절치는 설측경사, 상악 측절치는 순측경사 • 전치부에 깊은 수직피개
III급 부정교합	• 상악 치열궁에 대해 하악치열궁이 정상보다 근심 • 상하 전치의 반대교합이 있으며 편측성인 것도 있음 • 가성 부정교합, 골격성 부정교합으로 구분	

유아형 연하	성숙형 연하
• 상 · 하 치아 사이에 혀를 넣고 하악을 고정 • 상 · 하 치아가 교합하지 않음 • 혀가 앞으로 돌출 • 안면근과 구강주위근의 움직임이 활발	• 12세경이 되면 혀를 돌출하지 않는 성숙형 연하로 완전히 고정 • 구치를 단단히 교합 • 구순을 닫고 연하운동의 힘을 흡수 • 손가락 빨기, 혀 내밀기 등의 구강 악습관에 의해 유아형 연하가 지속되기도 함

기계력	탄성 및 금속의 강성에 의한 교정력(물리적인 힘)	
	금속선의 탄성 이용	각종 교정용 와이어(원형선, 각형선), 보조탄선, 코일 스프링(coil spring)
	고무와 고분자 재료의 탄성 이용	각종 고무(elastics), 고무실(elastic thread), 고무체인(elastic chain), 치아 포지셔너(tooth positioner)
	금속의 강성 이용	확대나사(screw)
기능력	구강주위 안면근(구순, 협근, 저작근 등)의 작용에 의한 교정력	
	저작근	액티베이터(activator), 교합사면판(inclined plane)
	구순압	립 범퍼(lip bumper)
	협 압	프랑켈 장치(frankel appliance)
악정형력	악골의 성장발육이 왕성한 시기에 악골의 성장을 촉진시키거나 억제하여 안면의 형태를 개선할 목적으로 사용하는 힘	
	상악 전방성장 억제	헤드기어(head gear)
	상악 전방성장 촉진	상악 전방견인장치(face mask)
	상악골 측방 확대	상악골 급속확대장치(RPE)
	하악 전하방성장 억제	이모장치(chin cap)

093 영플라이어(Young's pliers)

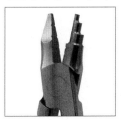

- 모양 : 한쪽이 3단계 원추형, 다른 한쪽은 각추형으로 와이어를 잡기 쉽게 고랑이 패임
- 용도 : 상교정장치의 clasp, 굵은 와이어, 보조탄선 등 가느다란 와이어를 구부리기 위한 것

구성요소	활성부	정 의	치아를 움직이는 힘 발생
		종 류	스크류, 스프링, 라비알보우
	유지부	정 의	장치의 고정원을 얻음
		종 류	clasp
	상 부	정 의	활성부와 유지부를 포함하여 결합시키는 역할
		종 류	resin
종 류	능동적 상교정장치	목 적	반대교합을 개선
		방 법	상악 치열의 전방확장, 상악 구치의 측방확장, 전치들을 전방확장
	교합거상판	정 의	저작 폐구 시 하악 전치를 압박, 구치의 교합거상을 도모하는 장치
		적응증	과개교합
	투명거상장치		• 모형상에서 이동시킬 치아를 절단, 재배열 • 아크릴릭 레진을 이용하여 제작

095
① 중합수축이 적다.
③ 찢김 저항성이 낮다.
④ 크기 안정성이 높다.
⑤ 부산물이 발생하지 않는다.

096 필러 크기에 따른 복합레진의 분류

분 류	함유량(부피비)	특 징
재래형 복합레진	50~60%	• 필러 크기가 커서 표면연마가 곤란하고 거침 • 강도가 높아 응력을 많이 받는 구치부에 사용
초미세입자형 복합레진	30~55%	• 유기레진 기질의 비율이 재래형보다 높아 기계적, 물리적 성질 낮음 • 필러 입자가 작아서 표면이 매끄러움 • 응력을 적게 받는 전치부 수복 시 적합
미세입자형 복합레진	65~70%	• 재래형+초미세입자형 • 2급이나 4급 와동처럼 큰 응력이나 마모가 발생하는 부위에 사용
혼합형 복합레진	50~60%	• 매끄러운 표면과 우수한 강도 • 4급 와동이나 전치부 수복까지 다용도 레진
나노입자형 복합레진	60~70%	• 빛이 투과할 때 산란이나 반사가 없음 • 높은 투명도로 심미적으로 우수

중합방법에 따른 복합레진의 분류

분 류	화학중합형 복합레진	광중합형 복합레진
중합장치	X	O(광조사기)
중합방식	연화에 의해 중합이 개시	광조사에 의해 중합 개시
작업시간	한 정	임의로 설정
충전방법	한꺼번에 충전	적층 충전(2~3mm)
중합시간	3~7분	20~40초
중합수축이 일어나는 방향	레진의 중심부	광원 쪽으로
기포의 함입	많 음	적 음
물 성	거의 균질	심부일수록 나쁨

097 치과용 인상재

폴리설파이드	부가중합형 실리콘	폴리이써
• 유황으로 인한 불쾌한 냄새, 옷 착색 • 중합반응 시 열 발생 • 긴 작업시간과 경화시간 • 상당히 유연 • 찢김 저항 제거 시 영구변형량 큼 • 기포형성 많음 • 지대치에 수분이 있으면 정밀인상 불가	• 작업시간과 경화시간 짧음 • 불쾌한 냄새 없고 착색 X, 혼합 쉬움 • 찢김 저항성 낮으나 영구변형 적음 • 중합수축 적음 • 크기 안정성 우수 • 지대치에 수분이 있어도 정밀인상 가능 • 라텍스 장갑의 황성분이 경화 억제시킴	• 알레르기 환자 X • 상당히 뻣뻣 • 중합수축 적음 • 정밀도 가장 우수 • 경도 가장 큼 • 지대치에 수분이 있어도 정밀인상 가능 • 물속에 보관 시 팽윤 • 작업시간과 경화시간이 짧음

장 점	• 비교적 정확한 인상채득 • 적당한 조작시간, 경화시간 • 물의 온도로 경화시간 쉽게 조절 • 물의 양에 따라 점조도 조절 가능 • 비가역성 탄성 인상재
단 점	• 표면결함 자주 발생 • 미세부 재현성이 낮음 • 인상채득 후 점진적 비가역적 수축(크기 안정성 나쁨)
경화시간	• 물의 온도로 조절(약 18~24℃ 적당) • 경화지연제 : 인산나트륨
강 도	• 압축 강도와 찢김 강도 • 경화시간 후 2~3분간 구강 내 유지 • 구강 내에서 제거하는 속도가 빠를수록 증가 → 인상재를 빠른 속도로 빼야 함
크기 안정성	• 수축과 팽윤현상이 나타남 • 최대의 정확도를 얻기 위하여 인상채득 후 10분 이내에 석고 주입(즉시 석고를 주입할 수 없는 경우 → 음형인기를 100% 절대습도에서 아래방향으로 보관)

경화시간 증가	• 혼합시간이 짧은 경우 • 혼수비가 많아 묽은 혼합을 하는 경우 • 지연제를 첨가하는 경우 → 2% 붕사(Borax), 다량의 NaCl, 아가ㆍ알지네이트, 체액ㆍ혈액ㆍ타액 등
경화시간 감소	• 혼합시간이 길어진 경우 • 혼수비가 적어 된 혼합을 하는 경우 • 촉진제를 첨가하는 경우 → 2% 황화칼륨(K_2SO_4), Terra alba, 소량의 NaCl, 40℃ 미만의 물 사용

• 용도 : 기저재, 이장재, 임시 및 중간용 수복재, 크라운 임시접착
• 특 징
  – 산도는 중성
  – 밀봉성, 단열성 좋음
  – 경화 시 길이 변화 적음
  – 바니쉬나 이장재 없이 사용 가능
  – 치수진정효과 : 상아세관 노출 치아의 임시접착제
  – 압축 강도 낮아 임시접착용 : 금관 또는 계속가공의치
  – 유지놀이 레진의 용매로 작용할 수 있으므로 레진 수복 시 사용 금지 : 보호용 바니쉬 또는 와동 이장재

2회
정답 및 해설

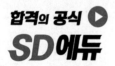

1	2	3	4	5	6	7	8	9	10	11	12	13	14	15	16	17	18	19	20
②	③	⑤	③	①	①	③	②	④	①	④	⑤	③	③	③	①	③	③	④	①
21	22	23	24	25	26	27	28	29	30	31	32	33	34	35	36	37	38	39	40
②	⑤	①	①	①	②	③	②	⑤	②	②	①	⑤	①	③	④	②	①	③	①
41	42	43	44	45	46	47	48	49	50	51	52	53	54	55	56	57	58	59	60
③	④	⑤	④	④	①	⑤	①	③	①	④	④	⑤	①	③	①	②	⑤	②	①
61	62	63	64	65	66	67	68	69	70	71	72	73	74	75	76	77	78	79	80
③	④	②	①	⑤	①	②	④	①	③	③	⑤	②	③	④	①	③	②	②	③
81	82	83	84	85	86	87	88	89	90	91	92	93	94	95	96	97	98	99	100
②	①	①	①	④	②	③	⑤	②	③	③	③	⑤	⑤	③	①	②	①	①	①

의료관계법규

001 의원·치과의원·한의원 또는 조산원을 개설하려는 자는 보건복지부령으로 정하는 바에 따라 시장·군수·구청장에게 신고하여야 한다. 개설 장소를 이전하거나 개설에 관한 신고 또는 허가사항 중 보건복지부령으로 정하는 중요사항을 변경하려는 때에도 같다(의료법 제33조 제3항 및 제5항).

개업, 변경, 이전	• 의원 : 시장·군수·구청장에게 신고 • 병원 : 시·도지사의 허가
휴업, 폐업	의원, 병원 : 시장·군수·구청장에게 신고

002   ③ 의료법 제10조 제3항에 의해 최대 응시자격제한은 3회이다.

국가시험 등 응시제한 기준(의료법 시행령 별표1)

위반행위	응시제한 횟수
• 시험 중에 대화 · 손동작 또는 소리 등으로 서로 의사소통을 하는 행위 • 시험 중에 허용되지 않는 자료를 가지고 있거나 해당 자료를 이용하는 행위 • 응시원서를 허위로 작성하여 제출하는 행위	1회
• 시험 중에 다른 사람의 답안지 또는 문제지를 엿보고 본인의 답안지를 작성하는 행위 • 시험 중에 다른 사람을 위해 시험 답안 등을 알려주거나 엿보게 하는 행위 • 다른 사람의 도움을 받아 답안지를 작성하거나 다른 사람의 답안지 작성에 도움을 주는 행위 • 본인이 작성한 답안지를 다른 사람과 교환하는 행위 • 시험 중에 허용되지 아니한 전자장비 · 통신기기 또는 전자계산기기 등을 사용하여 시험답안을 전송하거나 작성하는 행위 • 시험 중에 시험문제 내용과 관련된 물건(시험 관련 교재 및 요약자료를 포함한다)을 다른 사람과 주고 받는 행위 • 결격사유 등의 어느 하나에 해당하는 사람이 시험에 응시하는 행위 • 면허증 발급을 위한 서류를 허위로 작성하여 제출하는 행위	2회
• 본인이 직접 대리시험을 치르거나 다른 사람으로 하여금 시험을 치르게 하는 행위 • 사전에 시험문제 또는 시험답안을 다른 사람에게 알려주는 행위 • 사전에 시험문제 또는 시험답안을 알고 시험을 치르는 행위	3회

비고 : 위 표의 위반행위에 대한 세부 기준 및 유형 등에 대해서는 보건복지부장관이 정하여 고시할 수 있다.

003   진료기록부 등의 보존(의료법 시행규칙 제15조)

보존기간	내 용
2년	처방전, 치과기공물제작의뢰서(의료기사법 제11조의3 제2항)
3년	진단서 등의 부본, 보수교육 관계 서류(시행규칙 제23조)
5년	환자명부, 검사내용 및 검사소견기록, 방사선 사진 및 그 소견서, 간호기록부, 조산기록부
10년	진료기록부, 수술기록

004   진단용 방사선 발생장치(의료법 제37조)
- 진단용 방사선 발생장치를 설치 · 운영하려는 의료기관은 보건복지부령으로 정하는 바에 따라 시장 · 군수 · 구청장에게 신고하여야 하며, 보건복지부령으로 정하는 안전관리기준에 맞도록 설치 · 운영하여야 한다.
- 의료기관 개설자나 관리자는 진단용 방사선 발생장치를 설치한 경우에는 보건복지부령으로 정하는 바에 따라 안전관리책임자를 선임하고, 정기적으로 검사와 측정을 받아야 하며, 방사선 관계 종사자에 대한 피폭관리(被曝管理)를 하여야 한다.
- 진단용 방사선 발생장치의 범위 · 신고 · 검사 · 설치 및 측정기준 등에 필요한 사항은 보건복지부령으로 정한다.

005 의료행위가 이루어지는 장소에서 의료행위를 행하는 의료인, 간호조무사 및 의료기사 또는 의료행위를 받는 사람을 폭행·협박하여 상해에 이르게 한 경우에는 7년 이하의 징역 또는 1천만원 이상 7천만원 이하의 벌금에 처하고, 중상해에 이르게 한 경우에는 3년 이상 10년 이하의 징역에 처하며, 사망에 이르게 한 경우에는 무기 또는 5년 이상의 징역에 처한다(의료법 제87조의2 제1항).

006 의료기사 등에 관한 법률 제3조에 의거하면 구체적인 업무범위와 한계는 대통령령으로 정한다.

007 의료기사 등에 관한 법률 제5조 결격사유와 의료법 제8조 결격사유를 비교하면 다음과 같다.

항 목	의료인	의료기사 등
정신질환자(예외 : 전문의가 의료인으로 적합판정)	O	O
마약·대마 중독자	O	O (* 마약류 중독자로 표기되어 있음)
향정신성의약품 중독자	O	X
피성년후견인	O	O
피한정후견인	O	O
금고 이상의 형을 받은 자	O	O

008 의료기사 등에 관한 법률 제11조에 의하면 의료기사 등은 최초면허를 받은 후부터 3년마다 실태와 취업상황을 보건복지부장관에게 신고하여야 하므로 최초면허를 받은 지 14년이 지난 A 씨는 4번의 취업상황을 보고했다.

009 면허의 취소와 자격정지(의료기사 등에 관한 법률 제21조 및 제22조)

면허취소	자격정지(6개월 이내)
① 결격사유에 해당하게 된 경우 ② 다른 사람에게 면허를 대여한 경우 ③ 치과의사가 발행하는 치과기공물제작의뢰서에 따르지 아니하고 치과기공물제작 등 업무를 한 경우 ④ 면허자격정지 또는 면허효력정지 기간에 업무수행 또는 3회 이상 면허자격정지 또는 면허효력정지 처분 * 처분 원인의 사유가 소멸되는 등 대통령령으로 정하는 사유 인정 시 면허 재발급 가능(단, ② 또는 ④에 따라 면허가 취소된 경우와 금고 이상의 형을 받은 경우 취소 1년 이후에 발급 가능) * 면허 취소 또는 등록 취소 시 청문해야 함(보건복지부장관 또는 특별자치시장·특별자치도지사, 시장·군수·구청장)	• 품위를 현저히 손상시키는 행위를 한 경우 • 치과기공소 개설이 불가한 자에게 고용되어 치과기공사의 업무를 한 경우 • 치과진료를 행하는 의료기관 또는 등록한 치과기공소가 아닌 곳에서 치과기공사의 업무를 한 경우 • 개설등록을 하지 아니하고 치과기공소를 개설·운영한 경우 • 치과기공물제작의뢰서를 보존하지 아니한 경우 • 기공물 제작 등이 치과기공물제작의뢰서에 따라 적합하게 이루어지고 있는지 여부를 확인해줄 수 없는 경우 • 이 법 또는 이 법에 따른 명령을 위반한 경우

010 ① 무면허자 B 씨의 행위는 의료기사 등에 관한 법률 제30조 제1항(3년 이하의 징역 또는 3천만원 이하의 벌금)에 해당하는 내용이다.

법인의 대표자나 법인 또는 개인의 대리인, 사용인, 그 밖의 종업원이 그 법인 또는 개인의 업무에 관하여 제30조 또는 제31조의 위반행위를 하면 그 행위자를 벌하는 외에 그 법인 또는 개인에게도 해당 조문의 벌금형을 과(科)한다(의료기사 등에 관한 법률 제32조).

011 지역보건의료계획의 수립(지역보건법 제7조)

시 · 도지사 또는 시장 · 군수 · 구청장은 지역주민의 건강증진을 위하여 지역보건의료계획을 4년마다 수립하여야 한다.

012 지역보건의료서비스(지역보건법 제11조 제1항 제5호)
- 국민건강증진 · 구강건강 · 영양관리사업 및 보건교육
- 감염병의 예방 및 관리
- 모성과 영유아의 건강유지 · 증진
- 여성 · 노인 · 장애인 등 보건의료 취약계층의 건강유지 · 증진
- 정신건강증진 및 생명존중에 관한 사항
- 지역주민에 대한 진료, 건강검진 및 만성질환 등의 질병관리에 관한 사항
- 가정 및 사회복지시설 등을 방문하여 행하는 보건의료 및 건강관리사업
- 난임의 예방 및 관리

013 보건소에 보건소장(보건의료원의 경우에는 원장을 말한다) 1명을 두되, 의사 면허가 있는 사람 중에서 보건소장을 임용한다. 다만, 의사 면허가 있는 사람 중에서 임용하기 어려운 경우에는 「지방공무원 임용령」 별표1에 따른 보건 · 식품위생 · 의료기술 · 의무 · 약무 · 간호 · 보건진료(이하 "보건 등"이라 한다) 직렬의 공무원을 보건소장으로 임용할 수 있다(지역보건법 시행령 제13조 제1항).

보건소장
• 1명, 의사 면허 • 의사충원 불가 시 5년 이상의 근무경력을 가진 보건 등 직렬의 공무원 • 임 무 　- 소속 공무원을 지휘 · 감독 　- 보건지소, 건강생활지원센터 및 보건진료소의 직원 및 업무에 대한 지도 · 감독

↓ 지휘, 감독

건강생활지원센터장	보건지소장
• 보건 등 직렬의 공무원 또는 보건의료인 1명을 센터장으로 임용 • 건강생활지원센터의 업무 관장 • 소속 직원을 지휘 · 감독	• 지방의무직공무원 또는 임기제공무원 1명을 보건지소장으로 임용 • 임 무 　- 보건지소의 업무 관장 　- 소속 직원을 지휘 · 감독 　- 보건진료소의 직원 및 업무에 대하여 지도 · 감독

014 보조금을 지급하는 경우 설치비와 부대비에 있어서는 그 3분의 2 이내로 하고, 운영비 및 지역보건 의료계획의 시행에 필요한 비용에 있어서는 그 2분의 1 이내로 한다(지역보건법 제24조 제2항).

015 지방자치단체는 보건소의 업무 중에서 특별히 지역주민의 만성질환 예방 및 건강한 생활습관 형성을 지원하는 건강생활지원센터를 대통령령으로 정하는 기준에 따라 해당 지방자치단체의 조례로 설치할 수 있다(지역보건법 제14조).

016 국민은 구강건강증진을 위한 구강보건사업이 효율적으로 시행되도록 협력하여야 하며, 스스로의 구강건강 증진을 위하여 노력하여야 한다(구강보건법 제4조).

017 보건복지부장관은 구강보건사업의 효율적인 추진을 위하여 5년마다 구강보건사업에 관한 기본계획을 수립하여야 한다(구강보건법 제5조 제1항).

018 수돗물불소농도조정사업계획에 관한 사항을 해당 지역주민에게 3주 이상 공보와 해당 지역을 주된 보급지역으로 하는 일간신문에 공고하여야 하고, 그 밖에 필요한 경우에는 인터넷 홈페이지, 방송 등 효과적인 방법으로 공고할 수 있다(구강보건법 시행령 제5조).

구강보건법령의 주요 기간

사업 내용		기간
구강보건사업계획 수립		5년
구강건강실태조사		3년
수돗물불소농도조정사업계획 공고		3주 이상
보건소장	수도꼭지 불소농도 측정	주 1회 이상
	불소화합물 첨가시설 방문	연 2회 이상

019 임산부와 영유아의 구강검진 내용(구강보건법 시행규칙 제15조)
- 임산부
  - 치아우식증(충치) 상태
  - 치주질환(잇몸병) 상태
  - 치아마모증 상태
  - 그 밖의 구강질환 상태
- 영유아
  - 치아우식증(충치) 상태
  - 치아 및 구강발육 상태
  - 그 밖의 구강질환 상태

020 국가와 지방자치단체는 「노인복지법」 제27조 제1항에 따라 실시하는 건강진단과 보건교육에 구강검진과 구강보건교육을 포함하여야 한다(구강보건법 제15조 제1항).

치위생학 1

021 구조물은 이공으로 하악골의 하악체 외측면에서 볼 수 있으며, 이신경과 이혈관이 통과하는 구멍이다. 하악 제2소구치 하방에 존재하다가 노인이 될수록 치조연에 가까이 위치한다.

022 상악동의 특징
  • 부비강 중 가장 크기가 큼, 양쪽 상악골 안에 위치
  • 삼각 모양의 큰 공간, 개인 편차가 큼
  • 견치 및 제1, 2대구치가 상악동 안으로 돌출된 경우 빈번(발치 시 상악동 천공)
  • 기능 : 머리 무게 감소, 소리 울림, 공기 습도 및 온도 조절, 분비물 배출
  • 신경 : 상악신경의 전, 중, 후상치조신경 분포
  • 혈액 : 상치조동맥, 대두개동맥
  • 정맥 : 익돌근정맥총
  • 분비물 배출 : 비강 중비도로 배출

023 설골은 머리뼈에서 분리되어 있는 독립된 뼈로 인대에 의해 측두골의 경상돌기 끝에 부착되어 있다.

024 보조개를 만드는 안면근은 소근이다.

025 설골상근과 설골하근

설골상근	설골하근
• 악이복근 • 악설골근 • 이설골근 • 경돌설골근	• 견갑설골근 • 흉골설골근 • 흉골갑상근 • 갑상설골근

026 혀의 지배신경

구 분	혀 전방 2/3	혀 후방 1/3	후두 부위
일반감각(지각)	설신경(삼차신경)	설인신경	미주신경
미 각	고삭신경(안면신경)		
운동신경	설하신경		

027
- 하악부 : 심이개동맥, 전고실동맥, 중경막동맥, 부뇌막동맥, 하치조동맥, 이동맥
- 익돌근부 : 측두동맥, 익돌근지, 교근동맥, 협동맥
- 익구개부 : 후상치조동맥, 대구개동맥, 소구개동맥, 인두지, 익돌관동맥, 접구개동맥

028 설면융선은 견치첨두에서 치경부를 향해 형성된 융선으로 설면융선을 중심으로 근·원심설면와로 나뉜다.

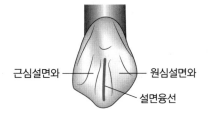

근심설면와 ── 원심설면와
설면융선

029 구의 개념

발육구	교두와 교두를 구분하는 선
부 구	발육구에서 분리되어 나타나는 얕은 선상의 함몰부위
삼각구	변연융선과 삼각융선 사이에 형성

030 치아의 좌우·근원심을 구별하는 상징으로 총 4가지가 존재한다(우각상징, 만곡상징, 치근상징, 치경선 만곡상징). 우각상징으로 근심은 예각, 원심은 둔각을 가진다.

031
① 우각상징이 명확하다.
③ 순면이 설면보다 크다.
④ 절단이 중절치보다 두껍다.
⑤ 복와상선이 드러나는 것은 상악 중절치의 특징이다.

032 제1소구치에 나타나는 특징으로 근심변연구가 중앙구에서 근심변연융선을 넘어 주행한다. 하악 제1소구치에서는 근심설면구가 존재한다.

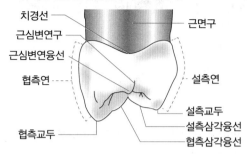

033 ① 근심설측교두가 가장 크다.
② 근원심경이 협설경보다 작다.
③ 카라벨리결절이 이상결절로 나타난다. 제6교두는 하악 제1대구치에서 나타난다.
④ 1개의 사주융선이 나타난다.

034 상악 제2유구치의 교합면의 특징은 영구치에서 특징이 가장 잘 두드러지는 상악 제1대구치와 비슷하고, 제1유구치보다 제2유구치의 교합면의 발달이 더 두드러진다.

035 표피의 구조

세포층	특 징
각질층	• 핵과 세포질이 모두 소실 → 각질 대체 • 시간이 지나면 떨어져 나감 • 미생물 침입 방어에 매우 중요
투명층	• 얇고 투명한 층 • 핵이 관찰되지 않고 납작한 세포로 구성
과립층	각질을 형성하는 전구물질을 과립형으로 포함하고 있음
유극층	• 표피에서 가장 두꺼움 • 기저층에서 만들어진 세포가 성숙하여 다각형의 세포가 됨 • 부착반점이 관찰 • 세포와 세포 사이에 가시처럼 보이기 때문에 가시층이라고도 함
기저층	• 가장 바닥층 • 유사분열이 일어나 세포 생성 • 멜라닌세포, 랑게르한스세포, 메켈세포 등이 있음

036 구강점막의 비각질 중층편평상피

분 포	세포층	
입술점막, 볼점막, 치조점막, 구강저, 혀의 아래쪽 면, 연구개	3개의 층(바닥층, 중간층, 표면층)	
임상소견	**현미경적 소견**	**특 징**
• 부드러운 표면 감촉 • 촉촉하게 젖어있는 표면 • 늘어나거나 압박될 수 있음 • 아래 구조에 대한 쿠션작용	• 비각질 중층편평상피 • 경계면은 보통 평탄함 • 융기그물과 결합조직유두 수가 적음 • 고유판에 많은 탄력섬유 존재	• 점막하조직이 있어 근육을 덮음 • 발음, 저작, 연하 동작에 필요한 부위에 존재 • 절개 시 봉합 필요 • 국소마취 시 불편감은 덜하고 확산은 용이함(그렇기 때문에 감염 시에 빠르게 확산)

037

발생부위		발생부분	비 고
구개발생	일차구개 발생 5~6주	전상악돌기 + 내측비돌기	• 구강과 비강에서 전방의 삼각형 부분 • 구개가 없고 비강과 구강은 서로 통합된 시기 • 구강용적이 작고 혀가 전체를 차지
	이차구개 발생 6~12주	좌우의 구개돌기 + 비중격	• 비강과 구강이 완전히 차단 • 구강용적이 크고 혀가 내려감 • 융합부전 → 구개열
	입천장 완성 발생 12주	3개 돌기(상악돌기, 좌우돌기) 모두가 융합	–
구강발생	일차구강	일차구개의 후방부는 비강과 구강이 직접 통합	–
	이차구강	비강으로부터 분리된 구강	–
구 순	상순 발생 4주	상악돌기 + 내측비돌기	• 위턱돌기는 윗입술의 가쪽 • 내측비돌기는 윗입술의 가운데 형성 • 융합부전 → 구순열

038 치아배의 구성

모상기 (태아기) 9~10주	• 법랑기(관) : 법랑질 • 치아유두 : 상아질, 치수 • 치아주머니 : 백악질, 치주인대, 치조골(치배 보호)

039 치근의 형성과정

- 치근의 발생은 치관이 완성된 후 시작
- 치경고리의 형성으로부터 시작됨
  - 치경고리 : 법랑기의 치경부에서 외법랑상피 + 내법랑상피
  - 치경고리가 내하방으로 증식하여 치낭과 치유두 사이로 길어져 Hertwig 상피근초 형성
- Hertwig 상피근초 : 치근의 형태와 방향을 결정 + 치근상아질 형성 유도
- 치근상아질의 형성
  - Hertwig 상피근초에 인접한 치유두 바깥세포는 다시 상아모세포로 분화하여 치근상아질 형성
  - 상아모세포로 분화 후 상아전질을 분비
  - 기저막은 상피근초의 내법랑상피와 치근 부위의 상아모세포 사이에 위치
  - 치근상아질 형성 완료 시 기저막 + Hertwig 상피근초 붕괴
  - 상피근초 붕괴 후 일부 남은 세포는 Malassez 상피잔사가 됨 → 후에 치주인대에 위치하면서 치성낭종 등의 문제를 일으킬 수 있음

040 성숙상아질의 성장선

- 에브너선 : 법랑질의 횡선문, 레찌우스 성장선과 유사, 상아세관에 수직주행
- 오웬외형선 : 여러 개의 평행한 성장선들의 연결, 대표적인 것이 신생선

041 백악질의 분류

구 분	일차백악질	이차백악질
특 징	무세포성 백악질	유세포성 백악질
세포 성분	백악세포 없음	백악세포 있음
부 위	전체 치근에 적어도 1층, 치경 1/3에 침착	주로 치근단 1/3, 특히 치근분지부 많음
형성 속도	느리게 형성	빠르게 형성
두께 변화	시간이 지나도 변화 없음	시간 변화에 따라 층이 더해질 수 있음

042 염증의 원인

- 생물학적 원인 : 세균, 진균, 바이러스 등의 미생물 감염
- 물리적 원인 : 기계적 자극, 외상, 방사선, 자외선, 온도 등
- 화학적 원인 : 화학적 물질, 산, 알칼리
- 면역학적 원인 : 인체 내외의 면역계의 이상 반응

043 수두–대상포진

*Varicella–zostervirus*에 의한 원발성 감염으로 피부발진과 작은 수포들을 형성하는 것이 특징이다.

원 인	유년기에 수두에 걸린 사람의 감각신경절에 남아 있던 바이러스가 면역력 저하 시 재활성화
임상소견	• 통증이 매우 심한 것이 특징 • 수포 발생 1~2주 전부터 그 부위가 아프기 시작 • 시간이 지날수록 수포가 군집 이룸 • 수포는 항상 한쪽 신경을 따라 편측성으로 띠모양을 이루며 분포

044 굴곡파절은 과도한 교합력이나 측방압으로 인해 치경부에 발생한다.

045 치조골염(Dry socket)
- 원인 : 발치와 내의 혈액응고가 안 되어 노출된 치조벽이 건조해지고, 발치창의 세균감염으로 발생
- 발치와의 골염
- 환자는 발치 후 2~3일 후에 동통을 호소
- 환부는 악취, 국소 림프절 종창도 관찰
- 난발치, 하악에 매복하고 있는 제3대구치의 발치 후 일어나는 경우 많음

046 ② 잔류낭은 뼈 안에 발생하는 골내낭이다.
③ 석회화 치성낭은 낭종벽의 석회화로 인해 발생한다.
④ 하마종은 대타액선의 도관이 막혀 발생한다.
⑤ 연조직낭은 태생기 외배엽의 함입으로 발생한다.

047 양성종양과 악성종양

구 분	양성종양	악성종양
성장속도	느 림	빠 름
성장양상	확장성	침윤성
전 이	X	O
재 발	적 음	흔 함
괴 사	적 음	흔 함
세포분열	없거나 적음	많 음
예 후	양 호	불 량

048 ① 전암병소를 묻는 문제로 백반증의 특징을 가지고 있다.

전암병소

백반증	• 병변부의 점막 → 백색 • 문질러도 떨어지지 않는 백색의 반점 • 40세 이상의 성인에게서 주로 발생(남:여 = 7:3) • 나이 증가 시 유병률 증가 • 원인 : 흡연, 음주, 자외선, 미생물, 외상, 노화
홍반증	• 붉은 반점 • 65~74세 호발 • 구강저, 혀, 연구개에 호발 • 완전절제로 치료

049 세포의 물질이동

확 산	• 농도경사에 의해 고농도에서 저농도로 이동하여 평형농도 도달 • 확산속도 : 농도차 클수록, 지질용해성 높을수록, 물질크기가 작을수록 빠름 예 폐포의 가스교환
촉진확산	• 세포막의 지질에 용해되지 않고 통과하기에 너무 큰 포도당, 아미노산 • 세포막 내 운반단백질 이용 • 농도경사 따라 이동 • 확산속도 : 운반단백질 수
삼 투	• 세포막을 통과할 수 없는 용질 • 저농도 → 고농도로 물이 이동 • 용해된 물질의 농도에 따라 물의 이동방향과 양 결정 • 등장액, 저장액(안 농도 > 밖 농도), 고장액(안 농도 < 밖 농도)
여 과	막을 기준으로 안팎의 압력차에 의해 막을 통해 액체가 이동하는 현상

050 혈액의 응고작용 단계

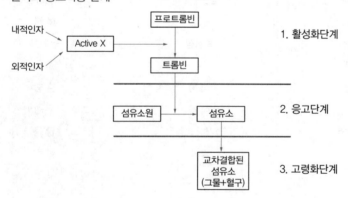

051 소화액의 종류

위 액	• pH 1.0~1.5의 산성, 염산과 점액 성분으로 구성
	• 염 산
	  – 펩시노겐을 펩신으로 활성화, 단백질분해효소로 작용, 산성 환경 유지
	  – 음식물 속 세균 및 이물질을 죽이는 작용과 세균의 번식 방지
	  – 수용성 단백질(casein)을 응결
	• 점액성분 : 점액이 점막면의 표면을 덮어 위점막 보호

췌장액	• 분 비
	  – 외분비선(소화액 분비)과 내분비선(호르몬 분비)
	  – 알칼리성 물질인 췌장액을 분비해 위액의 산성을 중화시켜 소화가 진행
	• 작 용
	  – 당질분해효소 : 아밀라아제
	  – 단백질분해효소 : 트립신
	  – 지방분해효소 : steapsin–지방산, 글리세린

담 즙	• 간세포에서 만들어짐
	• 소장 내에서 소화가 진행 시 흘러감, 소화가 없을 땐 담낭에 저장
	• 주성분 : 담즙산염, 담즙색소, 콜레스테롤
	• 작 용
	  – 지방 소화 촉진, 지용성 비타민의 흡수 촉진(비타민 A, D, E, K)
	  – 담즙색소, 호르몬, 약물, 독물 등의 배설작용

장 액	• 알칼리성 • 탄수화물, 단백질, 지방의 소화효소를 모두 가짐

052 치주조직의 생리

명 칭	역 할
치 은	치아의 주위조직 보호
치조골	치아에 가해지는 외부의 힘으로부터 지지
치주인대	• 영양공급기능 • 저작력을 분산 • 압각 · 촉각의 감각수용기
백악질	치아 지지

053 타액의 기능

소화작용	소화효소 : Amylase(전분을 덱스트린과 맥아당으로 분해)
윤활작용	• 치아 피막 형성 • 치아의 마찰 감소 작용, 연하, 발음 원활
점막보호작용	• 점막보호(Mucin) • 상피자극인자 : 상피세포 재생 촉진

완충작용	• 타액 pH : 5.5~8.0 • 타액 내 완충물질 : HCO_3(탄산수소염) → 가장 큰 완충작용 / HPO_4(인산수소염), 히스티딘펩티드, 타액단백질
치아탈회, 성숙, 재석회화 작용	• 타액 내 칼슘, 인산 → 타액단백질과 결합 • 타액단백질 → Ca^{2+}와 PO_4^{2-}을 법랑질에 공급 → 재석회화
청정작용	타액의 흐름 → 이물질 제거, 세균부착 방지
항균작용	• IgA : 장액성 세포분비 • Peroxidase(과산화 효소) : 살균 • 티오시안산염(SCN) : 세균억제, 살균 • Lysozyme : 세균분해 • Lactoferrin : 세균대사 발육 성장억제
배설작용	혈중 독성물질(수은, 납 등 중금속)
체액량 조절작용	신체의 탈수 → 타액 감소 → 갈증 감각
내분비작용	• 타액선 Hormone → Parotin(치아 석회화 작용 촉진, 혈중 Ca 농도 저하) • EGF – 세포 간 물질(Cytokine) : 세포증식, 염증, 위점막 보호

054 감각수용기 밀도 : 통점 > 촉점 > 압점 > 냉점 > 온점

온도각과 촉각 및 압각	• 촉각수용기 : 마이스너소체 • 압각수용기 : 메르켈소체 • 냉각수용기 : 크라우제소체 • 온각수용기 : 루피니소체
통 각	유리신경말단
미 각	미각수용기 : 혀의 미뢰, 연구개, 목젖 등에도 소수의 미뢰 분포
공간감각	• 점막에 접촉하는 물체의 성상을 지각하는 감각 • 감각크기 : 어린이 > 어른 • 구강영역 : 혀끝 > 입술 > 연구개

055 구 토
• 원 인
  – 위에 들어간 독소나 부패물을 배출하는 방어반사
  – 설근과 연구개, 인두의 자극
  – 구강점막, 위점막이 기계적, 화학적으로 자극을 받으면 연수의 구토중추가 흥분
• 증 상
  – 구토 전 : 타액분비, 발한, 안면창백
  – 구토 시 : 안면창백, 식은땀, 타액분비, 호흡수와 맥박수의 증가

협 막	• 균체의 가장 바깥층에 존재, 세포벽 바깥이 점액물질로 덮인 막층 • 친수성 : 백혈구의 식균작용으로부터 보호 • 소수성 : 숙주표면에 부착을 가능하게 함 • 미생물의 내부 수분을 유지
세포벽	• 세균의 고유형태 유지 • 펩티도글리칸 성분으로 구성 • 그람양성균과 그람음성균을 구분하는 기준
외 막	• 그람음성균의 고유 구조물 • 펩티도글리칸 외측에 존재 • LPS 존재 : 독소기능
세포막	• 펩티도글리칸 바로 아래 존재 • 인지질과 단백질로 구성 • 인지질 : 이중층 구조(소수성은 안쪽, 친수성은 바깥쪽으로 향함) • 단백질 : 내부와 외부를 연결하는 통로 • ATP 에너지 생산장치 존재
편 모	• 세균이 운동을 할 수 있게 하는 기관 • 세균 표면에 길게 돌출된 섬유상의 부속기관 • 길이가 길고 숫자가 적음

라이소자임	• 세균의 세포벽을 용해 • 과립성, 단핵구성 세포에서 유래되며 타액, 땀, 유즙, 눈물에 함유
페록시다아제	• 열에 의해 쉽게 파괴되는 효소 • 유산균, 연쇄상구균의 발육을 억제 • 단백질 분해 및 독성물질 비활성화 작용
락토페린	• 내열성의 단백질로 상피세포나 백혈구에서 유래 • 세균의 발육을 저해
면역글로불린	• IgA, IgG, IgM이 함유 • IgA는 세균이나 바이러스가 구강점막에 정착하는 것을 방해 • IgG와 IgM은 치은열구액에서 유래, 점액상피세포와 결합하여 방어

- 그람음성 혐기성 간균
- 급진성 치주염(유년형 치주염)과 성인에서 일어나는 파괴적인 치주질환의 원인
- 외독소 류코톡신 생산
- LPS 내독소 보유 : 골흡수 높임
- 호이산화탄소성 세균

059 구강결핵(*Mycobacterium tuberculosis*)
- 특성 : 폐에 많이 감염되는 세균성 만성전염병
- 증상 : 구강궤양, 치근단 주위 육아종 및 골감염, 결핵성 림프절염

060 타액선염(유행성 이하선염, *paramyxovirus*)
- 특성 : 잠복 중인 환자의 침은 귀밑샘염이 나타나기 전 며칠 동안 감염성이 있고 임상증상이 시작 된 후 2주까지 감염성 있음
- 증상 : 타액선의 염증과 비대, 발열, 목통증, 저작 시 통증, 이하선관 입구의 발적, 하악각 하부의 상향성 압력에 의한 통증 또는 통각, 이하선 편측 또는 양측에 통증을 동반한 종창

061 공중구강보건사업의 요건
- 다수인에게 쉽게 적용 · 수행, 비전문가 용이
- 경제적, 사회적 등 수준과 무관하게 혜택
- 장비 적게 사용, 경비 저렴
- 안전, 효과
- 수혜자가 쉽게 배우고 전폭적으로 수용해야 함

062 공중구강보건의 변천과정

과 정	내 용
전통구강보건기 (~조선후기)	• 민간요법, 한방요법으로 구강질병 관리 • 1839년 : 영국의 구강진료(홉슨) • 1885년 : 미국의 구강진료(알렌) • 1893년 : 일본의 구강진료(노다오지) 우리나라에 소개
구강보건여명기 (조선후기 ~해방)	• 1910년 : 위생과 설치(경무총감부, 치과의사면허 권장) • 1922년 : 경성치과의학교 설치(치과의사 양성) • 영국, 미국, 일본의 구강진료 도입
구강보건태동기 (해방 직후 ~1950년대 말)	• 1945년 : 경성치과의학전문학교 → 서울대학교 치과대학, 위생국 설치 • 1946년 : 보건후생부에 치의무국 설치, 구강보건행정 시작 • 1948년 : 조선치과위생연구소 설치 • 구강보건행정의 시작 : 공중구강보건에 관련된 활동의 필요성을 인식하기 시작 • 일본식 치학에서 미국식 치학으로 전환
구강보건발생기 (1950년대 말 ~1960년대 말)	• 1961년 : 대한구강보건학회 창립 • 1962년 : 전문가 불소사업 시작(보건소) • 1965년 : 최초의 치과위생사 교육 시작(연세대 의과대학 부속 의학기술 수련원) • 1967년 : 한국구강보건협회 설립

구강보건성장기 (발전기, 1970년대 ~현재)	• 1971~1973년 : 최초로 국민구강건강실태조사 실시 • 1976년 : 학교집단칫솔질 후 불소용액양치사업 실시 • 1977년 : 전문대학에 치위생과 개설 • 1978년 : 수돗물불소농도조정사업 계획 • 1981년 : 최초로 경남 진해시 수돗물불소농도조정사업 실시 • 1982년 : 충북 청주시 수돗물불소농도조정사업 실시 • 1986년 : 치과위생사를 전국 보건소와 보건지소 배치 시작 • 1997년 : 보건복지부 보건증진국에 구강보건과 설치(구강보건행정 기반 조성)

063 ② 개인의 구강건강관리 과정에 대한 설명으로 의사의 진단 이후 진행되는 것은 치료계획이다.

개인구강건강관리 과정
- 순환주기 – 6개월 : 인접면 초기우식 발생시기
- 과정 : 진찰 → 진단 → 치료계획 → 치료비 영수 → 치료 → 평가
  - 진찰 : 진단에 필요한 정보를 모음
  - 진단 : 진행되고 있는 구강병의 명칭 파악, 진단은 치과의사
  - 치료계획 : 합리적인 치료, 구체적, 예방지향적, 지불능력 고려
  - 치료비 영수 : 지불능력을 고려하여 계획조정도 가능, 금액과 영수방법 결정 후 제시
  - 치료 : 계속구강건강관리 강조, 예방+치료+재활
  - 평가 : 치료의 결과 평가 후 주기적으로 계속구강건강관리

064 ① 사례에서 제시된 A 씨의 초기우식증이 치료되었고, 증진된 구강건강을 유지하는 것으로 나타난다. 따라서 증진된 구강건강을 계속 유지하는 예방지향적 포괄구강진료의 준칙에 해당한다.

예방지향적 포괄구강진료의 준칙
- 구강질병을 예방함
- 증진된 구강건강을 계속 유지시킴
- 발생한 구강병을 조기에 발견 · 치료함
- 지역사회구강보건과 연계하는 구강진료를 전달함
- 개인의 포괄적인 구강건강을 증진 · 유지시킴

065 임산부 구강보건의 특성 및 방법
- 특성 : 치아우식, 치은염, 치주염 발생, 구강점막질환 및 기타 구강병 발생 빈번
- 방법 : 질병 예방, 식이지도, 구강병 치료, 방사선 노출관리, 영양과 환경관리, 구강보건교육, 구강환경관리, 약물복용 · 흡연 · 음주 · 카페인 등 제한

066 중 · 고등학교의 치아우식 예방
- 개 념
  - 영구치가 대부분 맹출된 시기로 치아관리가 매우 중요
  - 치아우식증, 치주병이 잘 발생(치아상실의 원인)
- 방법 : 가정구강환경관리, 전문가예방처치, 불소도포, 식이조절
- 중 · 고등학생에게서 치아우식 예방법의 상대중요도 : 전문가예방처치 30%, 가정구강환경관리 30%, 불소도포 25%, 식이조절 15%

067 구강보건실태 조사내용

조사영역	내 용	
구강보건실태	• 구강건강실태(치아우식경험도, 지역사회치주요양필요정도, 기타) • 구강보건진료필요(상대구강보건진료수요, 유효구강보건진료필요, 공중구강보건사업의 형태로 공급할 수 있는 구강보건진료, 구강병 예방사업으로 감소시킬 수 있는 상대구 강보건진료필요) • 활용 가능한 구강보건진료인력자원과 그 활용도 • 주민구강보건의식 • 공중구강보건사업 수혜자	
인구실태	• 인구수 • 인구이동 • 연령별 인구구성 • 직업별 인구구성 • 산업별 인구구성 • 주민의 일반적 위생상태 • 출신인물	• 인구밀도 • 성별 인구구성 • 씨족별 인구구성 • 교육수준별 인구구성 • 주민의 일반적 건강상태 • 주민의 가치관
환경조건	• 식음수불소농도 • 토양조건 • 산업자원 • 교통 및 통신시설	• 기상조건 • 천연자원 • 지역사회 유형(도시, 농촌 등) • 공공시설
사회제도	• 가족제도 • 경제제도 • 일반보건진료제도 • 종교제도	• 행정제도 • 교육제도 • 구강보건진료제도 • 봉사제도

068 기획수립의 주체에 따른 구강보건사업 기획
- 하향식 구강보건사업 기획 : 정부 주도로 진행, 후진지역(지도력, 기술미흡지역)에서 주로 채택, 지역주민의 자발적 참여 어려움
- 상향식 구강보건사업 기획 : 지역사회주민의 요구(최대한 반영)와 방향 설정에 따라 수립, 외부소통 어렵고 자체적 지도력을 겸비한 인력이 있는 지역에서 시행
- 공동구강보건사업 기획 : 공중구강보건전문가와 지역사회 구강보건지도자가 함께 수립, 외부의 지원, 자발적 참여

069 사업의 평가절차

평가목적 설정 → 대상과 방법 결정 → 평가도구 준비 → 평가 → 결과 해석 → 결과 활용

070 연령별 1일 불소 복용량

연 령	불소 복용량(mg/일)	불화나트륨 복용량(mg/일)
6~18개월	0.25	0.55
18~36개월	0.50	1.10
3~6세	0.75	1.65
6~12세	1.00	2.20

071 수돗물불소농도조정사업의 특성
- 가장 먼저 개발된 사업
- 가장 효과적, 용이함, 경제적, 공평함, 안전함, 실용적
- 대표적 공중구강보건사업
- 수혜자가 별도의 관심을 가지고 노력하지 않고도 치아우식증 예방
- 적정농도
  - 기준 : 연평균 매일 최고 기온(연평균 매일 최고 기온과 역비례)
  - 적정농도 : 0.8~1.2ppm(우리나라 0.8ppm)
  - 열대지방은 적정농도보다 낮은 농도, 한대지방은 높은 농도로 수돗물 불화
  - 근거 : 기온이 높을수록 물을 많이 마심
- 불화물 종류 : 불화나트륨, 불화규산나트륨, 불화규산, 불화규소암모니아, 불화칼슘

072 구강상병의 발생 양태

종 류	내 용	예 시
범발성	질병이 수 개 국가나 전 세계에서 발생	치아우식증, 감기, 치주병
유행성	질병이 한 나라나 지역사회의 많은 사람에서 발생	콜레라, 페스트
지방성	특이한 질병이 일부 지방이나 지역사회에서 계속적으로 발생	반점치
산발성	질병이 이곳저곳에서 개별적으로 발생	암
전염성	질병이 병원성 미생물이나 그 독성 산물에 옮기면서 발생	장티푸스
비전염성	영양장애, 물리적 · 문화적 · 기계적 병인으로 인하여 발생	중 독

073 ② 계속적으로 구강건강을 관리하는 A 씨는 계속관리구강보건진료 제도에 해당하며 다른 표현으로 유지구강보건진료에 해당한다.

계속구강건강관리제도 전달 단계

개시구강보건진료 (증진구강보건진료, 기초구강보건진료)	• 계속구강건강관리과정의 첫 단계 • 기초구강진료 • 구강상병 유병률(그 시점에서 질병을 가진 사람비율) • 구강건강 증진효과
계속구강보건진료 (유지구강보건진료)	• 계속구강건강관리과정에 계속적으로 전달하는 구강진료 • 1, 2, 3차로 세분화됨 • 구강상병 발생률(특정기간 내에 발생한 질병에 걸린 사람비율) • 구강건강의 유지효과

074 세계보건기구에서 규정하는 1차 구강보건진료의 특성
- 지역사회 내부에서 제공되어야 함
- 구강보건진료자원의 낭비를 최소화
- 후송체계의 확립을 전제조건으로 함
- 전체 지역사회개발사업의 일환으로 제공
- 지역사회 내부의 기본적인 구강보건진료를 충족하여야 함
- 자조요원들에게는 구강병 예방과 구강보건교육 및 후송 등의 기능 부여
- 지역사회주민의 자발적인 참여와 공중구강 보건진료기관의 활동으로 제공
- 치과의사 이외에 구강진료요원과 비전문적인 자원요원들과의 협동적 노력으로 제공

075 잠재구강보건진료수요 = 상대구강보건진료필요 − 유효구강보건진료수요
- 상대구강보건진료필요 : 치석제거, 금연치료, 보철치료, 치경부마모증 치료
- 유효구강보건진료수요 : 치석제거
- 잠재구강보건진료수요 : 금연치료, 보철치료, 치경부마모증 치료
- 구강보건진료수요 : 치석제거, 금연치료, 보철치료

076 자유방임형 구강진료제도(=민간주도형 구강보건진료제도)
- 정부가 구강진료의 생산과 분배 및 소비과정에 관여하지 않음
- 정부의 간섭 최소화를 원칙으로 함, 미국이 대표적

장 점	• 구강진료 서비스의 질적수준이 높음 • 구강진료의 내용이 충실 • 국민의 진료선택이 자유로움 • 치과의사에게 구강진료에 대한 재량권 부여
단 점	• 소득이나 지역별 편차가 생김 • 자원의 낭비가 심함 • 진료비의 상승

077 구강보건진료자원의 분류

- 인력자원
  - 구강보건관리인력 : 치과의사, 전문치과의사
  - 구강보건보조인력
    - ⓐ 진료실 분담 구강보건보조인력 : 학교 치과간호사, 치과치료사, 치과위생사
    - ⓑ 진료실 진료 비분담 구강보건보조인력 : 구강진료보조원
    - ⓒ 기공실 진료 비분담 구강보건보조인력 : 치과기공사
- 무형 비인력자원 : 치학지식, 구강진료기술
- 유형 비인력자원
  - 비인적자본 : 시설, 장비, 기구
  - 중간재 : 재료, 약품, 구강환경관리용품

078 소비자의 권리 및 의무

소비자의 권리	소비자의 의무
• 안전구강진료소비권 • 구강진료정보입수권 • 구강진료선택권 • 자기의사반영권 • 개인비밀보장권 • 피해보상청구권 • 단결조직활동권	• 진료정보 제공 : 자신이 알고 있는 진료관련 정보, 전신질환이나 병력 제공 • 요양지시 복종 • 병 · 의원규정 준수 • 진료약속 이행 • 진료비 지불 • 자기 구강건강 관리

079 구강보건진료비 지불제도

책정제도	내 용
행위별 수가제	• 가장 일반적인 지불 방식(우리나라 책정제도) • 진료행위의 항목별로 가격을 책정하여 진료비를 지불함 • 의료공급자의 재량권 확대, 구강진료 단편화, 재활지향진료, 과잉진료 경향, 예방보다는 치료에 치중
인두제	• 진료행위와는 무관하게 한 사람의 구강건강을 관리하는 데 필요한 진료의 비용 • 구강진료 포괄화, 예방진료 지향, 최소한의 진료
포괄수가제	• 질병별로 미리 책정되어 있는 진료비를 지급 • 영수 과정이 간단해지며 과잉진료 방지 • 의료서비스의 최소화, 질적 저하(예 분만, 뇌출혈)

080 구강보건 행정요소
- 구강보건지식
- 구강보건조직
- 구강보건인력
- 구강보건시설장비
- 구강보건재정 : 보건활동에 필요한 돈
- 구강보건법령 : 행정의 평가와 측정을 위한 기준
- 공중의 지지와 참여

081 정책의 구성요소
- 미래구강보건상(제1구성요소) : 정책목표
  - 구강보건정책목표, 정책을 통해 달성하고자 하는 바람직한 상태
  - 실태조사를 통해 수량으로 표시, 상위목표(추상적), 하위목표(구체적)
- 구강보건발전방향(제2구성요소) : 정책수단
  - 구강보건정책수단, 정책목표를 달성하기 위한 방법이나 절차
  - 미래상을 실천시키려는 의도로 창안한 바람직한 행동체계
- 구강보건행동노선(제3구성요소) : 구강보건정책방안
- 구강보건정책의지(제4구성요소)
- 공식성(제5구성요소)

082 치석제거는 만 19세 이상 성인에게 적용 가능하고, 치아홈메우기는 만 18세까지 적용 가능하다.

083 구강검사결과 표시기호

유치 (소문자)	영구치 (대문자)	구 분	설 명
s 0	S 0	건전치아	우식병소가 없고, 우식병소 처치흔적 없음
d 2	D 2	우식치아	• 충전물 없면서 연화치질 탐지 • 유리법랑질 탐지되는 병소 • 동일 치아에 충전물 있고 다른 치면에 우식병소
i 3	I 3	발거대상우식치아	치아우식이 많이 진행되어 보존불가 치아 예 잔근치, 유치잔근은 후속영구치 맹출 안 될 때
	M 5	우식경험상실치아	치아우식으로 인한 상실치아
f 6	F 6	우식경험충전치아	• 충전물 주위에 우식 없는 치아 • 치아우식으로 인한 인공치관장착치아
	A 8	우식비경험상실치아	• 맹출시기 지났음에도 미맹출 영구치 • 우식증 이외의 원인으로 상실치아
x 9	X 9	우식비경험처치치아	우식증 이외의 원인으로 인공치관 or 밴드

084 보데커의 치면분류의 주의사항
- 발거된 치아, 인조치관장착치아 : 3면
- 인접면 우식증 : 2면
- 유치 총 100개 면, 영구치 총 180개 면

085 6세 이상의 치아교환기 아동에 해당하는 집단으로 상실된 우식경험유치는 생리적 탈락과 구분이 어려울 수 있으므로 제외한다. 따라서 우식유치 30개와 발거대상 우식유치 20개와 이미 충전된 유치 30개를 더한 80개를 피검자 수인 10으로 나누면 정답은 8이다.

086 기능상실치율 $= \dfrac{\text{상실치아수} + \text{발거대상 치아수}}{\text{피검영구치아수(상실치 포함)}} \times 100$

$= \dfrac{5+10}{30} \times 100 = 50$

087 구강환경지수(OHI) = 잔사지수(DI) + 치석지수(CI) (최고치 12점, 최저치 0점)
- 잔사지수 기준

0점	음식물 잔사와 외인성 색소부착이 없음
1점	음식물 잔사가 있거나 외인성 색소부착이 치면의 1/3 이하 덮음
2점	음식물 잔사가 치면의 2/3 이하 덮음
3점	음식물 잔사가 치면의 2/3 이상 덮음

- 치석지수 기준

0점	치석이 없는 경우
1점	치은연하치석 X, 치은연상치석 치경부측 1/3 정도에 존재
2점	치은연상치석이 치면의 2/3 이하 존재 or 소량의 치은연하치석이 점상으로 존재
3점	치은연상치석이 치면의 2/3 이상 존재 or 다량의 치은연하치석이 연속으로 존재

∴ 설면잔사지수 1점 + 치석지수 1점 = 2점

088 유두변연부착 치은염지수(PMA지수)
유두변연부착 치은염지수는 개인별 발생 치은염의 양을 표시한다. 상하악 6전치의 근심부 순측 치은을 1단위로 하여 총 10개의 단위로 측정하고, 치은을 유두(Papillary), 변연(Marginal), 부착(Attached) 세 부위로 나누어 치은염 존재부위수의 합계를 구한다. 염증이 있을 시 1점, 없을 시 0점으로 평가한다(최고치 30, 최저치 0).

089 개인의 반점도는 구강에 2개 이상 존재하는 최고도의 반점치아로 계산하므로 3개에 해당하는 중등도이다.

제1대구치 건강도	평점
건전한 제1대구치	10점(만점)
상실되거나 발거대상 제1대구치	0점(최하점)
우식이 있는 제1대구치 → 치면에 따라 1점씩 감점	
1치면 우식	9점(1점 감점)
5치면 우식	5점(5점 감점)
충전되어 있는 제1대구치 → 치면에 따라 0.5점씩 감점	
1치면 충전	9.5점(0.5점 감점)
5치면 충전	7.5점(2.5점 감점)

예 크라운의 경우 근 · 원 · 협 · 설 · 교합면 총 5개 치면에 충전치료 되어있는 것이므로 2.5점 감점되고 평점은 10−2.5＝7.5점이 된다.

091 노년기(65세 이상)
- 경제력 저하, 신체능력 저하, 건강에 대한 걱정으로 불안, 우울한 시기
- 오랜 습관과 특성을 감안하여 습관을 점차적으로 변화시켜야 함
- 치아 상실 증가, 치경부 우식 발생 증가
- 구강건조증 증가
- 구강보건교육 대상 : 본인, 보호자
- 구강보건교육 시 같은 내용을 짧게 반복적으로 강조, 확인

092 동기화의 원리
- 다양한 학습자료 이용으로 학생들의 주의력을 집중시킴
- 호기심의 활용 및 개발
- 현재의 흥미를 충분히 활용하고 새롭고 특이한 흥미를 조장
- 내외적 동기를 활용한 구체적인 유인과 상징적인 유인을 마련
- 학습자의 능력수준에 맞는 학습과제를 제공
- 현실적이고 실현 가능한 목표를 설정
- 학습목표의 달성도를 평가한 결과를 학습자에게 알려주어야 함
- 지나친 긴장은 혼란과 비능률을 초래하므로 피함

093 교육목적과 교육목표의 설정원칙

교육목적 설정원칙	• 광범위하고 포괄적이며 전체적인 것 • 통일성 있게 기술 • 목적은 목표를 포용
교육목표 설정원칙	• 각 목표마다 단일 성과만 기술 • 학습이 끝날 때마다 학생이 알 수 있도록 성취도 표시 • 구체적인 행동에 대해 하나로 기술 • 블룸 목표개발의 5원칙(RUMBA) : 실용적(Realistic), 이해가능(Understandable), 측정가능 (Measurable), 행동적(Behavioral), 달성가능(Achievable)

094 교육목표의 교육학적 분류

• 지적 영역 : 지식습득
  − 암기수준 : 기억력에 의존하여 배우는 지식
  − 판단수준 : 이해를 하여 얻은 지식
  − 문제해결수준 : 지식을 응용하여 그 문제를 해결할 수 있는 수준
• 정의적 영역 : 태도변화
• 정신운동영역 : 수기습득

095 토의법의 종류

브레인스토밍	• 문제해결을 위해 창의적 · 획기적 아이디어를 다양하게 수집 • 6~12명의 구성원
집단토의	• 특정 주제에 대해 참가자들이 자유롭게 의견 상호교환, 결론 • 회화식 방법, 5~10명의 구성원 적당
분단토의	• 소집단으로 나누어 토의시키고 전체 회의에서 종합 • 각 분단은 6~8명이 적당, 각 분단마다 의장과 사회자 필요
배심토의	주제의 전문가 4~7명이 의장의 안내에 따라 토의를 진행
세미나	참가자 모두가 전문가나 연구자로 구성되어 토의 · 연구 및 선정된 문제를 과학적으로 분석 하기 위해 이용하는 집회형태
심포지엄	동일한 주제의 전문가를 초청해 주제에 대해 의견을 발표하도록 하고 사회자는 마지막 토 의시간에 문제해결에 임하고자 하는 방법

096 괘 도

- 복잡한 내용을 이해시키기 위해 차트나 다이어그램 등을 일정한 크기의 종이에 그리거나 인쇄하여 시각화한 교육매체
- 칠판의 보조자료로 가장 오랫동안 사용되어 온 시각자료

장 점	• 이해하기 어려운 개념이나 내용을 시각화하여 쉽게 이해 • 제작비가 저렴하여 필요시마다 수시로 제작해서 사용
단 점	• 평면적이고 정적인 자료이므로 학습자가 지루해 할 수 있음 • 대상자 수가 많을 때는 사용할 수 없음 • 매체의 파손 우려
유의점	• 제목은 상단, 같은 페이지에는 같은 내용 표현 • 글씨체나 구도는 눈에 잘 띄고 효과적으로 배치 • 최신의 자료가 제시되도록 수정, 보완

097 교안작성

- 필요성 : 교육의 효과를 높이고 교육자의 자질을 향상하는 데 필요한 것
- 구성요소 : 단원명, 대상, 교육시간, 교육장소, 교육목적 및 목표, 교육내용, 방법, 절차, 설계 등 평가

098 진료실에서 동기유발의 과정

환자의 욕구 파악	• 가능한 한 빨리 필요한 조치를 해주어야 함 • 환자와의 라포형성이 중요함 • 이미 잠재되었던 것의 발생으로 내원하는 것
환자의 동기유발인자 파악	환자와의 대화, 면접, 관찰을 통해 파악
구강진료 및 구강보건교육 계획 수립과 수행	• 개인에 맞게 계획 수립 • 교육은 점진적으로 실시
계속관리	–

099 영유아 보호자의 구강보건교육 내용

- 유치의 수와 배열상태
- 유치발생과 유치열 및 영구치열 완성시기
- 유치의 기능과 중요성
- 유치와 영구치와의 관계
- 유치우식 예방법

100 구강보건교육의 평가방법

- 학습자 성취도 평가 : 학습자의 능력이나 태도 또는 행동을 평가
- 교육의 유효도 평가 : 교육방법이나 기재 같은 교육과정 자체의 요인을 평가
- 구강보건 증진도 평가 : 구강보건을 증진시킨 정도 평가(예 PHP 지수 전후평가)

1	2	3	4	5	6	7	8	9	10	11	12	13	14	15	16	17	18	19	20
③	④	④	①	④	③	③	④	③	④	⑤	①	①	⑤	③	②	⑤	③	①	③
21	22	23	24	25	26	27	28	29	30	31	32	33	34	35	36	37	38	39	40
①	⑤	③	⑤	②	①	③	④	④	③	③	②	①	③	②	④	③	⑤	⑤	②
41	42	43	44	45	46	47	48	49	50	51	52	53	54	55	56	57	58	59	60
⑤	①	⑤	④	③	④	③	④	②	①	⑤	④	④	⑤	④	⑤	④	⑤	①	③
61	62	63	64	65	66	67	68	69	70	71	72	73	74	75	76	77	78	79	80
④	⑤	④	①	①	⑤	①	②	⑤	④	③	④	③	④	⑤	④	③	①	④	③
81	82	83	84	85	86	87	88	89	90	91	92	93	94	95	96	97	98	99	100
②	⑤	③	②	①	④	⑤	④	④	④	①	②	④	②	③	③	④	⑤	③	④

치위생학 2

001 구강병 발생요인

숙주요인	치아요인	치아성분, 치아형태, 치아위치, 치아배열	
	타액요인	타액유출량, 타액점조도, 타액완충능, 타액성분, 수소이온농도, 항균작용	
	전신적 요인	호르몬, 임신, 식습관, 유전, 연령, 성별, 치아우식 감수성, 병소의 위치 등	
환경요인	구강 내	구강청결상태, 구강온도, 치면세균막, 치아주위 산 성분	
	구강 외	자연환경	지리, 기온, 습도, 토양성질, 식음수불소이온농도 등
		사회환경	식품의 종류, 식품의 영양가, 주거, 인구이동, 직업, 문화제도, 경제조건, 생활환경, 구강보건진료제도 등
병원체요인	세균의 종류, 세균량, 병원성, 전염성, 산 생산능력, 독소생산능력 등		

건강증진	특수방호	초기치료	기능감퇴제한	상실기능재활
1차 예방		2차 예방	3차 예방	
• 영양관리 • 구강보건교육 • 칫솔질 • 치간세정	• 식이조절 • 불소복용 • 불소도포 • 치아홈메우기 • 치면세마 • 교환기유치 발거 • 부정교합 예방	• 초기우식병소 충전 • 치은염치료 • 부정교합 차단 • 정기구강검진	• 치수복조 • 치수절단 • 근관충전 • 진행우식병소 충전 • 우식치관 수복 • 치주조직병 치료 • 부정치열 교정 • 치아발거	• 가공의치 • 부분틀니 • 전체틀니 • 임플란트

003   치아우식 발생과 설탕관련 입증효과

설탕섭취여부효과 (극단통제효과)	고대 인류(설탕을 거의 섭취 X) : 우식증 없음 → 설탕제품 생산 근로자 : 우식증 빈발, 호프우드하우스, 우유병에 의한 다발성 치아우식증
설탕소비량 증가효과	많은 나라(서유럽, 영국 등)에서 설탕소비의 증가 시 우식증 증가
우식성 음식성상 차이효과	바이페홈연구 : 액체형태(설탕)를 마실 때보다 점착성이 심한 가당음식을 먹으면 우식증이 심해짐
설탕대치효과	설탕 대신 자일리톨이나 소르비톨, 아스파탐 같은 저우식성 감미료 사용 시 우식발생이 낮아짐
설탕식음빈도 증가효과	설탕음식의 식음빈도가 증가되면 우식발생이 증가되는 효과

004   4단 치아우식예방법은 '치면세균막 관리 – 불소도포 – 치아홈메우기 – 식이조절'로, 치아우식증을 예방하는 다양한 방법 중 가장 보편화되고 효과적인 예방법이다.

005   ④ 문제에서 설명하고 있는 막은 획득피막으로, 획득피막은 타액의 당분과 단백질이 결합한 당단백질막이다.

획득피막 → 치면세균막 → 치석

획득피막	치아를 건조시킨 후 타액의 당분과 단백질이 결합해 생긴 당단백막
치면세균막	획득피막에 구강 내의 조건에 따라 세균이 부착
치 석	치면세균막이 오래되어 칼슘과 인산이 붙어서 딱딱해진 것

006 ③ 오목형칫솔은 고정성 치열교정장치 부착 환자에게 적용하며, 첨단칫솔은 브라켓 주변의 치면세균막을 관리하기에 용이하다.

강모단면 모양에 따른 칫솔의 분류
- 오목형(요형) : 단면이 오목함, 순면과 협면에 적용하기 좋음
- 볼록형(철형) : 단면이 볼록함, 설면에 적용하기 좋음
- 편평형 : 회전법의 일반대중에게 권장
- 요철형 : 단면의 모양이 물결모양으로 치간부에 적용하기 좋음

007 가공의치 환자의 기저부 관리는 슈퍼플로스가 적합하다.

008 칫솔질 방법과 운동형태
- 진동동작 : 바스법, 스틸맨법, 챠터스법
- 수직동작 : 회전법, 변형바스법, 변형스틸맨, 변형챠터스법
- 원호동작 : 폰즈법
- 수평왕복동작 : 횡마법
- 찌르기동작 : 와타나베법

009 ① 구강환경관리능력지수(PHP index)는 대상 치아를 5개 부위로 나눈다.
② 개량구강환경관리능력지수는 6개 치아, 12개 치면(협면 · 설면)을 대상으로 한다.
④ 오리어리지수 검사시간은 구강환경관리능력지수의 검사시간보다 길다.
⑤ 개량구강환경관리능력지수와 구강환경관리능력지수의 대상치아는 다르다.

구 분	구강환경관리능력지수 (PHP index)		개량구강환경관리능력지수	오리어리지수 (O'Leary index)
대상 치아, 치면	협 순 16 11 46 설	협 26 31 36 순 설	15 13 　 26 44 　 32 36 6개 치아, 12개 면(협면 · 설면)	전체 치아를 4개 면으로 협면, 설면, 근심, 원심
내 용	• 1개 치면을 5등분 착색 O → 1점, 착색 X → 0점으로 평가 • 면당 최고점수 5점		• 1개 치면을 5등분 착색 O → 1점, 착색 X → 0점으로 평가 • 최하 0점, 최고치 60점	• $\dfrac{\text{착색된 치면의 수}}{\text{치면의 수(치아수}\times 4)} \times 100$ • 탈락한 치아 제외

010 ④ 불소겔에 적합한 불화물은 산성불화인산염이다.

불화물의 종류

구 분	농 도	치아우식 예방효과	도포형태
불화나트륨	2%	30~40% 예방	이온도입법
불화석	아동 8%, 성인 10%	30~50% 예방	분말형태
산성불화인산염	1.23%	40~50% 예방	불소겔도포법

011 와타나베 칫솔질법

- 방 법
  - 펜잡기법, 특수칫솔 사용(양쪽의 모끝이 가운데로 기울도록 된 것)
  - 칫솔질 각도는 하악전치부 치아장축에 30°, 소구치에 50°, 대구치에 70°로 협면에서 설면으로 미는 동작
- 효과 : 치아 사이에 칫솔모를 밀어내어 음식물을 제거하는 방식, 만성치주염에 효과적이며, 치은마시지 효과
- 장점 : 치은염 완화, 치면세균막 제거 및 치은마사지 효과 우수
- 적용대상 : 사춘기 치은염 환자, 40대 이상의 만성치주염 환자, 재발성 아프타성 구내염 환자

012

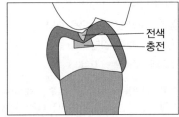

A : 측면도

레진충전과 치아홈메우기

구 분	레진충전	치아홈메우기
개 념	와동형성 후 채워 넣음(치료)	메워줌(예방)
과 정	우식 및 치질 삭제	치질 삭제 X
깊 이	상아질	법랑질
재 료	Resin, Amalgam	Sealant
유 지	유지력 강함	유지력 약함

013 식이조절 과정

1단계 : 식이조사	24시간 회상법, 5일 정도 식생활을 일지로 작성, 가정용 도량형 단위 사용
2단계 : 식이분석	• 우식성 식품을 붉은색 필기구로 표시해 우식성 식품의 섭취 여부 판단 • 우식성 식품 중에서 식품성상 및 시기에 따라 분류 • 총 섭취횟수에 20을 곱함, 5일 중 우식발생 가능시간을 알 수 있음 • 적절한 양의 기초식품 섭취 여부, 청정식품 섭취 여부를 조사해 기록, 검토
3단계 : 식이상담	치아우식병소 확인, 불량 식이습관 지적, 식단처방 방향 설명
4단계 : 식단처방	식이조사, 식이분석, 식이상담 등의 자료를 기초로 해 식단처방

014 설탕대체 감미료

자일리톨	• S.mutans가 산을 생성하지 않도록 함 • 설탕과 유사한 감미효과
소르비톨	• 당알코올계 • 과실류에 존재, 당뇨병 환자의 감미료로 사용
말티톨	맥아당에 수소를 첨가한 형태
만니톨	천연해초류, 식물에서 얻을 수 있음
사카린	• 설탕보다 300배 달지만 나쁜 뒷맛이 있음 • 인체에 대사가 되지 않음
아스파탐	설탕보다는 달지만 우식을 일으키지 않음

015 타액점조도

• 정의 : 자극성 타액을 증류수와 비교해 측정
• 장비 : 오스왈드피펫, 비가향 파라핀, 증류수
• 검사과정 : 타액의 점조도 $= \dfrac{\text{2mL 타액이 흐르는 데에 소요되는 시간(초)}}{\text{2mL 증류수가 흐르는 데에 소요되는 시간(초)}}$

검사법	판 정
타액분비율 검사	• 5분간 평균 비자극성 타액 : 3.7mL • 자극성 타액 : 13.8mL(8mL 이하는 관심 필요)
타액점조도 검사	자극성 타액 평균 비점조도 1.3~1.4(2.0 이상은 관심 필요)

구강 내 산생성균 검사	산이 있을 때 녹색 → 황색으로 변화

우식활성도 \ 시간	24시간	48시간	72시간
무활성	녹 색	녹 색	녹 색
경도활성	녹 색	녹 색	황 색
중등도활성	녹 색	황 색	황 색
고도활성	황 색	황 색	황 색

검사법	판 정
치면세균막 수소이온 농도 검사	pH 저하 상태 → 30분 이상 지속 → 치아우식증 감수성↑
타액완충능 검사	• 14방울 이상 : 완충능 매우 충분 • 10~14방울 : 충분 • 6~10방울 : 부족 → 치아우식 발생 가능성↑ • 6방울 이하 : 매우 주의
포도당 잔류시간 검사	• Tes-tape에 포도당 접촉 : 황색 → 녹색으로 변색 • 사탕 섭취 후 구강 내 포도당이 없어질 때까지 시간 측정

017 지각과민증
- 원인 : 치관부의 법랑질 제거, 치아우식, 치경부마모, 치근노출, 굴곡파절
- 치료방법 : 상아질피복법, 지각과민처치제 도포법, 표면석회화 촉진법, 불소바니쉬 도포법, 레진충전법

018 ① 구강 외 국소 요인으로는 흡연이 있다.
② 호르몬의 변화와 상관있다.
④ 구취의 주된 발생부위는 설태와 설면세균막 때문이다.
⑤ 구강 외 요인이 10% 정도 차지한다.
구 취
- 구강을 통해 신체 밖으로 나는 불쾌한 냄새이다.
- 원 인
  - 구강 내 요인 : 치면세균막, 치아우식증, 구강환경, 치주병
  - 구강 외 요인 : 연령증가, 생리, 임신, 흡연

019 치면세마의 목적

- 구강환경을 청결히 유지하고 개선함
- 치주질환을 유발하는 국소요인 제거
- 구강 내 구취 제거
- 구강 내 심미성 증진
- 구강위생관리에 동기부여
- 우식예방을 위한 불소도포를 할 조건을 갖춤
- 우식예방을 위한 치면열구전색을 할 조건을 갖춤
- 새로운 침착물의 부착 지연 및 방지

020 치은연상치석과 치은연하치석

구 분	치은연상치석	치은연하치석
진 단	치면 건조 후 육안관찰	기구 및 방사선 이용
색	백 색	흑색, 갈색
형성기원	타 액	치은열구액
견고도	점토상	부싯돌같이 단단
분포위치	• 치은변연부 • 타액선 개구부에 심함	• 인접면, 설면의 치근에 위치 • 전 치아에 걸쳐 분포
난이도	제거 용이	단단하여 제거 어려움

021 연성부착물

획득피막 (후천성 엷은 막)	• 음식물과 결합 시 치면세균막 형성의 핵물질로 발전 • 양치질 후 수분 내로 형성 • 세균 X • 치은주변에 두껍게 형성 • 세균과 결합하여 치태로 변함
치태 (치면세균막)	• 치아우식증, 치은염, 치주염의 초기 원인 • 상악 < 하악 • 수분(80%), 유기질 및 무기질(20%) • 확인 : 치면착색제, explorer • 역할 : 타액의 완충작용과 항균작용 방해, 세균의 에너지원, 산의 확산 방지
백 질	• 세균이 모여 부드럽고 불투명한 유백색의 치즈덩어리같이 보임 • 치은 상부, 주로 치경부나 보철물 등 교합면을 제외한 치면 위의 청결하지 않은 부위 • 육안 관찰
음식물 잔사	• 구강 내 세균과 함께 치면세균막과 치석 형성 원인 • 치아우식증 발생 • 칫솔질, 치실 사용, 양치 등으로 제거 가능

022 외인성 착색이나 치면부착물은 치면세마를 통해 제거가 가능하지만, 내인성 변색에 해당하는 것은 제거가 어렵다.

치면착색의 종류

외인성 착색	내인성 변색
• 비금속성 착색 – 녹색 착색 : 어린이 호발, 성인의 경우 구강위생 상태 불량 – 황색 착색 : 치면세균막 부위에 분포, 주로 전치부 – 검은 선 착색 : 제거 후 재발이 쉬움, 여성과 어린이에게 호발 – 담배 착색 : 갈색이나 검은 갈색 착색, 주로 설면이나 치경부에 분포 – 갈색 착색 : 제거 후 재발이 쉬움 • 금속성 착색 : 구리, 철, 니켈, 카드뮴, 은, 수은, 금	• 무수치 : 상아세관 침투로 색소가 나타남(연노란색, 청회색) • 약물과 금속 : 유치 충전용 구리아말감, 질산은, 치과용 아말감, 보철물 경계부 • 불완전한 치아 형성 – 법랑질형성 부전증 : 흰 반점이나 소와 – 불소침착증 : 흰 반점 또는 연한 갈색 – 유전성 상아질 발육부전증 : 투명하거나 유백색 – 항생제 복용 : 테트라사이클린 복용

023 구내외 검사방법
- 시진 : 직접 관찰, 간접시진(치경에 비춰 시진), 방사선학적 관찰, 투조(빛을 비추어봄)
- 촉 진
- 타진 : 환자의 반응이나 소리에 의해 정보를 얻음
- 기구조작 : 검사기구로 치아나 치주조직을 검사(예 치주탐침)
- 전기검사 : 전기치수검사기구로 치수의 생활력을 판단

024 ⑤ Abr : 치경부마모증
① Att : 교모
② R.R : 잔존치근
③ Fx : 치아파절
④ Abs : 농양

025 환자의 주소는 환자가 호소하는 가장 주된 증상이다.
② 강 씨는 오른쪽 아래 사랑니가 아프다며 내원하였다. – 주소
① 김 씨는 2개월 전 치석제거를 받았다. – 치과병력
③ 이 씨는 부모님처럼 하악절치 한 개가 없다. – 가족력
④ 권 씨는 교사라는 직업을 가지고 있다. – 사회력
⑤ 박 씨는 이악물기 습관이 있다. – 사회력

치과진료부 작성 내용

주 소	현재 가장 주된 증상
현 증	주소가 나타나는 형태, 진행경로
의과병력	기왕력(past history)
치과병력	
가족력	가족 구성원의 건강상태 평가(유전, 전염병 등)
사회력	직업, 성격, 습관 등

026 ② 환자는 변형수평자세(modified supine position)로 위치시킨다.
③ 기구는 변형펜잡기법으로 잡는다.
④ 하악시술 시 환자의 구강 위에서 비친다. 조명을 환자의 가슴위치에서 45°로 기울여 비치는 것은
상악시술 시 사용한다.
⑤ 상박은 20° 이하로 위치시켜 적용한다.

027 손고정
• 기구조작 시 손과 기구를 안정
• 기구의 조절이 용이, 술자의 피로감을 덜어줌
• 기구의 미끄럼 방지, 치은과 치아 주위조직 상처 방지
• 주로 약지를 이용해 기구 사용 시 지렛대 역할
• 시술치아의 인접 1~2개 치아에 고정

028 그림의 기구는 치주탐침이다.
치주탐침
• 치주탐침의 용도
– 치주낭 깊이 측정(치은연에서 접합상피까지)
– Probing 시 치은출혈의 확인
– 치은퇴축의 측정(치은연에서 백악법랑경계부까지 거리)
• 치주탐침의 사용법
– 기구는 변형연필잡기법으로 가볍게 잡고 측정할 치아의 인접치아에 손고정
– 팁을 변연치은 아래로 치아장축에 평행하게 넣음(치아에 팁의 측면이 접촉되게 함)
– 치아 장축과 평행하게 넣은 상태에서 치은변연과 일치되는 눈금을 읽고 기록
– 치주낭 측정 시 팁의 측면을 계속 붙인 상태에서 Walking stroke

029 ① 날의 내면과 측면이 만나 이루는 각도는 70~80°이다.
　　② 날의 내면과 측면이 만나 2개의 절단연을 형성한다.
　　③ 기구의 횡단면은 삼각형이다.
　　⑤ 치은연상 치석제거 시 유용하다.

시클스케일러의 특징과 사용법

- 특 징
  - 절단날이 예리한 기구, 치은연상 치석제거
  - 2개의 절단연이 만나 뾰족한 끝
  - 날의 내면과 측면이 만나 이루는 각은 70~80°
  - 기구의 내면은 경부와 90°의 직각
- 사용법

기구선택	• 전치부 : 직선형 • 구치부 : 굴곡형	
기구잡기	Modified pen grasp	
손고정	인접치아	
적 합	• 전치부는 중앙, 구치부는 원심협(설)측은 능각 • 치은연 직상방 1~2mm 위에서 tip의 절단연 하방 1/3 부분이 치아에 닿게 적합	
작업각도	70~80°	
동 작	전치부	• 치경부 중앙 → 근심면 → 근심 Col → 원심면 → 원심 Col • 중등도의 측방압으로 1~2mm로 짧고 중첩된 수직 동작
	구치부	• 치아의 원심협(설)측 능각 → 근심면 → 근심 Col → 원심면 → 원심 Col • 중등도의 측방압으로 짧고 중첩된 수직 or 사선 동작

030　스케일러의 종류와 특징

호 스케일러	• terminal shank와 날의 내면 : 99~100° • 하나의 절단연 : 내면에 대해 45° 경사 • 전치부용 : 짧은 직선형 • 구치부용 : 긴 만곡형	• 변형연필잡기법 후 시술치아나 인접치아에 손고정 • 기구의 절단연과 치아는 90°로 접촉시켜 수직 pull 동작으로 제거 • 시클스케일러로 마무리
파일 스케일러	• 여러 개의 절단연 • 한쪽에만 날이 있거나 쌍으로 되어있음 • 절단연과 경부의 각 : 90~105° • 전치부 연결부 : 곧음 • 구치부 연결부 : 각이 크고 굽음 • 절단연 단면 : 장방형, 직사각형	• 변형연필잡기법 후 시술치아나 인접치아에 손고정 • terminal shank가 치아장축에 평행하게 해 치은연 상방에 위치 • pull & push stroke로 제거 • curette scaler로 마무리
치즐 스케일러	• 하나의 절단연 : 곧고 편평 • 연결부와 작동부가 같은 면에 있음 • 절단연과 내면의 각도 : 45° • 날의 단면 : 직사각형	• 변형연필잡기법 후 시술치아나 인접치아에 손고정 • 기구의 절단연 전체가 치면에 접촉하게 함 • 순면에서 설면으로 미는 동작 사용 • sickle이나 curette으로 마무리

031 특수큐렛의 특징과 사용법

- After-five curette
  - Gracey보다 terminal shank가 3mm 더 길고 blade가 더 얇음
  - 깊은 치주낭에 사용
- Mini-five curette
  - Gracey보다 terminal shank가 3mm 더 길고 blade의 길이가 1/2 정도 짧고 더 얇음
  - 깊고 좁은 치주낭에 사용/치근분지부에 사용

032 치과기구의 멸균법

구 분	고압증기멸균법	건열멸균법	불포화화학증기멸균법
특 징	• 고온, 고압의 수증기를 이용해 미생물 파괴 • 응급상황에도 사용 가능	• 공기를 가열해 열에너지가 기구로 전달되는 방식 • 작게 포장, 간격 두고 배치	특수한 화학용액을 폐쇄된 공간에서 가열해 뜨거운 화학증기를 만들어냄
장 점	• 소요시간이 비교적 짧음 • 면제품, 화학용액, 배지의 멸균에 적합	• 기구부식 X • 경제적	• 매우 짧은 멸균시간 • 기구부식 X, 경제적 • 별도의 건조과정 X
단 점	• 합성수지에 손상 • 기구부식 O • 별도의 건조과정을 거침	• 멸균시간이 매우 김 • 온도가 높아 손상 가능 • 날이 무뎌짐	• 환기 필요 • 침투력이 약함
멸균조건	• 121℃, 15psi, 15분 • 132℃, 30psi, 6~7분	• 120℃, 6시간 • 160℃, 2시간 • 170℃, 1시간	132℃, 15~20분
주의사항	• 증류수 사용 : 부식 방지 (1% sodium nitrate) • 멸균기 내부 : 물과 중성세제로 닦음	• 완전히 건조 후 멸균함 • 유리제품 : 멸균 후 급속냉각 피함	• 장갑과 보안경 사용 • 환기가 잘 되는 곳에서 작동

033 치근활택술

목 적	• 괴사되고 변성된 백악질과 염증성 치주낭을 제거 • 깊은 치은낭을 얇게 함 • 건강한 결합조직 부착과 상피접합이 이루어질 수 있는 치면을 형성
적응증	• 치은염, 얕은 치주낭 • 외과적 처치의 전 처치 • 진행된 치주염
방 법	• 변형연필잡기법을 이용해 적당한 힘으로 기구를 잡고 고정 • 큐렛을 치주낭 내로 삽입, 60~70°의 적절한 작업각도를 줌 • 치아의 외형에 맞춰 치아표면과 계속 접촉하며 동작(동작은 약하고 길게 수직, 사선, 수평 동작의 반복) • 치은연하탐침기로 치근면 확인 및 미지근한 물로 치근낭 세척

구 분	초음파기구	수기구
용 도	크고 단단한 침착물, 외인성 착색 제거	미세 잔존치석, 치은연하치석 제거
작업날	크고 둔함	얇고 예리한 날 있음
시술시간	빠 름	느 림
사용각도	0~15°	치면에 45~90°
진 동	공동현상	진동 없음
기구연마	필요 없음	필 요

035 치면연마

개 념	치석제거술, 치근활택술 등 시술 후 거칠어진 치아표면의 활택과 심미성 등의 완전한 효과를 얻기 위한 과정
목 적	• 심미성 증진, 침착물의 재부착 방지 • 충전물의 활택으로 2차 우식 예방, 보철물의 수명 증가 • 불소도포나 치면열구전색술 전에 시행
주의사항	• 항상 젖은 상태로 사용, 윤활제를 도포해 열의 발생을 줄임 • 속도를 늦추고 적당한 압력을 가해 적용 • paste와 분말형이 있음(분말형 연마제는 글리세린을 넣고 혼합해 사용) • 불소도포나 치면열구전색 시 글리세린이 들어있지 않은 연마제 사용

036

기구연마의 목적	• 기구모양을 원래의 형태로 예리하게 유지 • 시술시간의 절약과 조직의 손상 방지 • 환자의 불안감과 술자의 피로 감소	
예리한 기구의 장점	• 과도한 측방압의 감소 • 기구동작 횟수 절감	• 촉각의 민감성 증가 • 기구 미끄러짐 방지

037 기구연마법

연마석고정법	기구고정법
날의 측면이 편평한 형태의 기구를 연마	날의 측면이 둥근 형태의 기구를 연마
• 연마석을 약간 경사지게 함 • 기구를 변형연필잡기법으로 잡고 약지를 연마석 측면에 손고정 • 날의 내면과 연마석의 각도 : 100~110° • 기구의 절단연을 3등분, 중등도의 압력으로 pull & push stroke • 당기는 동작으로 마무리	• 연마석을 올바르게 잡음 • 왼손으로 기구를 손바닥잡기법으로 잡고 술자의 상박에 몸을 고정 • 날의 내면과 연마석의 각도: 100~110° • 기구의 절단연을 3등분, 중등도의 압력으로 up & down stroke함 • 연마 시 각 1/3 부분마다 하방동작으로 마무리

임산부	• 임신 2기가 비교적 안정적이며 semi upright position으로 시술 • 임산부에게 스트레스를 가하는 시술(발치, 치주수술 등)은 출산 후 시행 • 진료시간은 짧게 진행
노 인	• 시술 전 반드시 전신건강상태 파악, 시술 시 수시로 환자관찰 • 시술 전 시술 후 현상과 잔존치 관리의 중요성, 의치관리방법에 대해 교육
임플란트 환자	• 치은연하치석 평가 시 : 플라스틱 탐침자 이용해 부드럽게 탐침 • 치면연마는 심미적으로 필요하지 않다면 정기적으로 행하지 않아도 됨 • rubber cup이나 rubber point를 이용한 미세연마기로 연마제와 산화주석물을 묻혀서 제거, 거친 연마제는 사용금지
당뇨 환자	• 치료시간 : 아침식사 후 오전 중으로 시행 • 공복 시 저혈당 우려
고혈압 환자	• 스트레스와 불안은 최소화해야 함 • 혈관이완 약물복용 환자는 진료 시 자세성 저혈압 유발 가능성 있음
간염 환자	• 멸균을 철저히 해야 함, 보호장구를 반드시 착용 후 시술 • 초음파 스케일러 사용금지, 저속핸드피스 사용
결핵 환자	• 오전 응급처치만 시행, 화학요법치료 받은 경우에 내과의사에 감염력 상의 • 객담 배양결과가 음성이면 정상적 치료가능, 간염 환자와 처치 유사

039 X선관의 구성

유리관	• X선관 진공상태 유지(전자의 이동속도 유지) • 필라멘트의 산화를 방지하여 수면 연장 • 붕소규산염유리 사용
음 극	• 텅스텐 필라멘트 : 열전자 방출, 전자구름 형성 • 몰리브덴 집속컵 : 필라멘트에서 방출된 열전자를 양극의 초점으로 향하도록 하는 역할
양 극	• 텅스텐 타겟 : 고속전자가 충돌하여 X선이 발생되는 곳 • 구리동체 : X선이 발생하는 동안 초점으로부터 열전도를 빠르게 함
절연유	전기의 절연작용과 X선관의 냉각작용 담당

여과기	• 불필요한 장파장의 광자를 흡수하거나 여과하는 작용
	• 고유여과 : 촬영기 자체의 여과, 타겟 자체, 유리관, 절연유,
	  조사창 등에 의한 여과
	• 부가여과 : 부가적으로 첨가된 물질에 의한 여과(알루미늄
	  1.5mm) → 관전압 높아지면 더 두꺼운 것 사용. 70kVp까
	  지는 1.5mm, 그 이상은 2.5mm
	
	알루미늄 여과기
	
	알루미늄 여과기
	
	장, 단파장 단파장

시준기	• X선속 조절기구 • X선속의 크기와 형태를 조절하는 기구(재질 : 납) • 일차방사선의 크기를 제한하는 역할(주변으로 산란되는 방사선을 제거) • 주로 원통형으로 직경 7cm 이내로 조절 • 시준하지 않으면 진단에 불필요한 부위까지 조사되어 환자의 방사선 조사량이 증가하고 그 결과 환자로부터 발생되는 산란선이 증가 → 방사선의 질을 저하

040

• 선예도 : 물체의 외형을 정확하게 재현할 수 있는 능력
• 해상력 : 서로 인접한 작은 피사체를 식별하는 능력
	• 기하학적 흐림(반음영) 증가 시 선예도 감소
	• 기하학적 흐림(반음영) 감소법
	  – 초점 크기 작게
	  – 필름–피사체 거리 짧게
	  – 초점–피사체 거리 증가
	• 환자의 움직임
	• 상수용기에 의한 흐림
	• 할로겐화은 크기가 작을수록 선예도는 증가, 감광도는 감소

041   제어판의 구성과 기능

관전압 조절기	• 고전압 전류 조절, 전자들의 속도 조절 • 관전압이 높을수록 전자는 더 빨리 운동 → X선의 질 결정
관전류 조절기	전자들의 수를 조절하여 X선의 양 결정
타이머	X선 조사시간과 발생시간을 조절하는 스위치

042   특성방사선
• 고속의 원자가 텅스텐원자를 구성하는 전자와 반응할 때 나타남
• 전리되면서 여기현상을 일으키고 천이현상에서 발생하는 X선 광자에너지
• 원자의 괘도 공백을 채우는 과정에서 발생

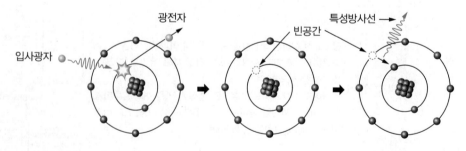

저지방사선(제동방사선)
- 전자가 원자의 핵과 충돌해서 발생
- 전자가 핵주변을 근접통과하며 편향되며 속도가 감소하며 저지방사선 방출

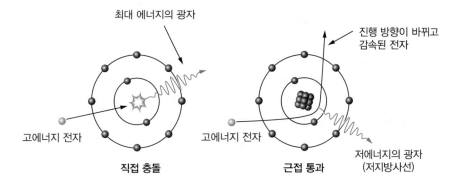

최대 에너지의 광자

진행 방향이 바뀌고
감속된 전자

고에너지 전자

직접 충돌

고에너지 전자

근접 통과

저에너지의 광자
(저지방사선)

043 흑화도에 영향을 주는 요인 : X선 노출, 피사체의 두께, 피사체의 밀도, 현상과정
- 관전류, 관전압, 노출시간이 길수록 증가
- 초점과 필름 사이의 거리 : 짧을수록 증가
- 물체두께 : 두꺼울수록 감소
- 물체의 밀도 : 높을수록 감소
- 현상액 온도와 시간 : 온도가 높고 시간이 길수록 증가

044 대조도
- 방사선 사진상 서로 다른 부위에서 필름의 흑화도 차이
- 인접한 물체의 두께와 밀도 차이가 크면 대조도 증가
- 관전류를 높이고 관전압을 낮추면 대조도 증가
- 노출시간을 증가시키면 대조도 증가
- 산란선이 필름포그를 일으키며 방사선 사진의 흑화도를 전체적으로 증가시켜 대조도 감소

045

• 선예도 : 물체의 외형을 정확하게 재현할 수 있는 능력
• 해상력 : 서로 인접한 작은 피사체를 식별하는 능력
	• 기하학적 흐림(반음영) 증가 시 선예도 감소
	• 기하학적 흐림(반음영) 감소법
	  – 초점 크기 작게
	  – 필름–피사체 거리 짧게
	  – 초점–피사체 거리 증가
	• 환자의 움직임
	• 상수용기에 의한 흐림
	• 할로겐화은 크기가 작을수록 선예도는 증가, 감광도는 감소

046 소아 환자는 방사선감수성이 높아 적절한 방사선 노출량을 설정하여 성인에 비해 10세 이하는 약 50%, 10~15세에서는 약 25% 정도 줄여서 촬영한다.

047 상의 단축은 수직각을 과도하게 준 경우 나타나므로 그 보상법은 수직각의 감소이다.

048 피사체 위치 결정법 중 협측 피사체 법칙으로 관구의 수직각을 다르게 주어 협설측의 위치를 결정한다. SLOB의 법칙을 그대로 따르기 때문에 사진에서 수직각을 아래 방향인 −30°를 주었는데 하악관은 위로 올라갔으므로 협측에 존재한다.

049 방사선 불투과성과 투과성

구 분	하악 전치부	하악 견치부	하악 소구치부	하악 대구치부
불투과성	이극, 이융선, 하악하연, 영양관	이융선	악설골융선	외사선, 내사선, 하악하연
투과성	설 공		이 공	악하선와, 하악관

050 ① 교합제의 홈을 전치부를 중심으로 물게 한다.
② 혀는 입천장에 위치시킨다.
③ 환자는 바르게 서서 촬영한다.
④ 환자가 납보호복을 착용하면 상이 번질 수 있다.

051 방사선 감수성
• 고감수성 : 점막, 림프조직, 고환, 골수, 소장, 대장
• 중등도 감수성 : 폐, 신장, 간, 미세혈관, 타액선
• 저감수성 : 신경세포, 근세포, 성숙 적혈구

052 방사선 방호의 3가지 원칙은 행위의 정당화와 방사선 방어의 최적화, 개인의 선량 제한이고, 지문은 행위의 정당화의 목적에 해당한다.

053 치아 중첩이 심하게 나타난 영상의 원인은 수평각 오류로, 수평각을 인접면에 평행하게 조절하여 보상한다.

054 투명한 필름은 방사선 노출이 되지 않은 필름이다.

055

구 분	직접 디지털영상획득장치	간접 디지털영상획득장치
특 징	• 20~25μm 정도 크기의 화소로 구성 • 주로 플라스틱 재질로 둘러싸여 있음 • 외부충격으로부터 보호	• 영상판을 비닐로 포장 • 빛과 타액으로부터 보호
장 점	촬영 후 바로 영상조회	• 필름처럼 유연성을 지님 • 전선이 없어 촬영 용이
단 점	• 두께로 인한 이물감 • 센서와 전선 사이의 연결 부위 취약	• 직접보다 해상도 낮음 • 영상 획득 후 스캔 및 초기화 과정 필요 • 동시에 여러 부위를 촬영할 경우 다수의 영상판 필요

056 교익촬영법
- 초기 인접면 우식
- 치아우식의 치수근접도 평가
- 치수강 검사
- 상하악치아 교합관계 검사
- 재발우식증 검사

057 ④ 환자의 주소를 보면 타액선의 관찰이 필요하고 이를 위해 교합촬영을 실시하여야 한다.
교합촬영법의 목적
- 악골의 전체적인 모양이나 크기 관찰
- 종양이나 낭과 같은 큰 병소의 모양이나 크기 관찰
- 매복치, 과잉치 검사
- 악골골절 위치 및 범위
- 타액선의 타석 관찰

058 치근단낭과 치아우식증은 주변보다 밀도가 낮아 방사선 투과상으로 나타난다.

059 문제에서 설명하는 기구는 지혈겸자로서 지침기와 비슷하지만 지혈겸자는 부리 쪽이 일직선으로 패여 있고, 지침기는 그물모양인 것이 특징이다.

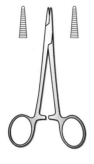 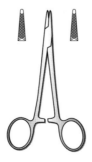

060 ③ A 씨는 국소마취의 전신적 합병증 증세로 실신증상을 보이고 있다. 산소를 공급하고 생징후를 측정해 대처하도록 한다.
- 실신 : 일시적으로 국소적인 혈관확장과 혈압저하로 인해 발생되는 뇌빈혈
- 실신 시 대처법 : 생징후 측정, 통풍이 잘 되는 곳에서 머리를 아래로 하고 안정, 편한 복장, 얼굴·목·이마에 냉찜질, 산소공급

061 발치의 적응증과 금기증

적응증	금기증
• 심한 치아우식증 • 치료가 어려운 급성 및 만성치주염에 포함된 치아 • 치아파절로 치료가 불가능한 치아 • 근관치료 및 치근단절제술 등으로 보존이 불가능한 치아 • 매복치나 과잉치 • 보철치료에 장애가 되는 치아 • 만기 잔존 유치 • 교정치료를 위한 발거대상 치아 • 치아이식을 위한 발치대상 치아	• 봉와직염을 동반한 급성감염 • 급성 지치주위염의 원인이 되는 치아 • 급성 감염성 구내염이 있는 경우 • 악성종양이 증식하는 부위에 포함되어 있는 치아 • 방사선 조사를 직접적으로 받는 부위의 치아

062 임플란트 식립 후 주의사항
- 초기 지혈을 위하여 2시간 동안 거즈를 물어 압박지혈한다.
- 금연·금주한다.
- 음압을 일으키는 빨대 사용이나 피와 침 뱉는 것을 금지시킨다.
- 발치 후 48시간 동안 냉찜질한다.
- 발치부위에 직접적인 칫솔질은 피한다.
- 무리한 운동이나 목욕은 3일간 삼간다.

063 치아 완전 탈구 시 주의사항
- 30분 이내 재식 시 성공률이 높다.
- 90분 이후 치아 흡수 소견을 보인다.
- 생리식염수에 넣고 이동하도록 권고한다.
- 치관부위를 잡고 치근부위를 세척한 뒤 치조와 내로 고정한다.

064 보기에서 설명하는 감염성 질환은 루드비히 안자이나로, 해당 질환의 치료를 위해서 적극적인 절개와 배농을 실시하고 항생제를 투여한다.

065 하악위와 관련된 교합

하악위 종류	설 명
중심위	• 기준 : 악관절 • 치아와 상관없이 항상 일정 • 하악과두가 관절와 내에서 긴장하지 않은 최후방 위치
하악안정위	• 기준 : 생리적 안정 • 완전히 휴식 중일 때 하악의 위치 • 평생 동안 잘 변하지 않는 위치 • 교합 간의 안정간격 : 1~3mm • 무치악 환자의 교합구성에 기준으로 사용
중심교합위	• 기준 : 치아 • 시간에 따라 달라질 수 있음 • 치아가 교합하는 상태에서 하악의 위치
최대 교두간 접촉위	• 상·하악 치열을 가장 많이 접촉하고 있는 상태에서 하악의 위치 • 저작능률, 치주조직, 근기능, 악관절 기능 등에 가장 적합한 상태
편심위	하악을 편측으로 움직였을 때 하악의 위치

066 Collarless Crown
금속도재관의 순측 금속마진으로 인해 잇몸이 어두워 보이는 것을 방지하고자 순측의 마진까지 도재로 만드는 심미보철물이다.

067 2차 유지형태
• 치관이 짧거나 유지가 어려운 경우 지대치 형성 시에 2차 유지형태를 제작한다.
• Box, Groove, Pin Hole 방법이 있다.

068 ① Chamfer : 주조금속관에 주로 사용, 0.3~0.4mm 폭
③·④ Knife edge(= Feather edge) : 치질삭제량은 적으나 변연 맞추기가 어려워 바람직하지 못한 변연
⑤ Beveled Shoulder : 사면을 형성, 금속도재관에 사용

069 Cantilever Bridge
가철성 가공의치로서 한쪽 끝에만 지대치가 있고, 그 위에는 Ponic 형태를 띠고 있다. 주로 제2대구치의 결손 시에 사용하지만 제1대구치에 힘이 많이 들어가 상태를 악화시킬 수 있는 단점으로 많이 사용하지 않는다.

070 틀니 사용 시 주의사항
- 적응기간(6~8주)의 설명
- 밤에는 물에 틀니를 담가둘 것
- 틀니의 세척은 마모제가 없는 주방용 세제와 틀니용 칫솔을 이용
- 집에서 수리하지 말고 치과에 정기 내원할 것
- 뜨거운 물에 넣을 시 변형이 있음

071 아말감충전을 위해 와동을 형성하기에 적합한 버는 배를 닮은 배형버로써 두부 끝이 편평하고 옆면 모서리가 둥글다.

072 러버댐의 장점
- 시술의 효율 상승
- 진료시간의 단축
- 접근성 확보 및 술자와 환자보호
- 가장 확실하고 대표적인 방습법

073 ① 근관의 끝이 치근의 끝보다 1mm 정도 짧게 위치한다.
② 부근관은 방사선 사진으로 관찰이 불가능하다.
④ 1개의 치근에 2개의 근관이 존재할 수 있다
⑤ 치근부의 근관만곡이 심하다.

074 렌튜로 스파이럴은 근관실러의 운반을 도와 근관충전 시 사용되는 거터퍼쳐의 공백을 매우는 데 도움이 되는 기구이다.

075 치아미백제로 주로 사용되는 것은 30% 과산화수소수와 과붕산나트륨, 과산화요소이다.

076 외과적 근관치료

구 분	설 명
치근절단술	치관을 두고 1~2개의 치근만 제거하는 술식
편측절제술	하악대구치의 근심 또는 원심측 중에 문제가 생긴 편측의 치관과 치근 모두 함께 제거
치아분리술	하악대구치의 치관을 협설측 방향으로 절단하여 치아를 작은 소구치 2개처럼 분리하여 사용
치아재식술	외상으로 인해 완전 탈구된 치아의 재식

077 ② 신생치 : 신생아시기에 치아가 맹출
① 선천치 : 출생 시에 치아가 맹출되어 있는 경우
③ 거대치 : 치아의 크기가 정상보다 큰 치아
④ 과잉치 : 치아의 개수가 정상보다 많은 치아
⑤ 왜소치 : 치아의 크기가 정상크기보다 작은 치아

078 유아기 우식증의 특징
•20개월 전후에 나타난다.
•상악전치부 순면에 다발적으로 발생하고 진행이 빠르다.
•하악전치부에는 잘 발생하지 않는다.

079 미성숙영구치의 특징
•치근의 미완성으로 치근이 짧고, 근관이 넓게 열려있다.
•교합관계는 안정되지 않았다.
•절치부의 절단결절은 명확하고, 구치부의 교두정이 명확하다.

080 모방법은 다른 어린이의 행동이나 치료의 협조가 좋은 소아의 모습을 보여줌으로써 치료의 협조를 높이는 방법이다.

081 ① 치아를 완전히 덮을 수 있는 가장 작은 기성관을 선택한다.
③ 기성관 연마 후 접착시멘트를 이용하여 접착한다.
④ 기성관의 교합유지를 위해 안정된 교합관계로 유지한다.
⑤ 치간 사이는 치실로 관리할 수 있는 적합한 인접관계를 유지한다.

082 함입 : 치조골 쪽으로 치아가 들어가 있는 경우를 뜻한다.

083 교원섬유의 분류

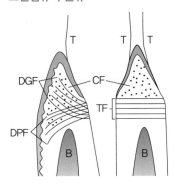

치아치은섬유군 (DGF)	• 치은열구의 기저부 백악질에서 유리치은 쪽을 향하여 부채꼴 모양으로 주행하는 섬유군 • 변연치은을 부착
치아골막섬유군 (DPF)	• 백악-법랑경계 근처의 백악질에서부터 시작되어 치조정을 지나 근단 쪽으로 구부러져서 협·설측 골막까지 주행 • 치조골에 변연치 부착 • 치주인대를 보호
환상섬유군 (CF)	• 모든 치아의 유리치은(변연치은)을 둘러쌈 • 변연치은 지지
횡중격섬유군 (TF)	• 치조중격 상방을 가로지르며 백악질에 매립되는 섬유군 • 치아 사이 간격 유지

084 형태에 따른 분류
- 치은낭 : 치주조직의 파괴 없이 치은의 증식으로 생긴 것. 위낭이라고도 함
- 치주낭 : 치주조직의 파괴로 인해 생기는 낭. 형태에 따라 골연상낭, 골연하낭으로 구분
  - 골연상낭 : 낭의 기저부가 하부치조골보다 치관방향에 있음
  - 골연하낭 : 낭의 기저부가 인접한 치조골보다 치근방향에 있음

치주낭의 치아면에 따른 분류
- 단순치주낭 : 치아의 한 면에 치주낭이 생긴 것
- 혼합치주낭 : 치아의 두 면 이상에 치주낭 생긴 것
- 복잡치주낭 : 치주낭 입구는 한 면이고, 내면에는 두 면 이상에서 치주낭이 생긴 것

085 치주농양과 치근단농양

구 분	치주농양	치근단농양
치수상태	생활치수	실활치수
원 인	깊은 치주낭, 치주낭에서의 배농로 폐쇄	심한 우식증, 근관치료 불량, 치수염, 천공, 치근파절
동 통	O	O
발생부위	변연치은에서 부착치은부 부근	주로 근단 부근
치아정출 이동	O	거의 없음
치주낭 형성	O	X
X-ray	치근측방에 검은 상, 치경부에서 시작해 수직형 골흡수 치근이개부 병변과 복합(V형 흡수상)	근단부 경계에 검은 상, 근단부에 국한된 골흡수(O형 흡수상)
기 타	• 치은변연과 농양 연결 • 치근측방에 형성	• 치은변연과 연결 • 근단 점막부에 형성

086 급성포진성치은구내염

특 징	• 급성바이러스 감염 • 어린이의 구강점막에 가장 흔히 나타남
원 인	• *Herpes simplex virus* • 과로나 정신적 압박과 열병에 의해 주로 발생
임상증상	• 치은과 구강점막에 방산형 발적, 반짝이는 치은과 구강점막, 치은출혈 • 초기 단계에서 뚜렷한 구형의 회색 수포가 치은이나 순 · 협측 점막, 연구개, 인후, 설측 점막, 혀 등에 출현 시 전염
치료와 환자관리	• 7~10일째 자연 치유 • 치은염증을 감소시키기 위하여 간단한 치면세마 • 급성증상이 소실될 때까지 치주치료 연기 • 환자에게는 적절한 식사와 구강위생 청결을 유지하도록 함 • 도포마취(목 부위에 마취가 안 되도록 주의)

087 치근이개부의 구강위생을 용이하게 하는 이개부개조술에는 치근절제술, 치아절개술, 치근분리술, 터널화가 해당한다.

088 Glickman의 분류

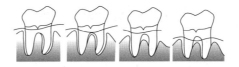

Grand 1	치근이개부에서 치주인대의 파괴가 시작되지만, 치조골의 소실은 육안적으로나 방사선상에서 보이지 않음
Grand 2	치근이개부의 일부분에 치조골의 파괴가 있으나, 다른 부위에는 치조골과 치주인대가 정상이며, 탐침 시 치근이개부를 부분적으로 관통
Grand 3	치근이개부의 협측은 설측의 골이 치은으로 덮여 있거나 하부치조골이 소실되어, 치주탐침 시 순설측, 근원심으로 완전히 터널형식으로 관통
Grand 4	치주조직이 심하게 파괴되어 치근이개부가 구강 내로 완전히 노출

089 안면의 성장과 발육의 방향

- 두개부 : 전상방으로 성장
- 안면부 : 전하방으로 성장
- 안면의 폭이 가장 먼저 증가하고 이어서 안면의 전후경(깊이), 안면의 높이 순으로 발육
  (폭 → 길이 → 높이)
- 상안면부는 하안면부보다 빨리 성장(두개골의 영향)

090 미운오리새끼시기

- 혼합치열기에 나타나는 정상적인 현상
- 상악 중절치가 원심 쪽으로 기울어 맹출해 정중이개가 생기는 현상

091 저 위

치아가 비정상적인 위치에 있는 상태로 상악 견치 덧니의 경우 교합 면에 도달하지 못했기 때문에 저위이며 순측에 있어 저위순측전위이다.

092 치아에 교정력이 가해지면 이동방향의 치경부 치주인대는 압축되고, 반대측은 견인된다. 전자를 압박측, 후자를 견인측이라고 한다.

압박부위에서 일어나는 변화	• 강한 힘(한꺼번에 많은 이동) : 혈류차단 O → 초자양 변성 → 간접성(천하성) 골흡수 → 치아이동 • 약한 힘(천천히 이동) : 혈류차단 X → 직접성 골흡수 → 치아이동
견인측에서 일어나는 변화	• 치주인대 당겨짐 → 섬유아세포가 증식하여 재배열 • 치조골 표면에 골모세포(osteoblast) 출현 → 유골(osteoid) 형성 → 석회화 → 골첨가

093 ④ Distal end cutter : 와이어 자를 때
① Ligature tying pliers : 결찰 시
② Weingart utility pliers : 와이어 잡을 때
③ Three jaw pliers : 와이어 구부릴 때
⑤ Mathew pliers : 결찰와이어 잡을 때

구성요소	활성부	정 의	치아를 움직이는 힘 발생
		종 류	스크류, 스프링, 라비알보우
	유지부	정 의	장치의 고정원을 얻음
		종 류	clasp
	상 부	정 의	활성부와 유지부를 포함하여 결합시키는 역할
		종 류	resin
종 류	능동적 상교정장치	목 적	반대교합을 개선
		방 법	상악치열의 전방확장, 상악 구치의 측방확장, 전치들을 전방확장
	교합거상판	정 의	• 저작 폐구 시 하악 전치를 압박 • 구치의 교합거상을 도모하는 장치
		적응증	과개교합
	투명거상장치 (투명교정장치)		• 모형상에서 이동시킬 치아를 절단, 재배열함 • 아크릴릭 레진을 이용하여 제작 • 심미적이고 구강위생이 양호하지만 치아이동의 형태가 제한적

응 력		외부의 힘을 받았을 때 재료의 내부에서 발생하는 힘
연성과 전성		• 온도가 상승 시 연성과 전성이 증가 • 연성 : 힘을 받았을 때 파단되지 않지만 영구변형됨 • 전성 : 힘을 받았을 때 파단되면서 영구변형됨 • 연성과 전성이 가장 좋은 치과용 재료 : 금
피로와 크립	피 로	재료가 지속적 또는 반복적인 힘을 받아 어느 한순간에 파괴되는 현상 예 부분틀니의 착탈을 반복하여 clasp가 손상되는 경우
	크 립	재료가 영구변형이 일어나는 힘을 지속적으로 또는 반복적으로 받아 재료가 변하는 현상 예 치과용 아말감

• 복합레진 혼합 또는 광중합 시 단량체가 중합체가 되면서 2~4% 부피수축이 일어남
• 수축으로 인한 미세누출 또는 파절로 2차 우식 유발
• 미세누출을 최소화하는 방법
  – 필러가 많이 포함된 복합레진 사용
  – 광원의 출력을 서서히 증가시키는 중합방법 개선
  – 적층 충전법으로 충전 방식 개선
  – 간접 충전(인레이 제작 후 접착)

폴리설파이드	축중합형 실리콘	부가중합형 실리콘	폴리이써
• 유황으로 인한 불쾌한 냄새 • 옷에 묻으면 착색 • 긴 작업시간과 경화시간 • 상당히 유연 • 찢김 저항 제거 시 영구 변형량 큼 • 기포형성 많음 • 지대치에 수분이 있으면 정밀인상 불가	• 부산물 발생 (ethyl alcohol) • 불쾌한 냄새 없음 • 의복 착색 X • 작업시간과 경화시간 짧음 • 크기 안정성 낮음	• 작업시간과 경화시간 짧음 • 불쾌한 냄새 없음 • 의복 착색 X • 혼합 쉬움 • 찢김 저항성 낮으나 영구변형 적음 • 크기 안정성 우수 • 지대치에 수분이 있어도 정밀인상 가능	• 알레르기 환자 X • 상당히 뻣뻣 • 중합수축 적음 • 정밀도 가장 우수 • 경도가 가장 큼 • 수분이 있어도 지대치 정밀인상 • 물속에 보관 시 팽윤

098   변형, 파절 예방법
- 제조사의 혼수비와 혼합시간 지키기
- 경화 후 3~4분 후 최대강도에 도달하면 구강 내에서 제거
- 트레이와 치아 사이 알지네이트의 충분한 두께 설정
- 제거는 치아장축에 평행하게 순간적으로 할 것
- 제거 시 좌우로 흔들며 제거하지 말 것
- 채득한 인상제의 압축 부위가 회복되는 시간을 기다린 후 석고 주입

099   폴리카복실레이트시멘트(PCC)
- 용 도
  - 금속이나 세라믹 수복물, 교정용 밴드의 접착
  - 베이스, 임시수복
- 특 징
  - 요변성이 있어 힘을 받을수록 유동성이 증가
  - 생체 친화성 우수
  - 치질과 화학적 결합
  - 압축강도는 ZPC보다 낮지만 IRM과 비슷
  - 초기 산도는 산성이지만 경화반응이 진행됨에 따라 중성으로 됨

베이스	• ZPC, PCC의 점도를 높여 사용, ZOE, GIC 등 사용 • 탄성계수는 높아야 하고 열전도성은 치질과 비슷하거나 낮아야 함 • 두께는 0.5mm 이상 되어야 열 차단 효과
이장재	• 얇은 층으로 치아에 적용하여 화학물질 차단하는 보호막 역할 • 수산화칼슘시멘트(다이칼)가 가장 대표적으로 이차상아질을 유도 • 치수복조재로도 사용
바니쉬	• 상아질과 수복재 사이에 위치 • 구강액의 침투를 최소화하는 보호장벽 • 이장재와 달리 단순 차단막 효과 • 기계적 강도는 없고 두께도 너무 얇아 열차단 효과 없음 • 아주 얇은 피막으로 2~3회 덧칠하면 효과적

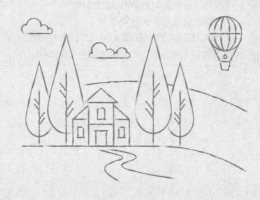

뿌리 깊은 나무는 가뭄을 타지 않는다.

– 하이모 –

3회
정답 및 해설

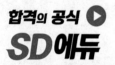

3회 모의고사(1교시) 정답 및 해설

문제 / 120p

1	2	3	4	5	6	7	8	9	10	11	12	13	14	15	16	17	18	19	20
④	②	④	④	④	③	①	⑤	⑤	④	②	③	①	④	③	④	③	①	①	②
21	22	23	24	25	26	27	28	29	30	31	32	33	34	35	36	37	38	39	40
⑤	②	②	②	①	②	②	⑤	②	②	②	②	④	④	②	②	⑤	⑤	⑤	②
41	42	43	44	45	46	47	48	49	50	51	52	53	54	55	56	57	58	59	60
④	②	②	②	②	②	⑤	④	⑤	④	③	④	⑤	②	①	④	①	⑤	③	①
61	62	63	64	65	66	67	68	69	70	71	72	73	74	75	76	77	78	79	80
③	②	④	②	③	③	⑤	②	④	⑤	③	②	③	②	⑤	②	③	④	③	⑤
81	82	83	84	85	86	87	88	89	90	91	92	93	94	95	96	97	98	99	100
①	⑤	③	③	⑤	②	③	②	②	③	③	④	④	⑤	⑤	⑤	④	③	②	③

의료관계법규

001 특수의료장비의 설치 · 운영(의료법 제38조 제1항)
의료기관은 보건의료 시책상 적정한 설치와 활용이 필요하여 보건복지부장관이 정하여 고시하는 의료장비(이하 "특수의료장비"라 한다)를 설치 · 운영하려면 보건복지부령으로 정하는 바에 따라 시장 · 군수 · 구청장에게 등록하여야 하며, 보건복지부령으로 정하는 설치인정기준에 맞게 설치 · 운영하여야 한다.

002 의료인(의료업에 종사하는 의사 · 치과의사 · 한의사만 해당한다)은 컴퓨터 · 화상통신 등 정보통신기술을 활용하여 먼 곳에 있는 의료인에게 의료지식이나 기술을 지원하는 원격의료를 할 수 있다(의료법 제34조 제1항).

003 자격정지 등(의료법 제66조 제1항)
- 의료인의 품위를 심하게 손상시키는 행위를 한 때
- 의료기관 개설자가 될 수 없는 자에게 고용되어 의료행위를 한 때
- 일회용 의료기기를 재사용한 때
- 진단서·검안서 또는 증명서를 거짓으로 작성하여 내주거나 진료기록부 등을 거짓으로 작성하거나 고의로 사실과 다르게 추가기재·수정한 때
- 임신 32주 이전에 태아의 성을 임부, 임부의 가족, 그 밖의 다른 사람이 알게 한 때
- 의료기사가 아닌 자에게 의료기사의 업무를 하게 하거나 의료기사에게 그 업무 범위를 벗어나게 한 때
- 관련 서류를 위조·변조하거나 속임수 등 부정한 방법으로 진료비를 거짓 청구한 때
- 판매촉진 등의 목적으로 경제적 이익 등을 제공받은 때
- 이 법 또는 이 법에 따른 명령을 위반한 때

004 의료기관 개설자, 의료기관의 장 또는 의료인이 아닌 자는 의료광고를 하지 못한다(의료법 제56조 제1항).

005 진료기록부 등의 보존(의료법 시행규칙 제15조)

보존기간	내 용
2년	처방전, 치과기공물제작의뢰서(의료기사법 제11조의3 제2항)
3년	진단서 등의 부본, 보수교육 관계 서류(시행규칙 제23조)
5년	환자명부, 검사내용 및 검사소견기록, 방사선 사진 및 그 소견서, 간호기록부, 조산기록부
10년	진료기록부, 수술기록

006 의료기사 등은 대통령령으로 정하는 바에 따라 최초로 면허를 받은 후부터 3년마다 그 실태와 취업 상황을 보건복지부장관에게 신고하여야 한다(의료기사 등에 관한 법률 제11조 제1항).

007 3년 이하의 징역 또는 3천만원 이하의 벌금(의료기사 등에 관한 법률 제30조)
- 무면허 / 면허대여 / 면허대여를 받거나 알선
- 무면허 업소개설
- 비밀누설(친고죄)
- 치과의사 지시 미이행

008 의료기사 등의 품위손상행위의 범위(의료기사 등에 관한 법률 시행령 제13조)
- 업무 범위를 벗어나는 행위
- 의사 또는 치과의사의 지도 무시
- 비학문적, 비윤리적 업무
- 검사 결과 거짓 판시

009 치과기공소의 개설등록(의료기사 등에 관한 법률 제11조의2 제3항)
치과기공소를 개설하려는 자는 보건복지부령으로 정하는 바에 따라 특별자치시장·특별자치도지사·시장·군수·구청장에게 개설등록을 하여야 한다.

010 중앙회(의료기사 등에 관한 법률 제16조 제1항 및 제5항)
- 의료기사 등은 대통령령으로 정하는 바에 따라 그 면허의 종류에 따라 중앙회를 설립하여야 한다.
- 중앙회가 지부나 분회를 설치한 때에는 그 지부나 분회의 책임자는 지체 없이 특별시장·광역시장·도지사·특별자치도지사 또는 시장·군수·구청장에게 신고하여야 한다.

011 지역사회 건강실태조사의 방법, 내용 등에 관하여 필요한 사항은 대통령령으로 정한다(지역보건법 제4조 제3항).

012 지역보건의료계획 시행 결과의 평가(지역보건법 제9조 제1항)
지역보건의료계획을 시행한 때에는 보건복지부장관은 특별자치시·특별자치도 또는 시·도의 지역보건의료계획의 시행결과를, 시·도지사는 시·군·구의 지역보건의료계획의 시행 결과를 대통령령으로 정하는 바에 따라 각각 평가할 수 있다.

013 건강생활지원센터장은 보건소장의 지휘·감독을 받아 건강생활지원센터의 업무를 관장하고 소속 직원을 지휘·감독한다(지역보건법 시행령 제15조 제2항).

014 시·도지사 또는 시장·군수·구청장은 지역주민의 건강 증진을 위하여 지역보건의료계획을 4년마다 수립하여야 한다(지역보건법 제7조 제1항).

015 보건소장(지역보건법 시행령 제13조)
- 1명
- 의사 면허가 있는 사람
- 5년 이상의 근무경력을 가진 보건 등 직렬의 공무원

016 학교 구강보건사업(구강보건법 제12조 제1항)
- 구강보건교육
- 구강검진
- 칫솔질과 치실질 등 구강위생관리 지도 및 실천
- 불소용액 양치와 치과의사 또는 치과의사의 지도에 따른 치과위생사의 불소 도포
- 지속적인 구강건강관리
- 그 밖에 학생의 구강건강 증진에 필요하다고 인정되는 사항

017 수돗물불소농도조정사업을 시행 또는 중단하려는 시·도지사, 시장·군수·구청장 또는 한국수자원 공사사장은 수돗물불소농도조정사업계획에 관한 사항을 해당 지역주민에게 3주 이상 공보와 해당 지역을 주된 보급지역으로 하는 일간신문에 공고하여야 하고, 그 밖에 필요한 경우에는 인터넷 홈페이지, 방송 등 효과적인 방법으로 공고할 수 있다(구강보건법 시행령 제5조).

018 보건소장의 업무(구강보건법 시행규칙 제9조)
- 불소농도 측정 및 기록, 불소화합물 첨가시설의 점검, 수돗물불소농도조정사업에 대한 교육 및 홍보
- 주 1회 이상 수도꼭지에서 불소농도를 측정하고 그 결과를 불소농도 측정기록부에 기록
- 측정불소농도가 허용범위를 벗어난 경우에는 그 사실을 상수도사업소장에게 통보
- 연 2회 이상 현장을 방문하여 불소화합물 첨가시설을 점검한 후 그 점검결과를 불소화합물 첨가시설 점검기록부에 기록
- 불소농도 측정결과와 불소화합물 첨가시설 점검결과를 측정 및 점검한 날이 속하는 달의 다음 달 10일까지 사업관리자에게 보고

019 임산부 구강검진 내용(구강보건법 시행규칙 제15조 제1호)
- 치아우식증(충치) 상태
- 치주질환(잇몸병) 상태
- 치아마모증 상태
- 그 밖의 구강질환 상태

020 사업장 구강보건교육 내용(구강보건법 시행령 제13조)
- 구강보건에 관한 사항
- 직업성 치과질환의 종류에 관한 사항
- 직업성 치과질환의 위험요인에 관한 사항
- 직업성 치과질환의 발생·증상 및 치료에 관한 사항
- 직업성 치과질환의 예방 및 관리에 관한 사항
- 그 밖에 구강보건증에 관한 사항

021 경유돌공

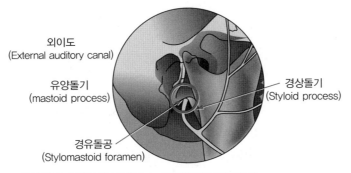

외이도
(External auditory canal)

유양돌기
(mastoid process)

경상돌기
(Styloid process)

경유돌공
(Stylomastoid foramen)

- 측두골의 추체부에 존재하며, 안면신경이 지나간다.
- 경상돌기와 유양돌기 사이에 위치하므로 경유돌공이라 명명되었다.

022 ② 하악골의 외측면에서 관찰할 수 있는 구조물
①·③·④·⑤ 하악골의 내측면에서 관찰할 수 있는 구조물

023 고삭신경
- 안면신경의 작은 가지로 악하선과 설하선의 원심성 부교감신경이다.
- 설체의 2/3를 담당하며 미각을 전달한다.

024 소구개신경 : 연구개와 구개편도(목젖)의 점막과 샘에 분포하는 신경으로 지각정보를 담당한다.

025 측두근

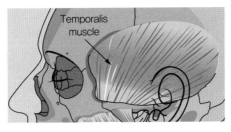

Temporalis
muscle

- 넓은 부채모양의 저작근으로 관골궁 상방에서 양쪽 측두와를 채우고 있다.
- 근육 전체가 수축하면 하악골이 올라간다(폐구운동).
- 후방 섬유만 수축하면 하악골이 후방으로 움직인다(후퇴운동).

026 절치공
- 상악 중절치의 바로 뒤쪽에 위치하고 있다.
- 좌우측에 비구개신경과 혈관이 지난다.
- 비구개신경의 국소마취 시 기준점으로 사용된다.

027 악동맥

동 맥	구 멍	지배하는 영역
하치조동맥	하악공	하악후방치아
익돌근지	–	외측익돌근, 내측익돌근
전상치조동맥	치근첨공(상악전방치아)	상악전방치아
대구개동맥	대구개공	경구개 점막, 구개선
소구개동맥	소구개공	연구개, 구개편도

028
① 협설교두는 존재하지 않는다.
② 원심에 비해 근심이 풍융하다.
③ 근원심폭에 비해 치관길이가 길다.
④ 4개의 치면과 1개의 절단을 가지고 있다.

029
- 상악 : 협설분지(상악 제1소구치, 상악 대구치)
- 하악 : 근원심분지(하악 대구치)

030 하악 중절치 : 치아 중 가장 작은 치아이며, 치관의 근심반부와 원심반부가 거의 좌우대칭으로 좌우측 감별이 어렵다.

031 상악 견치는 구강 내에서 치근의 길이가 가장 긴 치아이다.

032 상악 제1대구치는 근심설측교두의 설면에 제5교두(Carabelli)의 결절이 나타난다.

033 하악 제2소구치
3교두형인 경우 설측반부가 발달하여 교합면이 하악 제1소구치보다 훨씬 크게 나타나고, 하악 대구치의 설측반부보다는 조금 작게 나타난다.

034 ① 수각이 높다.

② 수실이 크다.

③ 치근관이 영구치보다 가늘다.

⑤ 법랑질은 얇고 상아질은 두껍다.

035 신생선(신생아선)

• 모든 유치와 제1대구치의 법랑질에서 뚜렷이 나타난다.

• 출생 시에 겪는 스트레스와 외상을 표시한다.

• 출생 전후에 형성되는 법랑기질(법랑바탕질) 사이 경계에서 나타난다.

036 이차상아질

• 치근단공이 완성된 후에 만들어진다.

• 일차상아질에 비해 상아세관의 주행방향이 약간 불규칙하다.

• 일생 동안 계속 형성된다.

037 신경능선세포

• 신경외배엽의 일부로 얼굴과 입안의 결합조직 형성에 관여한다.

• 상아질, 백악질, 치주인대, 치조골 일부(법랑질 제외)에 관여한다.

038 ① 세관 사이에 있는 상아질은 관간상아질이다.

② 치유두에 분화된 상아모세포에 의해 형성된다.

③ 상아세관 벽을 이루는 상아질은 관주상아질이다.

④ 손상에 관한 반응으로 생긴 상아질은 삼차상아질이다.

039 백악질의 분류

무세포성 (1차)백악질	세포성 (2차)백악질
최초의 층으로 침착	무세포성 백악질 층이 만들어진 후 형성
치경부 1/3	치근단 1/3 , 치근 분기부
천천히 만들어짐	빨리 만들어짐
파묻힌 백악세포 X	파묻힌 백악세포 O
시간이 지나도 두께 변화 X	시간이 지날수록 층이 더해짐

040 사주섬유군은 치주인대의 대부분을 차지하며 가장 수가 많고, 교합압에 대해 저항한다.

041   ① 내분비샘, 외분비샘을 구성하며, 소화효소를 분비한다.
② 혈관과 신경이 존재하지 않는다.
③ 손상 시 빠른 속도로 재생된다.
⑤ 세포주변에 조직액이 존재하지 않는다.

042   절제생검이란 검사할 작은 조직과 주변 전체를 메스를 이용하여 외과적으로 절제하여 검사하는 방법이다.

043   급성염증
• 병변의 경과 : 빠름
• 증상 : 심함
• 삼출 : 현저함
• 병변부 상태 : 삼출액에 의한 부종
• 관련된 염증세포 : 호중구, 단핵구

044   ① 발치 직후 : 발치와 내에 출혈과 혈액의 응고
③ 약 7일 후 : 상피세포 증식, 발치창의 표면은 상피에 의해 덮임
④ 약 10~15일 후 : 골모세포 증식, 골 신생
⑤ 약 2~6개월 후 : 발치창 완전 치유

045   베체트증후군
• 입안의 궤양, 생식기의 궤양, 안구의 염증을 보이는 만성적 재발성 자기면역질환이다.
• 성별 차이는 없으며, 평균 호발연령은 30세이다.
• 입안 궤양은 아프타성 궤양과 매우 유사하며 통증이 있고 재발률이 높다.

046   매 독
• 스피로헤타의 감염에 의해 발생한다.
• 특징적 증상 : 허친슨 치아, 상실상 구치
• 선천성 매독 3징후 : 실질성 각막염, 내이성 난청, 허친슨 치아

047   굴곡파절(Abfraction)
• 치아목 부위에 생긴 쐐기 모양의 병터이다.
• 어른에서 주로 생기며 과도한 교합압에 의해 치아에 가해지는 측방력 때문에 치아 구조가 부러진다.
• 좁고 깊은 V자 형태로 나타난다.

048 쌍생치

- 하나의 치아싹이 불완전한 두 개의 치아싹으로 분리된다. → 두 개의 치관과 하나의 치수와 치근으로 구성된다.
- 앞니에서 가장 호발하며, 하나의 치아속질과 치아뿌리를 공유한다.

049 미토콘드리아

- 이중막
- 세포의 에너지원인 ATP 생성 → 세포의 발전소
- 세포 내 호흡 장소
- DNA가 있어 자가증식 가능

050 세포의 물질이동

- 에너지를 사용하지 않는 이동(수동수송)

확 산	• 농도경사에 의해 고농도에서 저농도로 이동하여 평형농도 도달 • 확산속도 : 농도차 클수록, 지질용해성 높을수록, 물질크기가 작을수록 빠름 예 폐포의 가스교환
촉진확산	• 세포막의 지질에 용해되지 않고 통과하기에 너무 큰 포도당, 아미노산 • 세포막 내 운반단백질 이용 • 농도경사 따라 이동 • 확산속도 : 운반단백질 수에 따라 비례
삼 투	• 세포막을 통과할 수 없는 용질 • 저농도 → 고농도로 물이 이동 • 등장액, 저장액(안 농도 > 밖 농도), 고장액(안 농도 < 밖 농도)
여 과	막을 기준으로 안팎의 압력차에 의해 막을 통해 액체가 이동 예 혈압에 의한 모세혈관과 조직의 물질교환, 콩팥 사구체 여과

- 에너지를 사용하는 이동(능동수송)

능동수송	• 물질이 농도경사에 역행하여 이동 • 운반단백질과 에너지 필요 • 세포가 필요로 하는 에너지의 약 40%가 능동수송에 이용
세포 내 유입	세포막의 일부가 함입되어 외부물질로 둘러싼 후 소포를 형성하여 세포질 내부로 끌어들이는 현상
세포 외 유입	• 세포가 합성한 물질을 세포 밖으로 분비 • 노폐물 배출

051 시냅스

신경세포가 다른 신경세포에 접촉되는 연결부위로 아세틸콜린을 분비하며 신경을 전달한다.

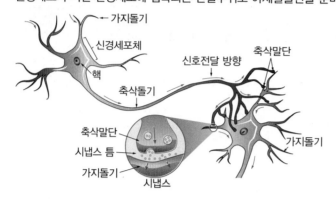

052 ④ 프로트롬빈에서 트롬빈이 되는 과정은 혈액응고기전으로, 혈액이 응고되지 않는 질병인 혈우병이 답이다.

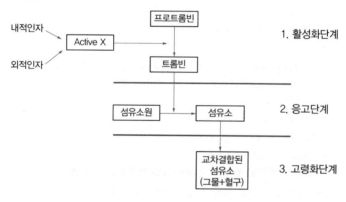

053 혈 압

구 분	심장 주기	정상혈압
최고혈압	수축기혈압 : 심장이 수축할 때 최대의 압력으로 혈액을 내보내려고 하는 압력	120mmHg(110~130mmHg)
최저혈압	확장기혈압 : 심장의 확장기에도 혈류를 유지할 수 있는 압력	80mmHg(65~85mmHg)
맥 압	최고혈압과 최저혈압의 차이	40~50mmHg

054 심장의 구조

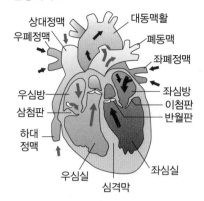

상대정맥
대동맥활
우폐정맥
폐동맥
좌폐정맥
우심방
좌심방
삼첨판
이첨판
반월판
하대
정맥
우심실
좌심실
심격막

- 판막 : 심장에서 혈액을 내보낼 때 혈액이 역류하지 않도록 만들어진 막
  - 이첨판 : 좌심방과 좌심실 사이의 판막
  - 삼첨판 : 우심방과 우심실 사이의 판막
  - 반월판 : 대동맥과 폐동맥 입구에 각각 3개의 반월상 판막

055 위 액

- pH 1.0~1.5의 산성, 염산과 점액 성분으로 구성
- 염 산
  - 펩시노겐을 펩신으로 활성화, 펩신이 단백질을 분해, 산성환경 유지
  - 음식물 속 세균 및 이물질을 죽이는 작용과 세균의 번식 방지
  - 수용성 단백질(casein)을 응결
- 점액성분 : 점액이 위점막면의 표면을 덮어 위점막 보호

056 바이러스(Virus)의 특징

- 핵산으로서 DNA와 RNA 중 어느 한쪽만을 가진 특별한 생물
- 핵산 : 캡시드(capsid)라는 단백질 껍질에 싸여 있음
- 지질단백질인 외피의 존재 유무에 따라 naked 또는 enveloped로 분류
- 에너지 생산기구나 단백 합성기구가 없음
- 오직 살아있는 세포에서만 증식(편성 세포 내 기생체)
- 세포 내 증식하는 방식 : 바이러스 핵산의 복제
- 세포 외에서는 대사활성을 갖지 않는 감염성의 바이러스 입자로 존재, 세포 내에서는 복제 중인 바이러스 핵산분자로 존재
- 광학현미경으로 관찰 불가능

057 *Hepatitis B virus(HBV)*
- B형 간염의 원인균이다.
- 전파경로
  - B형간염 바이러스 전염력을 가진 자와 성적 접촉
  - 감염된 혈액을 수혈받았을 때
  - 오염된 도구 사용
  - B형간염 바이러스 보유자의 체액이 묻은 바늘이나 칼에 상처를 입었을 경우

058 ① 세포벽이 없다.
② 펩티도글리칸 층이 존재하지 않는다.
③ 원핵세포에 비해 크기가 크다.
④ 세포 내 소기관 및 핵막이 있다.

059 *Varicella-zostervirus*
- 수두대상포진을 일으키는 바이러스이다.
- 동일한 바이러스가 소아에게는 초기감염 시 수두를 일으키고, 그 후 신경절에 잠복하여 수년 후 성인에게 재발해 산발적으로 대상포진을 일으킨다.

060 IgG
- 정상인의 혈청 중 가장 다량으로 함유
- 태반을 통과하며 세균과 독소에 저항

061 구강보건태동기(해방 후~1950년대 말)
- 1945년 최초 위생국 설치
- 1946년 보건후생국 승격
- 1948년 조선치과위생연구소 설치
- 공중구강보건활동의 필요성 인식되기 시작
- 일본식 치학에서 미국식 치학으로 전환

062 지역사회의 특성
- 공동체 생활환경을 갖고 있다.
- 공통 관심과 소속감을 갖는다.
- 지역 내에 독특한 문화가 있다.
- 문화적 동질성이 있다.

063 상향식 구강보건사업기획

지역사회 주민의 요구를 최대한 반영하여 방향 설정에 따라 수립되나 외부와의 제반 협조가 어렵다. 그러므로 외부와의 소통이 어렵고 자체 지도력이 있는 인력을 구비한 지역에서 채택된다.

064 집단구강건강관리 과정

- 실태조사 → 실태분석 → 사업계획 → 재정조치 → 사업수행 → 사업평가
- 순환주기 : 12개월마다

065 설문조사법

장 점	단 점
• 조사시간, 경비 절약 • 한 번에 여러 사람 조사 가능 • 면접기술 요하지 않음	• 응답자가 조사내용을 이해 못할 가능성 • 교육수준이 낮거나 불성실한 응답자의 그릇된 정보 수집 가능

066 구강상병의 발생 양태

종 류	내 용	예 시
범발성	수 개 국가나 전 세계에서 발생	치아우식증
유행성	한 나라나 지역사회의 많은 사람에게서 발생	콜레라, 페스트
지방성	일부 지방, 지역사회에서 특이 질병이 계속적으로 발생	반점치
산발성	개별적으로 이곳저곳에서 발생	암
전염성	병원성, 미생물이나 그 독성산물이 옮아서 발생	장티푸스
비전염성	영양장애나 물리적, 문화적, 기계적 병인으로 발생	중 독

067 ① 시간소요가 적다.

② 학업에 지장을 주지 않는다.

③ 특별한 기구가 필요하지 않다.

④ 구강보건전문지식은 필요하지 않다.

068 ① 우리나라의 경우 0.8ppm을 따른다.

③ 사업을 시작한 후 5년 경과 후 검사한다.

④ 온대지방의 경우 적정농도보다 낮은 농도로 조정한다.

⑤ 초등학교 3학년과 4학년 학생의 상악 중절치에 출현된 반점도별 반점치유병률을 산출하여 농도가 적정한지 확인한다.

069 유아의 치아우식예방법의 상대 중요도

불소복용 40%, 불소도포 20%, 식이조절 20%, 가정구강환경관리 10%, 전문가예방 10%

070 ① 직업환경을 개선하고 보호구를 착용한다.

② 주로 전치부 순면에 많이 나타난다.

③ 불화수소, 염소, 염화수소, 질산, 황산 등으로 발생한다.

④ 감귤류 등 기호성이 높은 식품의 섭취는 자제한다.

071 지리적 특성

특정 지역사회에서 질병이 계속적으로 발생하는 현상이다.

072 생체적 특성

연령, 성별, 종족 등과 같은 숙주의 생체 특성에 따라 질병의 발생양태가 달라지는 현상이다.

073 사회보장형 구강보건진료제도

• 구성 : 생산자, 소비자, 정부

• 장 점

  − 예방지향 포괄구강보건진료 공급

  − 모든 국민에게 균등한 기회 제공

• 단 점

  − 의료의 질적 수준 저하

  − 의료적 행정체계 복잡

074 구강보건진료가수요

• 구강건강의 증진, 유지와 직접적인 관계가 없는 구강진료수요이다.

• 진료비의 개인적 부담이 많지 않거나 무료로 제공되는 정부지원사업의 대상자가 근거 없이 요구하는 구강진료이다.

075 ① 행정체계가 복잡하다.

② 구강진료제공자와 소비자 간의 조정자로서 정부가 개입한 제도이다.

③ 구강진료자원의 효율적 활용이 가능하다.

④ 가장 영향력이 있는 조정자는 정부이다.

076 피해보상청구권
- 구강진료의 소비에 의해 피해의 공정한 보상을 청구할 권리이다.
- 피해보상청구권의 보장은 민법의 규정에 의한다.

077 정부 구강진료비조달제도
- 정부가 일부 국민의 구강진료비를 조달하는 제도
- 우리나라 의료급여사업
- 정부가 구강진료비를 국고로부터 조달

078 각자 구강진료비조달제도
- 구강진료를 소비하는 사람이 각자 자기가 지불할 행위별 구강진료비를 조달하는 제도
- 구강진료비와 유효구강진료수요는 상호 역비례
- 상술이 중시되는 현상, 소득계층별 편재화 현상 심각

079 진료부담 구강보건보조인력
치과위생사, 학교치과간호사, 치과치료사

080 일상구강보건진료
일정한 주기의 서비스를 통하여 구강건강수준을 증진시킬 수 있는 구강보건진료이다.

081 ② 제도지원은 신청으로 이루어진다.
③ 수급자가 사망한 경우 장제급여를 지급한다.
④ 생활보호는 최저한의 수준에 그쳐야 한다.
⑤ 수급권자에 해당하지 않아도 보건복지부장관이 정하는 자는 지원을 받을 수 있다.

082 틀니 급여화
- 2015년 7월부터 레진상, 금속상 완전틀니
- 2013년 7월부터 금속상 부분틀니 급여화

083 세계보건기구(WHO)에서는 구강건강실태조사 과정에서 수집한 자료를 국가별로 서로 비교할 수 있도록 하기 위해 기본구강건강 실태조사 기준과 방법을 개발하여 가급적 모든 국가에서 동일한 방법으로 5년을 주기로 조사하도록 권장하고 있다.

084 조명은 자연광이 가장 바람직하며, 피검자는 조명원을 향하도록 한다. 일정한 조명을 유지하기 어려운 경우 인공조명을 이용하며, 이때 인공조명은 주광등으로 1,000룩스 정도의 청백광 조명을 이용한다.

085 우식치아로 판정하는 경우는 와동저나 와동벽, 유리법랑질이 탐지되는 병소를 가지고 있는 치아, 충전물 주위에 우식증이 발생되어 있는 치아, 임시충전되어 있으나 계속적인 치료가 요구되는 치아이다. 탐침이 확실히 병소에 삽입되어 걸리는 경우를 우식병소로 판정하고, 유치와 영구치가 공존하는 경우엔 영구치만을 현존치아로 간주한다.

086 우식치명률

$$\frac{\text{우식으로 인한 상실치 수} + \text{발거대상우식치 수}}{\text{우식경험영구치 수}} \times 100 = \frac{2+4}{5+2+4+9} \times 100$$

087 우식경험유치면율(dfs rate)
- 상실치와 단순인공치관으로 수복된 경우 3개의 치면에 우식증을 경험한 것으로 간주한다.
- 보데커의 치면분류에 따라 유치의 치면 개수는 5개로 한다.
- $\dfrac{\text{우식경험유치면 수}}{\text{피검유치면 수(상실치면 포함)}} \times 100 = \dfrac{1,000+(100\times3)+(150\times3)+2,500}{2,000\times5} \times 100$

088 ① 20대 이상의 경우 #17, #16, #11, #26, #27, #36, #37, #31, #46, #47번 총 10개의 치아를 검사한다.
③ 치주병으로 인한 수직동요와 불쾌감을 유발하는 치아는 발거대상치아로 분류하고, 발거대상이 아닌 2개 이상의 치아가 존재하는 치주조직만을 검사한다.
④ 완전 맹출된 영구치의 치주조직만 검사한다.
⑤ 지치는 검사대상에서 제외한다.

089 상실영구치율(MT rate)
치아우식증을 경험한 영구치 중에서 현재 치아우식증으로 인해 치아를 이미 상실했거나 그 부위를 인공치아(Pontic, Implant)로 대치한 치아가 차지하는 비율을 알 수 있는 백분율이다.

$$\frac{\text{상실영구치 수}}{\text{우식경험영구치 수}} \times 100 = \frac{40}{1,000} \times 100$$

090 간이구강환경지수(OHI-S)
- 간이구강환경지수(OHI-S) = 음식물잔사지수(DI-S) + 치석지수(CI-S)
- 치석지수 평점기준

연상치석		연하치석
치석부착 X	0	
치경부 1/3	1	
치경부 2/3	2	환상 X, 치석존재
모든 부위	3	환상의 치석존재

- 잔사지수 평점기준

0	음식물 잔사 X
1	치경부측 1/3 + 외인성 색소부착
2	치경부측 2/3
3	모든 부위

091 영아기(0~1세)
- 프로이드 구순기, 격리반응, 격리불안
- 어머니와의 애착관계 형성, 낯선 사람들에게 공포를 느낌
- 거즈로 치면을 닦아줌, 칫솔과 친해지도록 함

092 구강보건실에서의 동기유발과정
환자의 욕구파악 → 환자의 동기유발인자 파악 → 구강진료 및 구강보건교육계획 수립과 수행 → 계속관리

093 지적영역 – 판단수준 : 이해를 하여 얻은 지식
예 치아우식 진행 과정을 설명할 수 있다.
예 유치와 영구치를 구분할 수 있다.

094 토의식 교수법
- 모든 교과, 수업모형, 수업상황에서 적용 가능하다.
- 자신의 생각과 의사를 분명히 할 수 있는 기회를 줄 수 있다.
- 문제를 비판적으로 분석할 수 있어 창의력과 협동기술을 개발시킬 수 있다.
- 학습자의 참여를 유도하고, 그들을 자극하고, 동기유발을 시킨다.

095 사업장 근로자

업무로 인한 직업 구강병 발생과 질병예방법을 통하여 근로자들이 평소에 자신의 구강건강에 대한 관심을 높임으로써 건강한 생활습관을 유지할 수 있는 능력을 길러준다.

096 지체부자유자의 구강보건교육

- 권장 칫솔
  - 길이가 짧고 손잡이가 굵은 칫솔과 전동칫솔
  - 고무끈이나 테이프로 고정하면 효과적
- 칭찬과 보호자 교육
- 정상인보다 높은 구강병 발생율 : 지식부족과 신체건강관리에 치중

097 구강보건 증진도 평가는 구강보건을 증진시킨 정도를 평가한다.

예 간이구강위생지수, 구강환경관리능력평가 등

098 융 판

- 장 점
  - 자료의 제작과 사용이 손쉽다.
  - 전기가 없는 환경에서도 사용 가능하다.
  - 색의 효과를 충분히 낼 수 있다.
  - 반복학습이 필요한 경우 용이하다.
- 단 점
  - 섬세한 설명에는 부적당하다.
  - 준비가 필요하다.

099 대중구강보건교육

- 헤아릴 수 없는 대중을 대상으로 한다.
- 장점 : 적은 노력으로 광범위하게 구강보건효과를 전파할 수 있다.
- 단점 : 구강보건교육 효과가 부정확하며 동기유발성이 적다.

100

욕 구	행동을 일으키게 하는 자기 자신의 원인 예 배고픔, 긴장, 졸림
충 동	특정한 행동양식으로 이끌어가는 것 예 유인과 비슷
유 인	충동에 의해 유발된 행동의 목표 예 광고 속 음식, 연예인의 하얀 치아
동 기	목적을 향한 직접적인 호기심에 생기를 일으켜 주는 문제 발생 사태나 어떤 조건 예 평소 고민, 주변 사람들의 시선

3회 모의고사(2교시) 정답 및 해설

문제 / 148p

1	2	3	4	5	6	7	8	9	10	11	12	13	14	15	16	17	18	19	20
⑤	③	⑤	②	②	④	③	①	③	⑤	②	⑤	②	②	②	②	④	⑤	③	③
21	22	23	24	25	26	27	28	29	30	31	32	33	34	35	36	37	38	39	40
①	②	④	②	⑤	③	①	②	④	①	④	①	③	②	⑤	④	⑤	③	⑤	①
41	42	43	44	45	46	47	48	49	50	51	52	53	54	55	56	57	58	59	60
④	⑤	②	②	③	①	③	③	⑤	④	③	①	①	⑤	①	②	③	③	①	③
61	62	63	64	65	66	67	68	69	70	71	72	73	74	75	76	77	78	79	80
⑤	③	②	⑤	③	③	④	③	③	④	③	①	⑤	③	①	④	③	④	④	⑤
81	82	83	84	85	86	87	88	89	90	91	92	93	94	95	96	97	98	99	100
③	②	④	③	①	⑤	③	④	①	②	⑤	③	③	⑤	①	④	⑤	③	③	④

치위생학 2

001 치아우식 발생요인

- 숙주요인
  - 치아요인 : 치아성분, 치아형태, 치아위치. 치아배열
  - 타액요인 : 유출량, 점조도, 완충능
  - 구강 외 신체요인 : 종족, 유전, 연령, 성별특성
- 병원체요인 : 호산성유산균, 산, 다형연쇄상구균
- 환경요인
  - 구강 내 : 구강환경, 구강온도, 치면세균막
  - 구강 외 : 식음수 불소이온 농도, 기온, 경제수준, 생활환경

002 치아우식 발생이론

충 설	벌레가 치아우식을 유발시킨다는 개념
세균설	세균이 치아를 파괴시켜 치아우식이 발생한다는 학설

화학세균설	화학설과 세균설이 합쳐진 학설로 구강미생물에 의해 제조된 산이 치아조직의 광질을 이탈시켜 치아우식을 발생시키고, 무기질이 먼저 파괴되고 후에 유기질인 단백질이 분해됨을 주장
단백용해설	치질에서 유기질이 먼저 파괴되고 무기질이 나중에 파괴된다는 학설
단백용해 킬레이션설	킬레이터에 의해 치아우식이 발생한다는 학설

003 발생요인별 치아우식 예방법
- 숙주요인 제거법 : 치질내산성 증가법, 세균침입로 차단법
- 병원체요인 제거법 : 당질분해 억제법, 세균증식 억제법
- 환경요인 제거법 : 식이조절법, 세치법

004 치면세균막의 세균부착기전

소수성결합	GT-ase라는 소수체가 세균이 치아표면에 붙을 수 있도록 도움
칼슘결합	세균의 표면이 음전하를 띠는데 칼슘이 양전하로 세균과 획득피막 사이를 연결함
세포 외 다당류	글루칸이 난용성의 끈적한 물질로 획득피막에 세균부착을 촉진함
부착소	세균표면의 핌브리아가 이온결합과 수소결합을 통해 세균부착의 매개가 됨

005 ① 치면세균막의 수소이온농도는 20분 후에 회복되기 시작한다.
③ 구강 내 당분 섭취 후 즉시 수소이온농도가 하강한다.
④ 구강건조증 환자의 경우 수소이온농도의 회복이 느리다.
⑤ 치아우식증이 있는 치아와 없는 치아의 수소이온농도의 변화는 다르다.

006 일반적으로 칫솔은 구강 내에서 쉽게 사용할 수 있는 것을 조건으로 한다. 두부는 모든 치아면에 도달할 수 있어야 하고, 강모는 환자에 따라 선택하는 것이 좋지만 일반적으로 가늘고 일정한 탄력을 가져야 하며, 내구성 있고 청결유지에 용이한 것이 좋다.

007 치 실

사용목적	• 인접면 치면세균막과 음식물잔사 제거 • 수복물의 인접면 평가 • 치아 사이 우식병소 확인 • 치은연하치석 확인
사용방법	• 양손 사용법 • 고리법
종 류	• 왁스가 묻은 치실 : 초보자, 치간 사이 넓은 환자 • 왁스가 묻지 않은 치실 : 치아 사이 좁은 환자

운동형태	방법	칫솔의 위치
진동동작	바스법	
	스틸맨법	
	챠터스법	
수직동작	회전법	
	변형 바스법 변형 스틸맨법 변형 챠터스법	바스법, 스틸맨법, 챠터스법 시행 후 회전법을 이어 시행
회전동작	폰즈법	
수평왕복동작	횡마법	
찌르기동작	와타나베법	

009 대상자의 특징은 지각과민 성분의 세치제와 치주질환이 있는 환자에게 적용하는 두줄모 칫솔과 바스법이라는 것이다. 따라서 치경부마모와 치주염이 있는 환자가 가장 적합하다.

010 환자의 특징을 보면 주소가 시린 증상이고, 치아의 상태도 4개의 치아에서 치경부마모증이 관찰된다. 나머지 치주질환과 치아우식증은 없는 것으로 보아 불소바니쉬를 이용하여 시린 증상을 완화한다.

011 치아홈메우기의 적응증과 금기증

적응증	금기증
• 좁고 깊은 소와를 가진 치아 • 수복물이 있는 치아이지만 건전한 교합면 소와 및 열구에 초기우식병소가 있는 경우(충전물이 불가능할 때)	• 환자의 행동이 건조상태를 허용하지 않는 경우 • 와동이 형성된 우식병소가 있는 경우 • 큰 교합면 수복물이 존재 • 넓고 얕은 소와나 열구를 갖거나 교모가 심한 치아

012 산성불화인산염(APF)
- 용액이나 겔 형태
- 수소이온농도 : 3.5(산성)
- 농도 : 1.23%
- 향료, 색소, 결합제 첨가 가능

013 설탕대체 감미료

자일리톨	• *S.mutans*가 산을 생성하지 않도록 함 • 설탕과 유사한 감미효과
소르비톨	• 당알코올계 • 과실류에 존재, 당뇨병 환자의 감미료로 사용
말티톨	맥아당에 수소를 첨가한 형태
만니톨	천연해초류, 식물에서 얻을 수 있음
사카린	• 설탕보다 300배 달지만 나쁜 뒷맛이 있음 • 인체에 대사가 되지 않음
아스파탐	설탕보다는 달지만 우식을 일으키지 않음

014 식단처방 준칙

- 가능한 한 1일 음식섭취는 하루 3번 정규식사로 한정한다.
- 육류와 같은 보호식품의 섭취를 권장한다.
- 당질섭취량은 30~50%로 감소시킨다.
- 부착성이 높은 음식을 금한다.
- 신선한 야채와 같은 청정식품의 섭취를 권장한다.

015 치아우식 발생요인 검사

검사법	판정			
타액분비율 검사	• 5분간 평균 비자극성 타액 : 3.7mL • 자극성 타액 : 13.8mL(8mL 이하는 관심 필요)			
타액점조도 검사	자극성 타액 평균 비점조도 1.3~1.4(2.0 이상은 관심 필요)			
구강 내 산생성균 검사	산이 있을 때 녹색 → 황색으로 변화			

구강 내 산생성균 검사 표:

우식활성도 \ 시간	24시간	48시간	72시간
무활성	녹색	녹색	녹색
경도활성	녹색	녹색	황색
중등도활성	녹색	황색	황색
고도활성	황색	황색	황색

검사법	판정
치면세균막 수소이온 농도 검사	pH 저하 상태 → 30분 이상 지속 → 치아우식증 감수성↑
타액완충능 검사	• 14방울 이상 : 완충능 매우 충분 • 10~14방울 : 충분 • 16~10방울 : 부족 → 치아우식 발생 가능성↑ • 6방울 이하 : 매우 주의
포도당 잔류시간 검사	• Tes-tape에 포도당 접촉 : 황색 → 녹색으로 변색 • 사탕 섭취 후 구강 내 포도당이 없어질 때까지 시간 측정

016 타액점조도 검사

- 정의 : 자극성 타액을 증류수와 비교해 측정
- 장비 : 오스왈드피펫, 비가향 파라핀, 증류수
- 검사과정 : 타액의 점조도 $= \dfrac{\text{2mL 타액이 흐르는 데에 소요되는 시간(초)}}{\text{2mL 증류수가 흐르는 데에 소요되는 시간(초)}}$
- 판정 및 처방 : 평균비 점조도(1.3~1.4), 자극성 타액의 점조도가 2.0 이상인 경우에는 검토

017 보기에서 설명하고 있는 대상자는 흡연자로, 담배로 인한 착색과 구취가 가장 큰 특징이다.

018 구취 환자의 치료

- 자가관리 : 칫솔질, 구강관리용품 사용, 중탄산나트륨세치제 사용
- 전문가치료 : 항구취제 처방(0.2% 클로르헥시딘, 마이코스테인), 치석제거와 치주치료, 치아우식증치료, 보철치료 등

019 치면세마 대상자 분류

분 류	내 용
Class C	유치열과 혼합치열기(12세 이하)
Class I	• 치은연에 가벼운 착색, 치태 • 하악전치부 설면, 상악구치부 협면 치은연상치석
Class II	• 중등도 치면착색과 치태 • 치아 반 이상 치은연상 · 연하치석
Class III	• 다량의 착색, 치태 • 치아 반 이상 치은연상 · 연하치석과 베니어형 치은연하치석 존재
Class IV	• 심한 착색, 치아 반 이상 베니어형 치은연하치석 존재 • 치근분지부까지 치석 존재 • 5mm 이상 깊은 치주낭과 치아동요

020

치석제거술	치근활택술
Scaling	Root Planing
치관부와 치근부의 표면에서 치태, 치석, 외인성 착색 제거	• 해부학적 치근표면의 침착물이나 병적 백악질 제거 • 치근면을 매끄럽게 해줌

021 연성부착물

획득피막 (후천성 얇은 막)	• 음식물과 결합 시 치면세균막 형성의 핵물질로 발전 • 양치질 후 수분 내로 형성 • 세균 X • 치은주변에 두껍게 형성 • 세균과 결합하여 치태로 변함

치태 **(치면세균막)**	• 치아우식증, 치은염, 치주염의 초기 원인 • 상악 < 하악 • 수분(80%), 유기질 및 무기질(20%) • 확인 : 치면착색제, explorer • 역할 : 타액의 완충작용과 항균작용 방해, 세균의 에너지원, 산의 확산 방지
백 질	• 세균이 모여 부드럽고 불투명한 유백색의 치즈덩어리같이 보임 • 치은 상부, 주로 치경부나 보철물 등 교합면을 제외한 치면 위의 청결하지 않은 부위 • 육안 관찰
음식물 잔사	• 구강 내 세균과 함께 치면세균막과 치석 형성 원인 • 치아우식증 발생 • 칫솔질, 치실 사용, 양치 등으로 제거 가능

022

종 류	방 법	부 위
지두법(단지촉진)	손가락 하나만 사용	구개, 하악골융기, 연구개, 경구개
쌍지두법(양지촉진)	같은 손의 엄지와 검지 사용	입술, 협점막, 치조점막
양손법(양수촉진)	한쪽 손으로 받치고 다른 손 or 손가락으로 촉진	구강저
한손법(외손법)	한 손의 손가락으로 조직을 움직이거나 압박하여 촉진	갑상선, 림프절, 흉쇄유돌근
좌우양측법(대칭촉진)	좌우 양측에 대칭적으로 존재하는 조직의 촉진 시 양손을 사용	하악골 전방 근육 부위, 이하 림프절, 악하림프절
묘원압축법	손가락 끝으로 적당한 압력을 조직에 가하면서 원 모양으로 회전시키면서 촉진	

023 치과진료기록의 표기

key word	처치내용	key word	처치내용
||, =	Missing tooth	$C_1 \sim C_3$	Dental caries
|||	Uneruption tooth	R.R	Root rest
▲	Semi-eruption tooth	Fx	Fracture
○, cr	Single crown	∧, ∨	Interdental space
br	Fixed bridge	⌒(상악), ⌣(하악)	Gingival recession
I	Inlay	⌒(하악), ⌣(상악)	Gingival swelling
F	Filling	Mob$^+$, $^{++}$, $^{+++}$	Tooth mobility
S	Sealant	Abr, >, <	Cervical abrasion
IMPL	Implant	PD	Partial denture
G.O	Gold onlay	FD	Full denture

수직자세 (upright position)	back rest가 바닥과 80~90°, 하악 전치부, 병력청취, 불소도포, 인상채득 방사선촬영, 구외촬영 시 적용
경사자세 (semi-upright position)	back rest가 바닥과 45°, 심혈관질환, 심한 호흡기질환, 심근경색증, 천식 환자, 임산부에 적용
수평자세 (supine position)	환자의 머리와 발끝이 같은 높이, 환자가 개구상태에서 상악치아의 교합면이 바닥과 거의 수직, 상악부위 시술 시
변형수평자세 (modified supine position)	환자가 개구상태에서 하악의 교합면이 바닥과 거의 평행, 하악부위 시술 시

025 ⑤ 기구삽입이 필요한 기구를 찾는 문제로, 치은연하치석 제거에 적용하는 Universal Curette이 답이다.

치면세마

손고정	• 기구조작 시 손과 기구를 안정 • 기구의 조절이 용이, 술자의 피로감을 덜어줌 • 기구의 미끄럼 방지, 치은과 치아주위조직 상처 방지 • 주로 약지를 이용해 기구 사용 시 지렛대 역할 • 시술치아의 인접치에 1~2개 치아에 고정
기구적합	• stroke 하기 전 기구의 내면 or 측면이 접촉 • 작동부 하방 1/3을 이용 • 유리치은연 상방 1~2mm 치면에 적합
기구삽입	기구의 하방 1/3 내면이 치면과 0°로 접촉한 상태로 접합상피까지 삽입
작업각도	• 치석제거 시 이상적인 작업각도 : 70~80° • 45° 미만 : 침착물 제거 어려움, 치석이나 치면을 매끄럽게 • 90° 이상 : 연조직 손상을 야기

026 탐 침

• 탐침의 용도
  − 구강 내에서 우식치아나 탈회된 치아
  − 치아형태의 이상 유무와 수복물 및 충전물의 상태
  − 백악질의 표면상태
  − 치석을 검사할 때 사용
• 탐침의 사용법

파지법, 손고정	변형연필잡기법으로 잡고 해당 치아나 인접치아에 손고정
올바른 작동부 결정	• 상악치아 : 탐침 손잡이가 하방을 향하게 함 • 하악치아 : 탐침 손잡이가 상방을 향하게 함 ※ 탐침의 terminal shank가 치아의 장축과 평행
적 합	유리치은연 바로 위 치면에 탐침 tip의 측면이 부착되도록 위치

삽 입	tip의 배면이 접합상피를 느낄 수 있을 때까지 수직방향으로 가볍게 열구 안으로 삽입, 삽입각도는 0°에 가깝게 함
탐지동작	• 치은연 아래부터 접합상피까지 tip의 측면을 부착시킨 상태로 탐지 • 구치부 : 원심능각부위 → 중앙부위 → 근심능각부위 → 근심면 col 부위 → 다시 원심 능각부위에서 원심면 col 부위까지 탐지 • 전치부 : 치경부 중앙선에서 근심면과 원심면을 하고 인접면 중앙까지 동작

3회

027 기구의 작동부

단면도 모양(작동부 횡단부)		tip의 모양(작동부 최첨단)	
삼각형	Sickle	Blunt(뭉툭한)	Probe
반원형	Curette	Round(둥근)	Curette
장방형 or 직사각형	Hoe, File, Chisel	Point(뾰족한)	Explorer, Sickle
원통형	Explorer, Probe	Blade(날이 선)	Hoe, File, Chisel

028 치과기구의 멸균법

구 분	고압증기멸균법	건열멸균법	불포화화학증기멸균법
특 징	• 고온, 고압의 수증기를 이용해 미생물 파괴 • 응급상황에도 사용 가능	• 공기를 가열해 열에너지가 기구로 전달되는 방식 • 작게 포장, 간격 두고 배치	특수한 화학용액을 폐쇄된 공간에서 가열해 뜨거운 화학증기를 만들어냄
장 점	• 소요시간이 비교적 짧음 • 면제품, 화학용액, 배지의 멸균에 적합	• 기구부식 X • 경제적	• 매우 짧은 멸균시간 • 기구부식 X, 경제적 • 별도의 건조과정 X
단 점	• 합성수지에 손상 • 기구부식 O • 별도의 건조과정을 거침	• 멸균시간이 매우 긺 • 온도가 높아 손상 가능 • 날이 무뎌짐	• 환기 필요 • 침투력이 약함
멸균조건	• 121℃, 15psi, 15분 • 132℃, 30psi, 6~7분	• 120℃, 6시간 • 160℃, 2시간 • 170℃, 1시간	132℃, 15~20분
주의사항	• 증류수 사용 : 부식 방지 (1% sodium nitrate) • 멸균기 내부 : 물과 중성세제로 닦음	• 완전히 건조 후 멸균함 • 유리제품 : 멸균 후 급속냉각 피함	• 장갑과 보안경 사용 • 환기가 잘 되는 곳에서 작동

1단계 : 대기용액 담그기	• 혈액, 타액 등이 굳지 않게 해 세척을 용이하게 하며 소독작용을 함 • 페놀화합물, 아이오도포르 등을 사용
2단계 : 기구세척	• 손으로 문질러 닦기 : 혈액이 묻은 기구 찬물로 세척, 손잡이 긴 솔, 고무장갑, 보안경 등 착용 • 초음파세척기 사용 : 손세척에 비해 안전하고 단시간 내에 세밀한 부분까지 세척 가능
3단계 : 건조, 윤활	• 종이수건, 기구건조기 등을 이용해 건조 • 경첩이 달린 기구는 윤활제로 닦되 열처리 이전에 과도한 윤활제는 제거
4단계 : 포장	멸균법에 적당한 포장재 선택해 포장, 포장재 겉에 멸균지시 테이프 붙임
5단계 : 멸균	멸 균
6단계 : 보관 및 관리	• 오염원으로부터 보호, 건조시켜 밀봉, 이물질 적은 곳에 보관 • 최대 1개월, 유효기간이 지났으면 다시 멸균

030 치면세마의 순서

올바른 환자 자세 → 올바른 술자 위치 → 올바른 기구 선택 → 올바른 기구 잡기 → 손고정 → 기구
적합 → 기구삽입(Sickle 없음) → 작업각도 → 기구동작

031 ① 상악이기 때문에 환자의 턱을 내리도록 한다.
② 술자는 가까운 면과 먼 면 각각 Front와 Back Zone에 앉아서 술식을 진행한다.
③ 조명등은 환자의 가슴 쪽에서 비스듬히 비춘다.
⑤ 술자는 직접시진을 이용하여 술식을 진행한다.

구 분			술자위치	환자 턱 위치	유니트체어	조명등
전치부	상 악	술자와 가까운 면	Front	정 면	Supine	전상방 45°
		술자와 먼 면	Back			
	하 악	술자와 가까운 면	Front	정면, 턱 내림	Modified Supine	직상방 90°
		술자와 먼 면	Back			
구치부	상 악	우측 협면	Front	좌 측	Supine	전상방 45°
		좌측 설면				
		우측 설면	Side	우 측		
		좌측 협면				
	하 악	우측 협면	Front	좌측, 턱 내림	Modified Supine	직상방 90°
		좌측 설면				
		우측 설면	Side	우측, 턱 내림		
		좌측 협면				

032 치근활택술의 적응증과 금기증

적응증	금기증
• 치은염, 얕은 치주낭 • 외과적 처치의 전처치 • 진행된 치주염	• 치면세균막 관리가 되지 않는 사람 • 깊은 치주낭이나 골파괴가 심한 경우 • 심한 지각과민 환자 • 급성치주염 환자 • 치아동요가 심한 환자

033 기구선택
- 밀단경부가 바닥과 수직이 되게 하여 절단연이 하방에 기울어지도록
- 구치부 인접면 적합 시 terminal shank가 치아장축에 평행이 되도록

034 초음파치석제거 시 물의 역할
- 시술부위의 세척으로 시야 확보(치경을 가려 시야를 나쁘게 하기도 함)
- 공동현상으로 인한 항세균 효과
- 치주조직에 마사지 효과
- 초음파치석제거기의 열 식힘
- 시술 후 회복을 도움

035 치면연마 시 주의사항
- 항상 젖은 상태로 사용, 윤활제를 도포해 열의 발생을 줄임
- 속도를 늦추고 적당한 압력을 가해 적용
- paste와 분말형이 있음(분말형 연마제는 글리세린을 넣고 혼합해 사용)
- 불소도포나 치면열구전색 시 글리세린이 들어있지 않은 연마제 사용
- Bristle brush는 교합면에 사용(치면에 사용 시 치은에 손상)

036 예리한 기구 사용의 장점
- 측방압의 안정으로 술자의 피로도 감소
- 촉각의 민감성 증가
- 손동작의 횟수 감소
- 미끄러짐 방지
- 반복동작 감소
- 예기치 않은 미끄러짐 방지로 환자 보호

037 기구연마

연마석 고정법	기구 고정법
날의 측면이 편평한 형태의 기구를 연마	날의 측면이 둥근 형태의 기구를 연마
① 연마석을 약간 경사지게 함 ② 기구를 변형연필잡기법으로 잡고 약지를 연마석 측면에 손고정 ③ 날의 내면과 연마석의 각도 : 100~110° ④ 기구의 절단연을 3등분, 중등도의 압력으로 pull & push stroke함 ⑤ 당기는 동작으로 마무리	① 연마석을 올바르게 잡음 ② 왼손으로 기구를 손바닥잡기법으로 잡고 술자의 상박에 몸을 고정 ③ 날의 내면과 연마석의 각도 : 100~110° ④ 기구의 절단연을 3등분, 중등도의 압력으로 up & down stroke함 ⑤ 연마 시 각 1/3 부분마다 하방동작으로 마무리

038 대상자에 따른 치면세마

임산부	• 임신 2기가 비교적 안정적이며 semi upright position으로 시술 • 임산부에게 스트레스를 가하는 시술(발치, 치주수술 등)은 출산 후 시행 • 진료시간은 짧게 진행
노 인	• 시술 전 반드시 전신건강상태 파악, 시술 시 수시로 환자관찰 • 시술 전 · 시술 후 현상과 잔존치 관리의 중요성, 의치관리방법에 대해 교육
임플란트 환자	• 치은연하치석 평가 시 : 플라스틱 탐침자를 이용해 부드럽게 탐침 • 치면연마는 심미적으로 필요하지 않다면 정기적으로 행하지 않아도 됨 • rubber cup이나 rubber point를 이용한 미세연마기로 연마제와 산화주석물을 묻혀서 제거, 거친 연마제는 사용금지
당뇨 환자	• 치료시간 : 아침식사 후 오전 중으로 시행 • 공복 시 저혈당 우려
고혈압 환자	• 스트레스와 불안은 최소화해야 함 • 혈관이완 약물복용 환자는 진료 시 자세성 저혈압 유발 가능성 있음
간염 환자	• 멸균을 철저히 해야 함, 보호장구를 반드시 착용 후 시술 • 초음파 스케일러 사용금지, 저속핸드피스 사용
결핵 환자	• 오전 응급처치만 시행, 화학요법치료를 받은 경우 내과의사와 감염력 상의 • 객담 배양결과가 음성이면 정상적 치료 가능, 간염 환자와 처치 유사

039 X선이 가지는 특성 중 가시광선과의 다른 점을 찾는 문제이다.

X선과 가시광선의 차이점 (X선만 가지는 특성)	X선과 가시광선의 공통점
• 눈에 보이지 않음 • 물질을 투과(투과작용) • 형광 발생(형광작용) • 원자를 전리시킴(전리작용) • 구강진단용 X선 파장범위 : 0.1~0.5Å	• 직진성을 띰 • 초당 약 30만km 전파 • 필름에 대한 감광작용 • 물체의 음영을 투사

040 광전효과에 대한 설명으로 광전효과가 일어날 때 전자가 이탈된 빈 공간으로 바깥 궤도전자가 채워지며 특성방사선이 발생된다.

041 X선관의 구성
음극에는 텅스텐 필라멘트와 몰리브덴 집속컵이 있고, 양극에는 텅스텐 타겟과 구리동체가 있다. 양극의 텅스텐 타겟에서는 음극의 텅스텐 필라멘트에서 방출된 전자가 부딪히면서 X선이 발생한다.

042 ① 방사선이 투과하는 물체나 사람에게서 발생한 방사선이다. – 이차방사선
② X선관의 초점에서 직접 방출된 방사선이다. – 일차방사선
③ 정중앙을 지나는 방사선이다. – 중심방사선
④ 관구덮개를 통해 누출되는 방사선이다. – 누출방사선

043 관용도
• 특정 곡선의 직선부 영역의 크기
• 높은 관전압 → 넓은 관용도 + 낮은 대조

044 어두운 정도는 흑화도를 의미하지만, 방사선 사진상 서로 다른 부위에서 필름의 흑화도 차이는 대조도를 말한다.

045 ① 노출시간 감소
② 초점 크기 축소
④ 초점과 피사체 간의 거리 증가
⑤ 피사체와 필름 간의 거리 감소

046 방사선 불투과성과 투과성

구 분	방사선 불투과성	방사선 투과성
치 아	• 법랑질 • 상아질 • 백악질은 식별 불가	치 수
주위구조	• 치조골 • 치조백선 • 치조정	치주인대강

구 분	상악 전치부	상악 견치부	상악 소구치부	상악 대구치부
불투과성	비중격, 전비극, 정중구개봉합	상악동전내벽	관골, 상악동저	관골, 상악결절, 구상돌기, 하악근돌기, 상악동저
투과성	절치공, 비와	상악동, 비와	상악동	상악동

048

① 구각과 이주를 연결한 선이 바닥과 평행하게 한다.
② 필름을 수평으로 위치시킨다.
④ 수평각은 제1소구치와 제2소구치의 인접면에 평행하게 조사한다.
⑤ 수직각은 하악에서 상악 방향으로 −10°로 조사한다.

049 교합촬영법

목 적	• 악골의 전체적인 모양이나 크기 관찰 • 종양이나 낭처럼 큰 병소 관찰 • 매복치나 과잉치 위치 파악 • 악골 골절 위치 파악 • 타액선 관찰
장 점	• 치근단이나 교익사진보다 더 넓은 부위의 사진 촬영 가능 • 개구 제한 있는 환자에게 적용 가능 • 협설의 위치 관계 파악
단 점	전체 치아 상의 왜곡
종 류	• 전방부 교합촬영 − 등각촬영처럼 촬영 • 절단면 교합촬영 − 병소나 물체 위치 결정 − 필름에 수직으로 중심방사선 조사

050 무치악 환자 방사선 사진 촬영
• 촬영목적
 − 잔존치근, 매복치나 병소의 유무 확인
 − 골 내에 묻혀있는 이물질 확인
 − 치조정과 비교하여 정상해부학적 구조물 위치 판단
 − 현재 남아있는 골의 양과 질 평가
• 촬영방법
 − 치조능 흡수가 심한 경우 등각촬영법을 실시
 − 유치악의 노출량 25% 감소
 − 수평각은 문제가 되지 않으나 수직각은 증가하여 촬영

051 중첩은 수평각이 인접면을 지나가지 않아 발생하는 실책으로 그에 대한 해결책은 수평각을 조절하여 중심방사선이 인접면을 지나가도록 조정하는 것이다.

052 밝은 상의 원인에는 현상시간의 부족, 저온현상액, 노출시간이 짧음(저노출), 오래된 현상액이 있다.

053 V자 형태의 교합평면은 턱을 너무 내리고 촬영하여 나타나는 영상으로 턱을 좀 더 들고 촬영하면 보상된다.

054 ⑤ 술자의 보호방법은 최대허용선량을 준수하고, 방어벽을 설치하며, 촬영자의 위치와 거리를 지키는 것이다.
①ㆍ②ㆍ③ㆍ④ 환자의 보호방법이다.

055 연간 최대허용선량은 50mSv/년이며, 최대누적선량은 (N-18)×5로 N은 나이이다.

056 방사선 손상설
- 직접효과 : 세포 내 표적부위에 직접 충돌 → 위해효과
- 간접효과 : 세포 내 흡수되어 물과 작용 → 독소 생성하여 세포손상

057 치경부소환
띠모양의 방사선 투과상이 치경부에 나타나는 현상으로, 원인은 법랑질과 치조골의 양이 주위에 비해 상대적으로 부족하여 나타난다.

058 상악과 하악의 구조물

상악 전치부	상악 견치부	상악 소구치부	상악 대구치부
절치공, 비중격, 전비극, 정중구개봉합, 비와	상악동, 비와, 상악동전내벽	상악돌, 관골, 상악동저	관골, 상악결절, 구상돌기, 하악의 근돌기, 상악동, 상악동저
하악 전치부	**하악 견치부**	**하악 소구치부**	**하악 대구치부**
설공, 이극, 하악하연, 이융선, 영양관	이융선	이공, 악설골융선	외사선, 내사선, 악설골융선, 하악관, 하악하연

059 외과용 가위(Surgical scissor)

- 조직을 자르기 위한 기구
- 딘시저 : 봉합사 절단
- 아이리스시저 : 연조직 절제용

060 전달마취와 침윤마취

- 전달마취
  - 주로 하악 하치조신경에 사용
  - 주 신경에 마취하여 신경이 지배하는 곳 전체 마취
- 침윤마취
  - 마취하는 부위의 조직에 직접 마취
  - 주로 상악에 적용

061 단순발치와 외과적 발치

- 단순발치 : 구강 내 세정 → 수술부위의 소독 → 국소마취 → 치주인대의 절단 → 치아의 탈구 및 발거 → 근첨병소의 소파 → 봉합 → 거즈 물림
- 외과적 발치 : 구강 내 세정 → 수술부위의 소독 → 국소마취 → 치주인대의 절단 → 점막골막 피판의 절개 및 박리 → 치조골 삭제 및 치아의 분할 → 치아의 탈구 및 발거 → 병적조직의 제거 → 피판의 재위치 · 봉합 → 거즈 물림

062 ③ 그림은 치아정출이다.

치주조직의 손상

명 칭	손 상	치 료
진 탕	치아의 동요나 전위 없이 타진검사에만 반응이 있는 경우	교합조정
불완전탈구	일부 치주인대 끊어짐, 치아동요는 있으나 전위 없음	부목고정
치아함입	치조와 내부로 들어감	자연 맹출 기대, 교정장치로 맹출 유도
치아정출	치조와 밖으로 부분탈락과 변위	가능한 한 빠르게 원위치 후 부목고정
완전탈구	치아가 완전히 밖으로 탈구	손상 30분 내로 재식

063 절개 · 배농술의 시기

파동 촉지, 동통 감소, 적색, 뚜렷한 발적부위 존재, 열이 내려간 후, 흡인 시 농을 확인할 수 있을 때, 봉와직염 억제 및 통증 조절을 위해, 백혈구가 정상 수치로 회복

064 악관절의 탈구
- 전방탈구의 증상 : 얼굴 모양은 길어지고, 하악전돌과 같은 상태이다.
- 치료 : 순간적으로 하악을 하방으로 밀면서 동시에 후방으로 밀어 하악와에 넣는다(정복치료).

065 교합양식의 종류

양측성 평형교합 (균형교합)	• 교두감합위(중심교합위)에서부터 하악이 측방운동을 하는 전 과정 동안 모든 치아가 동시에 접촉하는 교합양식 • 총의치 제작 시 가장 바람직한 교합양식
편측성 평형교합 (군기능교합)	• 측방운동 시 작업측 구치부의 모든 치아는 접촉하고 비작업측은 접촉하지 않는 교합양식 • 정상유치악자에게서 가장 많이 볼 수 있음
견치유도교합 (구치이개교합)	• 전방운동 시 견치만 접촉되어 절치와 구치가 견치에 의해 유도 • 치아의 접촉이 적으므로 치아가 최소한으로 마모되고 치주조직에 부담이 적어 건강한 치주조직을 갖게 하는 자연치의 이상적인 교합형태

066 색조선택 시 주의사항
- 입술에 바른 색조화장을 지우고 선택한다.
- 지대치 형성 전에 선택한다.
- 직사광선을 피하고 자연조명에서 선택한다.
- 물기가 있는 상태에서 색을 선택한다.
- 명도 선택 후 채도를 선택한다.

067 치은압배의 목적
- 치은연하의 변연부가 인상채득 시 잘 나올 수 있도록 치은과 치아를 분리하는 과정이다.
- 일시적 압배이므로 20분 이상 지속되지 않도록 한다.
- 코드삽입, 임시치아압배, 전기소작기를 통한 압배가 있다.

068 지대축조는 post & core를 제작하는 과정으로 치질이 얼마 없는 치관부를 형성하는 과정이다. 따라서 치관이 부러진 소구치에 적용하기 유리하다.

069 국소의치를 구성하는 요소 중 직접유지장치는 Clasp형 유지장치와 정밀부착형 유지장치가 있다.

070 전체틀니 임상과정
진단 및 치료계획 → 전처치 → 예비인상 → 개인트레이 제작 → 정밀인상 → 주모형 제작 → 교합채득 → 인공치아 선택과 배열 → 납의치 구강 내 시적 → 전체틀니 가공 → 장착과 조정

1급	2급	3급
• 구치부 교합면의 와동 • 구치부 협면과 설면의 교합측 2/3 부위의 와동 • 전치부 설면의 와동	구치부 인접면의 와동	절단연을 포함하지 않은 전치부 인접면 와동

4급	5급	6급
절단연을 포함한 전치부 인접면 와동	순 · 협 · 설면의 치경부 1/3의 위치의 와동	• 전치부 절단연 와동 • 구치부 교두의 와동

072 복합레진의 적응증
- 구치부 교합면의 수복
- 전치부의 인접면 수복
- 정중이개의 폐쇄

073 전기치수검사 시 통증이 있으면 양성반응을 보인다. 건강한 치아나 치수충혈, 급성치수염 같은 경우는 양성반응을 보이고, 만성치수염이나 부분치수괴사의 경우는 세게 전류를 가했을 때 양성반응을 보인다. 만성치근단병소의 경우 음성반응이다.

074 근관세척액
- 차아염소산나트륨
- EDTA
- 클로르헥시딘

075 치수복조술

우식이 깊은 치아에 연화상아질을 제거했을 때 치수노출 가능성이 있는 치아는 간접치수복조술, 이미 치수가 노출된 치아는 직접치수복조술을 시행한다.

076 치근단절제술의 시행목적

근관치료를 시행하였지만 근단의 염증이 치유되지 않고 방사선 사진상에도 치근단의 염증이 관찰된 경우에 치근을 절제하고 치근단을 소파한다. 외과적으로 치근염증부위에 직접적으로 접근하여 치료한다.

077 정상치아와 우상치의 형태

정상치아	우상치

078 HOME(입가리기법)

적응증	금기증
• 대화가 가능한 아동 • 건강하고 술자 지시를 이해하는 어린이 • 지시를 거부하는 행동을 나타내는 어린이 • 막무가내 고집부리는 어린이	• 호흡곤란 • 첫 치과내원 • 불안해하는 어린이 • 소심하고 수줍어하는 어린이

079 기성금속관

장 점	• 치질삭제량 적음 • 비교적 강한 유지력 • 지대치에 응용 가능 • 조작이 간단함 • 1회의 내원으로 접착 가능
단 점	• 전치부 수복 불가 • 접촉점을 재현하기 어려움 • 교합관계를 정확히 재현하기 어려움

080

치근단유도술	치근단형성술
• 치수생활력이 있는 치아에 적용한다. • FC나 수산화칼슘을 이용하여 치수를 절단한다. • 정상적인 치근의 길이성장을 기대한다.	• 실활치를 대상으로 한다. • 치근단의 석회화 장벽형성을 유도하여 치근단의 밑받침을 만든다. • 수산화칼슘으로 잠정적인 근관충전을 한다.

081
③ 설측호선장치 : 제1대구치에 밴드를 장착하여 근심이동을 막음
① Distal shoe : 제1대구치 맹출 전에 제2유구치 조기상실 시 사용
② Crown & Loop : 제1유구치 조기상실 시 사용
④ 디스킹법 : 영구전치의 맹출공간 부족 시 사용
⑤ 고정성 낸스장치 : 상악 유구치의 양측이나 편측성 조기상실 시 사용

082
① 갑작스러운 움직임을 방지하기 위해 필요시 신체를 속박한다.
③ 시각장애 아동에게 설명 후 진료를 진행한다.
④ 지체장애 아동은 보호자가 칫솔질을 실시한다.
⑤ 언어장애 아동은 보호자의 도움하에 설명 후 진료를 실시한다.

083
부착치은
• 변연치은의 연속되는 부분
• 단단하고, 탄력성이 있고, 하부 치조골에 견고히 부착
• 치은-점막 경계에 의해 치조점막과 경계
• 귤껍질 같은 표면[점몰(Stippling)] 가짐 → 건강한 치은에 나타나고 염증이 있는 경우 소실
• 부착치은의 폭은 1~9mm 정도로 차이(전치부 : 가장 넓음 / 구치부 : 좁음)
• 부착치은의 폭은 나이가 들수록 증가

084
백악질의 분류

구 분	1차 백악질(무세포성)	2차 백악질(세포성)
형성시기	치아형성과 맹출 시	치아형성 후 기능에 적응하기 위해
세 포	X	O(백악아세포)
위 치	치근 전체 – 주로 치경부	치근의 중간부와 근단부
섬 유	대부분 사피섬유	사피섬유가 적고, 대부분 교원섬유
석회화	균일하고 완전 단단	불완전한 석회화
발육선	분명하게 형성	분명하지 않게 배열
교체속도	느 림	빠 름
폭	좁 음	넓 음

085 치조골의 병적증상

- 천공(fenestration) : 치근을 덮고 있는 골에 구멍이 뚫려 치근면 노출. 전치 순면에서 많이 관찰
- 열개(dehiscence) : 치아의 치경부에서 골이 흡수되어 내려가 골이 파인 상태. 과도한 교합

086 치주질환의 원인

국소적 요인	전신적 요인	기능적 요인
• 치태, 치석 • 교합성 외상 • 기타 국소적 원인(백질, 음식물 잔사, 해부학적 이상, 식편압입 등)	• 영양상태, 호르몬 이상 • 약물복용 • 흡 연 • 스트레스 • 전신질환(소모성 질환, 혈액성 질환, 후천성면역결핍증 등)	• 외상성 교합 • 조기접촉, 이갈이, 악습관 • 과도한 교합력

087 그림에서 나타난 치주질환은 치관주위염이다.

치관주위염

특 징	하악 제3대구치 호발
원 인	완전히 또는 부분적으로 맹출된 치아의 치관을 덮고 있는 치은조직의 하방에 세균 및 음식물 잔사 등이 침착되어 염증 발생
임상증상	• 임상적으로 부종, 발적 및 종창을 나타내는 병소 • 귀나 목, 구강저의 쏘는 듯한 통증 수반 • 악취, 개구장애, 열을 동반 • 악골 부위의 부종과 임파선염
치료와 환자관리	• 따뜻한 물로 병소 세척 • 초기치료는 증상완화. 급성증상 완화 후 외과적 처치 • 초음파세척기로 침착물 제거 • 열이나 전신증상이 있는 경우 → 항생제 투여

088 치은절제용 수술칼

- Kirkland knife, Periodontal knife, Gingivectomy knife
- 날 부위가 콩팥 또는 반달 모양
- 바깥쪽 전체가 날

089 Leeway Space

- 유견치와 유구치의 치관 근원심 폭경의 총합이 그 후계 영구치의 치관 근원심 폭경의 총합보다 크고, 이 차이는 상악보다 하악에서 현저하다.
- C+D+E > 3+4+5, 하악 > 상악
- 이 공극은 영구전치의 배열에 일부가 소비되지만, 이보다 더 중요한 것은 제1대구치의 교합관계 조정(제1대구치가 근심으로 이동)이다.

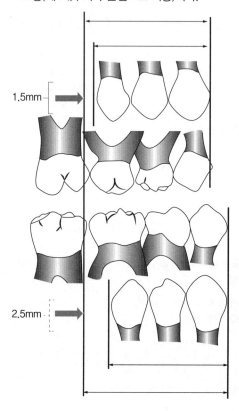

090 웨인갓 유틸리티 플라이어(Weingart utility pliers)

- 모양 : 하우 플라이어의 구조와 비슷하지만 선단이 약간 가늘고 길게 되어있음
- 용도 : 보다 가는 와이어 조작, 호선을 구강 내에 적합 시키거나 빼낼 때

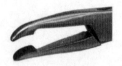

이 름	사 진	설 명
경사이동 (Tipping movement)	 A B	• 교정력에 의해 치축이 경사하는 것[근 · 원심적 경사이동과 순(협)설적 경사이동] • 비조절성 경사이동과 조절성 경사이동이 있음
치체이동 (Bodily movement)	 A B	• 치근첨과 치관부가 동일한 방향과 동일한 거리로 이동하는 것 • 압박측 : 이동방향의 치주인대 • 견인측 : 반대측 치주인대
회전 (Rotation)		치축을 중심으로 회전하는 것
치근이동 (Root movement)	 A B	• 설측으로의 토크와 순측으로의 토크가 있음 • 토크도 치아 손상을 입할 가능성이 있어 조심스럽게 해야 함 • 치관부에 순설적 회전력을 가하여 치근을 주체로 이동시키는 것
압하 (Intrusion)		• 이 이동으로 인해 치주인대 전체가 압박됨(압하 시에 치근첨부의 흡수가 일어날 수 있음, 약한 힘을 가해야 함) • 치축에 따라 치근방향으로 교정력을 가함
정출 (Extrusion)		• 치주인대가 견인됨 • 치축에 따라 치관방향으로 교정력을 가하면 치아는 치조골에서 위로 이동

종 류	적응증
• 헤드기어 • face bow형 헤드기어 　– 상방견인 　– 경부견인 　– 직후방견인	• 상악골의 전하방 성장억제, 상악 대구치의 원심이동에 사용 • 고정원 : 경부, 후두부, 두정부 • 견인력 : 300~500g 정도 • 장착시간 및 사용기간 : 하루 12~14시간, 6~12개월 • 상방견인 헤드기어 : 치아와 상악골을 후상방으로 견인 • 경부견인 헤드기어 : 치아와 상악골을 후하방으로 견인 • 직후방견인 헤드기어 : 치아와 상악골을 후방으로 견인
j hook형 헤드기어	• j자형 고리를 전치부 또는 견치에 걸어 전치압하 또는 견치 원심이동에 사용 • 고정원 : 두정부
이모장치	• 헤드캡, 친캡, 고무링으로 구성 • 성장기 하악 전돌, 하악 전방성장 억제에 사용(후상방 견인) • 견인력 : 300~700g • 장착시간 및 사용기간 : 하루 12~14시간, 3~4년 이상 장기간
상악전방 견인장치	• 구성 : 안면마스크, 구강 내 장치, 고무링 • 상악을 전방견인하고 전방성장을 꾀하는 장치 • 상악골의 열성장을 수반하는 반대교합에 사용 • 견인력 : 400~600g • 장착시간 및 사용기간 : 하루 12~14시간, 6~12개월

093

Separating pliers	• 모양 : 치간이개용 고무링을 끼우기 쉽게 약간 길고 둥근 볼 모양 • 용도 : 치아 인접면에 고무링을 삽입
Band contouring pliers	• 모양 : 선단 한쪽이 볼록한 면, 다른 쪽은 오목한 면 • 용도 : 밴드를 환자 치아의 풍융부 위에 맞추거나 변연을 치아와 밀착하도록 맞추기 위한 것
Band pusher	• 모양 : 치아 발치용 Elevator와 비슷, 손으로 잡는 파지부와 고랑이 패인 선단으로 구성 • 용도 : 밴드의 변연을 치간에 밀어 넣거나 치면에 맞추기 위해 사용하는 기구, 결찰선의 말단을 치간에 밀어 넣는 데도 사용
Band removing pliers	• 모양 : 한쪽은 치아의 교합면에 접촉시키기 위해 편평, 다른 쪽은 밴드의 치경부측 변연에 접촉하기 위해 예리 • 용도 : 전치용과 구치용, 교정치료가 끝나거나 밴드 수리 등 밴드 제거할 때 사용
Band adaptor (=seater)	• 모양 : 내구성이 강한 plastic bite block으로 tip을 둘러싸고 있음 • 용도 : 밴드를 어느 정도 치아에 적합시킨 후 환자의 교합력을 이용해 밴드를 최종적으로 치아에 안착시키는 데 사용

종 류	작 용	사 진
엑티베이터	• 2급 부정교합 치료 • 상악전돌, 하악전돌, 개방교합에 적용할 수 있는 형태도 있음	
바이오네이터	• activator를 개량 • 하악을 이동시키는 장치 • 수직적 조절 • 2급, 3급 과개교합, 개방교합	
프랑켈장치	• 상순과 협근의 근육 차단 • 상악 성장을 촉진 • 악궁을 확대시키고 하악을 억제하는 장치	
트윈블록장치	• 상하악치열궁 확장을 동시에 할 수 있음 • 개개 치아의 이동을 조절 가능 • 경사면을 이용하여 하악골의 위치 유도	
입술범퍼	• 하순의 기능압 • 악습관을 차단 • 하악 제1대구치의 원심 이동	

095 젖음성과 접촉각(치과재료의 물리적 특성)
- 젖음 : 고체에 액체가 접촉되는 정도
- 젖음성이 좋으면 액체는 고체에 잘 부착
- 젖음의 정도는 접촉각으로 측정(각이 낮을수록 잘 젖음)
- 고체의 표면에너지가 클수록, 액체의 표면장력이 낮을수록 우수
- 치면열구전색제 : 치아에 대한 젖음성이 좋아야 하고, 수복재에 대한 타액의 젖음성은 낮아야 함

096 미세누출

- 정의 : 치아와 수복물상의 공간을 따라 타액, 음식물 잔사와 세균 등이 침투하는 현상
- 원인 : 치아와 치과재료 간의 화학적 결합의 결여와 열팽창계수의 차이로 형성
- 임상적 의의
  − 산이나 미생물에 의해 수복물 변연 부위에 치아우식증 유발(2차우식)
  − 심한 경우 치수에 자극
  − 변색 유발 → 열팽창계수를 고려하고 화학적 결합을 유도하여 미세누출 방지

097 치과용 인상재

폴리설파이드	부가중합형 실리콘	폴리이써
• 유황으로 인한 불쾌한 냄새, 옷 착색 • 중합반응 시 열 발생 • 긴 작업시간과 경화시간 • 상당히 유연 • 찢김 저항 제거 시 영구변형량 큼 • 기포형성 많음 • 지대치에 수분이 있으면 정밀인상 불가	• 작업시간과 경화시간 짧음 • 불쾌한 냄새 없고 착색 X, 혼합 쉬움 • 찢김 저항성 낮으나 영구변형 적음 • 중합수축 적음 • 크기 안정성 우수 • 지대치에 수분이 있어도 정밀인상 가능 • 라텍스 장갑의 황성분이 경화 억제시킴	• 알레르기 환자 X • 상당히 뻣뻣 • 중합수축 적음 • 정밀도 가장 우수 • 경도가 가장 큼 • 지대치에 수분이 있어도 정밀인상 가능 • 물속에 보관 시 팽윤 • 작업시간과 경화시간이 짧음

098 치과용 인상재

구 분	탄성인상재	비탄성인상재
비가역성	• 알지네이트 • 고무인상재	• 인상용 석고 • 인상용 산화아연 유지놀 연고
가역성	아가 − 알지네이트	• 인상용 콤파운드 • 인상용 왁스

혼 합	• 석고의 최종성질에 가장 큰 영향을 주는 혼수비를 정확히 지키기 • 물을 담은 뒤 파우더 혼합 • 적절한 진동을 주며 내부 공기 제거 • 회전은 초당 2회 정도로 하여 1분간 실시 • 가장 바람직한 방법은 진공상태에서 자동혼합기를 이용(강도 증가)
모형의 제작	• 인상체에 묻은 타액과 혈액 제거 후 소독 • 석고를 주입할 때 진동기를 이용하여 한쪽 끝에서부터 흘려보냄 • 석고가 채워진 인상은 100% 습도에서 보관(젖은 헝겊으로 감싸기) • 완전히 경화된 후 석고를 제거
소 독	• 제조업체의 설명서에 따라 소독액 뿌림 • 산화에틸렌가스로 소독 가능 • 침적소독이나 고온가압소독은 사용 불가

인산아연시멘트 (ZPC)	• 냉각된 혼합판 사용 시 작업시간 연장 • 초기산도 있음(치수보호 필요) • 상아질과 열전도율 유사 • 물첨가 시 경화시간 빨라짐
산화아연유지놀시멘트 (ZOE)	• 치수진정효과 • 임시접착용 • 밀봉성, 단열성 • 산도 중성 • 레진중합 방해 • 바니쉬, 이장재 없이 사용 가능
글래스아이오노머시멘트 (GIC)	• 치질과 화학적 결합 • 생체친화성 우수 • 불소유리로 항우식효과 • 1형 : 금속 도재수복물 • 2형 : 전치부수복용 core 제작 • 3형 : 치면열구전색용, 기저재, 이장재
폴리카복실레이트시멘트 (PCC)	• 베이스, 영구접착, 교정용밴드접착, 임시수복 • 생체친화성 우수 • 치질과 화학적 결합 • 초기산도 산성이나 이후 중성
레진강화형 글래스아이오노머시멘트	• 세라믹 접착 • 교정용 브라켓 접착 • 점도가 낮은편

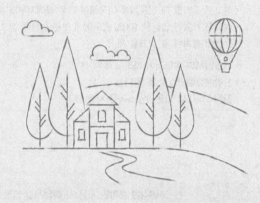

교육이란 사람이 학교에서 배운 것을
잊어버린 후에 남은 것을 말한다.

−알버트 아인슈타인−

4회
정답 및 해설

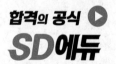
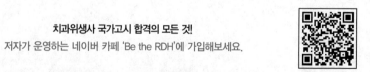

1	2	3	4	5	6	7	8	9	10	11	12	13	14	15	16	17	18	19	20
①	①	⑤	⑤	③	④	②	④	②	⑤	④	②	③	②	④	①	③	⑤	③	②
21	22	23	24	25	26	27	28	29	30	31	32	33	34	35	36	37	38	39	40
②	④	②	③	⑤	②	①	①	②	③	⑤	④	②	②	①	③	①	③	②	③
41	42	43	44	45	46	47	48	49	50	51	52	53	54	55	56	57	58	59	60
③	③	④	④	⑤	①	⑤	②	②	②	①	③	②	②	①	⑤	②	①	①	③
61	62	63	64	65	66	67	68	69	70	71	72	73	74	75	76	77	78	79	80
④	①	①	④	①	①	⑤	⑤	②	③	④	①	④	⑤	①	③	⑤	④	①	③
81	82	83	84	85	86	87	88	89	90	91	92	93	94	95	96	97	98	99	100
③	②	⑤	⑤	④	③	①	⑤	③	②	④	③	③	③	②	①	③	⑤	③	②

의료관계법규

001 모든 국민이 수준 높은 의료 혜택을 받을 수 있도록 국민의료에 필요한 사항을 규정함으로써 국민의 건강을 보호하고 증진하는 데에 목적이 있다(의료법 제1조).

002 보건복지부장관은 병원급 의료기관 중에서 특정 진료과목이나 특정 질환 등에 대하여 난이도가 높은 의료행위를 하는 병원을 전문병원으로 지정할 수 있다(의료법 제3조의5 제1항).

003 진료기록부 등의 보존(의료법 시행규칙 제15조)

보존기간	내 용
2년	처방전, 치과기공물제작의뢰서(의료기사법 제11조의3 제2항)
3년	진단서 등의 부본, 보수교육 관계 서류(시행규칙 제23조)
5년	환자명부, 검사내용 및 검사소견기록, 방사선 사진 및 그 소견서, 간호기록부, 조산기록부
10년	진료기록부, 수술기록

004   의원 · 치과의원 · 한의원 또는 조산원을 개설하려는 자는 보건복지부령으로 정하는 바에 따라 시장 · 군수 · 구청장에게 신고하여야 한다(의료법 제33조 제3항).

005   종합병원(의료법 제3조의3 제1항)
100병상 이상 300병상 이하인 경우에는 내과 · 외과 · 소아청소년과 · 산부인과 중 3개 진료과목, 영상의학과, 마취통증의학과와 진단검사의학과 또는 병리과를 포함한 7개 이상의 진료과목을 갖추고 각 진료과목마다 전속하는 전문의를 둘 것

006   500만원 이하의 벌금(의료기사 등에 관한 법률 제31조)
• 면허 없이 의료기사 등의 명칭 또는 유사 명칭을 사용한 자
• 2개소 이상의 치과기공소를 개설한 자
• 무등록 치과기공소를 개설한 자
• 영리목적으로 특정 치과기공소 또는 치과기공사에게 고객을 알선 · 소개 및 유인한 자

007   품위손상행위의 범위에 관하여는 대통령령으로 정한다(의료기사 등에 관한 법률 제22조 제2항).
의료기사 등의 품위손상행위의 범위(의료기사 등에 관한 법률 시행령 제13조)
• 의료기사 등의 업무 범위를 벗어나는 행위
• 의사나 치과의사의 지도를 받지 아니하고 업무를 하는 행위(보건의료정보관리사와 안경사의 경우는 제외)
• 비학문적, 비윤리적 업무
• 검사결과 거짓 판시

008   의료기사 등은 대통령령으로 정하는 바에 따라 최초로 면허를 받은 후부터 3년마다 그 실태와 취업상황을 보건복지부장관에게 신고하여야 한다(의료기사 등에 관한 법률 제11조 제1항).

009   부정행위자의 국가시험 응시제한(의료기사 등에 관한 법률 시행규칙 별표2)

1회	• 시험 중 대화, 손동작 · 소리 등 서로 의사소통을 하는 행위 • 허용되지 아니한 자료를 가지고 있거나 이용하는 행위
2회	• 시험 중 다른 응시자의 답안지 · 문제지를 엿보고 답안지를 작성하는 행위 • 시험 중 답안을 알려주거나 엿보게 하는 행위 • 도움을 받아 답안 작성 또는 다른 응시자 답안 작성을 도와주는 행위 • 다른 응시자와 답안지를 교환하는 행위 • 시험 중 비허용 전자장비, 통신기기, 전자계산기 등을 사용하여 답안을 전송 및 작성하는 행위 • 시험 중 시험문제 내용 관련된 물건을 교환하는 행위
3회	• 대리시험을 치르거나 치르게 하는 행위 • 사전에 시험문제 또는 답안을 타인에게 알려주거나 알고 시험을 치른 행위

010 자격의 정지(의료기사 등에 관한 법률 제22조 제1항)
- 품위를 현저히 손상시키는 행위를 한 경우
- 치과기공소 개설이 불가한 자에게 고용되어 치과기공사의 업무를 한 경우
- 치과진료를 행하는 의료기관 또는 등록한 치과기공소가 아닌 곳에서 치과기공사의 업무를 한 경우
- 개설등록을 하지 아니하고 치과기공소를 개설 · 운영한 경우
- 치과기공물제작의뢰서를 보존하지 아니한 경우
- 기공물 제작 등이 치과기공물제작의뢰서에 따라 적합하게 이루어지고 있는지 여부를 확인해줄 수 없는 경우
- 그 밖에 이 법 또는 이 법에 따른 명령을 위반한 경우

011 전문인력의 적정 배치 등(지역보건법 제16조 제1항 및 제4항)
- 지역보건의료기관에는 기관의 장과 해당 기관의 기능을 수행하는 데 필요한 면허 · 자격 또는 전문지식을 가진 인력(이하 "전문인력")을 두어야 한다.
- 보건복지부장관은 지역보건의료기관의 전문인력의 배치 및 운영 실태를 조사할 수 있으며, 그 배치 및 운영이 부적절하다고 판단될 때에는 그 시정을 위하여 시 · 도지사 또는 시장 · 군수 · 구청장에게 권고할 수 있다.

012 비용의 보조(지역보건법 제24조)
- 국가와 시 · 도는 지역보건의료기관이 설치와 운영에 필요한 비용 및 지역보건의료계획의 시행에 필요한 비용의 일부를 보조할 수 있다.
- 설치비와 부대비 → 2/3 이내
- 운영비 및 지역보건의료계획의 시행비용 → 1/2 이내

013 보건소의 업무 중 지역보건의료서비스 제공 세부항목(지역보건법 제11조 제1항 제5호)
- 국민건강증진 · 구강건강 · 영양관리사업 및 보건교육
- 감염병의 예방 및 관리
- 모성과 영유아의 건강유지 · 증진
- 여성 · 노인 · 장애인 등 보건의료 취약계층의 건강유지 · 증진
- 정신건강증진 및 생명존중에 관한 사항
- 지역주민에 대한 진료, 건강검진 및 만성질환 등의 질병관리에 관한 사항
- 가정 및 사회복지시설 등을 방문하여 행하는 보건의료 및 건강관리사업
- 난임의 예방 및 관리

014 지역사회 건강실태조사의 방법 및 내용(지역보건법 시행령 제2조)

방 법	• 매년 보건소를 통해 실태조사 실시 • 표본조사를 원칙
내 용	• 흡연, 음주 등 건강 관련 생활습관에 관한 사항 • 건강검진 및 예방접종 등 질병 예방에 관한 사항 • 질병 및 보건의료서비스 이용 실태에 관한 사항 • 사고 및 중독에 관한 사항 • 활동의 제한 및 삶의 질에 관한 사항 • 그 밖에 지역사회 건강실태조사에 포함되어야 한다고 질병관리청장이 정하는 사항

015 지역보건의료심의위원회(지역보건법 제6조)
- 시 · 도 및 시 · 군 · 구에 설치한다.
- 위원장 1명 포함 20명 이내의 위원으로 구성한다.
- 지역주민 대표, 학교보건 관계자, 산업안전 · 보건 관계자, 보건의료 관련기관 · 단체의 임직원 및 관계 공무원 중에서 지방자치단체의 장이 임명하거나 위촉한다.
- 다른 위원회가 위원회의 기능을 대신하는 경우 위원장은 조례로 정한다.
- 위원회의 구성과 운영 등에 필요한 사항은 대통령령으로 정한다.
- 심의 사항
  - 지역사회 건강실태조사 등 지역보건의료의 실태조사에 관한 사항
  - 지역보건의료계획 및 연차별 시행계획의 수립 · 시행 및 평가에 관한 사항
  - 지역보건의료계획의 효율적 시행을 위하여 보건의료 관련기관 · 단체, 학교, 직장 등과의 협력이 필요한 사항
  - 그 밖에 지역보건의료시책의 추진을 위하여 필요한 사항

016 불소용액의 농도 등(구강보건법 시행규칙 제10조)

매일 1회 양치	0.05% 불소 용액
주 1회 양치	0.2% 불소 용액
유치원 아동	보통 1회에 1인당 5mL
초등학교 아동	보통 1회에 1인당 10mL

017 질병관리청장은 보건복지부장관과 협의하여 국민의 구강건강상태와 구강건강의식 등 구강건강실태를 3년마다 조사하고 그 결과를 공표하여야 한다(구강보건법 제9조 제1항).

018   교육훈련 위탁대상 전문 관계 기관(구강보건법 시행규칙 제17조)
· 시 · 도지방공무원교육원
· 구강보건전문연구기관
· 구강보건사업을 하는 법인 또는 단체

019   영유아 구강검진 내용(구강보건법 시행규칙 제15조 제2호)
· 치아우식증(충치) 상태
· 치아 및 구강발육 상태
· 그 밖의 구강질환 상태

020   모자보건수첩의 기재사항(구강보건법 시행규칙 제13조)
· 임산부의 산전 및 산후의 구강건강관리에 관한 사항
· 임산부 또는 영유아의 정기 구강검진에 관한 사항
· 영유아의 구강발육과 구강관리상의 주의사항
· 구강질환 예방진료에 관한 사항
· 그 밖에 임산부 및 영유아의 구강건강관리에 필요한 사항

치위생학 1

021   인자봉합이란 후두골과 두정골 사이의 봉합으로 다른 봉합과는 달리 좀 더 톱니모양에 가까운 봉합
형태를 나타낸다.

022   후상치조신경은 상악동뿐만이 아니라 상악대구치의 거의 모든 부분과 치근막, 협측 치은 감각을 담
당한다.

023   상악신경은 정원공, 하악신경은 난원공을 통과하며 이 구조물들은 접형골에 존재한다.

024 ① 안면신경은 분포하지 않는다.

② 악하선의 후방에 위치한다.

④ 대타액선 중 가장 크다.

⑤ 외경동맥으로부터 혈액을 공급받는다.

025 내측익돌근

• 접형골의 익상돌기 외측판의 내측면에 있는 익돌와에서 기시한다.

• 하악각의 내측면에서 정지한다.

• 하악골을 들어올리는 폐구운동에 관여하나 교근에 비해 약하게 일어난다.

026 소구개신경은 연구개와 구개편도의 지각정보를 담당한다.

027 신경계의 주요 갈래 중 하나인 중추신경계는 뇌와 척수로 구성되어 있다.

028 ② 영구치의 수실각이 낮다.

③ 유치의 상아질이 더 얇다.

④ 유치의 법랑질이 더 얇다.

⑤ 영구치의 치근관이 더 두껍다.

029 ① 중앙협면융선이 원심에 위치한다.

③ 협측교두점이 약간 원심에 위치하고 있다.

④ 원심의 만곡도가 근심의 만곡도보다 크다(만곡상징 반대).

⑤ 원심우각보다 근심우각이 치경측에 위치하고 있다(우각상징 반대).

030 ① 설면결절의 발육이 약하다.

② 맹공과 사절흔은 존재하지 않는다.

④ 설면결절은 약간 원심에 위치한다.

⑤ 근심절단우각과 원심절단우각은 대칭을 이룬다.

031 ① 설측교두점이 예리하다.

② 치근은 단근치로 원추형이다.

③ 소구치 중에서 가장 작은 치아이다.

④ 원심교합면이 근심교합면보다 크다.

032 상악 제1대구치는 근심설측교두의 설면에 제5교두(Carabelli)의 결절이 나타난다.

033 ① 상악 측절치의 설면와는 좁고 깊다.
③ 상악 중절치의 순면에 복와상선이 나타난다.
④ 상악 중절치의 치근첨은 원심으로 경사져 있다.
⑤ 상악 중절치의 절단은 근심우각이 원심우각보다 작다.

034 만곡상징
• 절단연에서 근심반부는 잘 발달되어 만곡도가 크지만 원심반부는 만곡도가 완만하고 작다.
• 상악 제1소구치는 반대현상이다.
• 하악 절치는 잘 나타나지 않는다.
• 상악 대구치는 매우 분명하게 나타난다.

035 점막상피
• 모두 중층편평상피로 이루어져 있다.
• 각화 : 사상유두, 치은, 경구개, 순홍(입술의 붉은 부분)
• 비각화 : 구순점막, 협점막, 치조점막, 연구개, 구강저

036 삼차상아질(수복상아질)
• 자극의 강도나 기간에 비례한다.
• 손상의 결과로 형성된 상아질이다.
• 이차상아질보다 상아세관이 더욱 불규칙하게 주행하고 상아세관 수도 감소한다.

037 구순열 = 입술갈림증(토순)
• 상악돌기와 내측비돌기의 융합부전으로 발생한다.
• 남성에게서 호발한다.
• 원인 : 화학요법, 모체가 앓고 있는 질병, 방사선, 음주, 흡연 등

038 • 윗입술(상순)의 형성 : 상악돌기 + 내측비돌기
• 아랫입술(하순)의 형성 : 하악돌기의 유합에 의해 형성

039   ① 혈관과 신경이 분포한다.
　　　 ③ 방사선 투과성으로 나타난다.
　　　 ④ 나이가 증가함에 따라 얇아진다.
　　　 ⑤ 상아모세포는 존재하지 않는다.

040   삼배엽성 배반

구 분	외배엽	중배엽	내배엽
위 치	배자원반 위판층	위판층의 이동세포	배자원판 아래판층
세포형태	원주형	다양함	입방형
미래조직	피부의 표피(눈, 귀, 코), 감각상피, 신경계통 등	근육, 뼈, 혈액세포, 진피, 연골, 골수 등	소화기계통(위, 창자 등), 호흡기계통, 혀의 표피, 귀 등

041   형성부위
　　 • 비전두돌기 : 이마
　　 • 외측비돌기 : 콧방울
　　 • 내측비돌기 : 콧등과 인중
　　 • 상악돌기 : 뺨과 인중 이외의 부분
　　 • 하악돌기 : 하순부터 턱까지
　　 • 상악돌기 + 내측비돌기 : 상순

042   절개생검
의심되는 병소의 크기가 한 번에 완전히 절제하기가 곤란할 때 조직의 일부를 채취하여 확진을 하고 정확한 치료계획을 세우기 위해 주로 이용하는 검사방법이다.

043   만성염증의 특징
　　 • 병변의 경과 : 느림
　　 • 증상 : 경미함
　　 • 삼출 : 경미함
　　 • 병변부 상태 : 세포의 증식, 조직의 수복
　　 • 관련된 염증세포 : 림프구, 형질세포, 대식세포

044   쇼그렌증후군
　　 • 침샘이나 눈물샘을 침범하여 침과 눈물의 양을 감소시키는 자가면역질환이다.
　　 • 대부분 류마티스관절 혹은 전신홍반루프스 같은 다른 자가면역질환을 동반한다.
　　 • 주로 중년여성에게서 많이 호발한다.

045 선양치성종양

- 법랑기에서 유래하는 양성상피성종양이다.
- 10대 여성에게서 제일 호발하며, 상악의 견치부에서 호발한다.
- 매복치아를 수반하며 적출 후의 재발은 거의 없다.
- 방사선 사진상에 다방성 비누거품 모양의 방사선 투과상으로 나타난다.

046 백반증

- 병변부의 점막이 백색으로 변색되어 문질러도 지워지지 않는다.
- 나이 증가 시 유병률이 증가한다.
- 전암병소로 이행 가능성이 있다.

047 법랑진주

- 작은 공모양의 사기질 덩어리가 치아뿌리 표면에 발생한다.
- 상악대구치에서 호발하며 치아뿌리분지 부위에 위치한다.

048 마모(Abrasion)

- 반복적인 기계적 습관으로 치아가 병적으로 닳아 없어진다.
- 치아뿌리면에 V자 모양의 홈 형태로 자주 나타난다.
- 과다한 압력을 주어 앞뒤로 문지르는 잘못된 칫솔질이 원인인 경우가 많다.

049 삼 투

- 세포막을 통과할 수 없는 용질이 농도 차이를 나타낼 때 용질의 농도가 낮은 곳에서 높은 곳으로 용매(물)가 이동하는 것을 말한다.
- 용해된 물질의 농도에 따라 용액(물)의 이동방향과 양이 결정된다.

050 쿠싱증후군

당질코르티코이드호르몬의 분비가 비정상적으로 증가하면 고혈당과 과도한 단백질 분해로 근육약화, 지방축적, 특히 둥근 얼굴과 골다공증 등의 임상증상을 나타낸다.

051 위액의 분비를 촉진하는 물질로 아세틸콜린, 히스타민, 가스트린이 있다.

052 히스타틴은 항균과 항진균, 항독소 효과를 가지고 있다.

053 • 콜레스테롤로 형성된 스테로이드호르몬에는 에스트로겐과 코르티솔 등이 있다.
· 에피네프린은 스트레스 요소에 즉각적인 신체반응을 일으킨다.
· 코르티솔은 장기적으로 지속되는 스트레스 요소에 대한 반응을 조절한다.

054 인두단계
연하운동의 제2단계로 음식물이 혀의 뒷부분에 도달하고, 설근, 인두, 연구개, 후두덮개 등의 점막에
있는 촉각 · 압각수용기가 자극되면서 시작된다.

055 개구반사
안면피부, 입술, 구강점막, 치은, 치수 등에 통각자극을 가하면 폐구근 활동억제에 의하여 일시적으로
급속한 개구가 일어난다.

056 세균의 세포인 원핵세포의 표면 돌기물에는 대표적으로 편모, 섬모가 있다. 섬모는 길이가 짧고 숫자
가 많으며 세균의 생체부착이나 균끼리 결합에 관여하고 세균의 숙주세포 내로 침입을 돕는다.

057 *Porphyromonas gingivalis*
· 흑색색소를 생산하는 혐기성, 그람음성, 간균
· 치주염 환자에게서 높은 빈도로 발생
· 흑색의 광택이 있는 집락을 형성하며 악취 유발

058 ① 내독소는 지질다당류로 구성이 되어있다.
② 외독소는 균체 내에서 합성하여 밖으로 분비한다.
③ 표면구조물은 감염에 관여한다.
⑤ 그람음성균의 외막성분이 내독소를 생산한다.

059 *Paramyxovirus*는 유행성 이하선염의 원인 바이러스이다.

060 라이소자임(lysozyme)
· 세균의 세포벽을 용해
· 과립성, 단행구성 세포에서 유래
· 타액, 땀, 유즙, 눈물에 함유

061 구강보건발생기(1960년대)
- 1961년 : 대한구강보건학회 창립
- 1965년 : 최초의 치과위생사 교육 시작

062 ② 상향식 전달 체계를 이룬다.
③ 합법성이 전제되지 않아 평등하지 않다.
④ 정부와 지역사회 주민 및 기관에서 참여주도를 한다.
⑤ 집단의 건강증진을 도모한다.

063 열람조사법
- 직접조사방법으로 이미 존재하는 기록들을 열람하여 자료를 수집하는 과정
- 장점 : 조사시간, 노력, 경비 절약
- 단점 : 신뢰할 수 있는 자료를 엄선해야 함

064 집단구강건강관리 과정
실태조사 → 실태분석 → 사업계획 → 재정조치 → 사업수행 → 사업평가

065 ② 방사선촬영은 응급이 아니면 되도록 노출하지 않는 것이 좋다.
③ 발효성 탄수화물 섭취를 억제한다.
④ 구강병 치료는 안정기인 임신 4~7개월에 하는 게 좋다.
⑤ 테트라사이클린 항생제의 복용을 피해야 한다.

066 구강상병의 발생양태

종 류	내 용	예 시
범발성	수 개 국가나 전 세계에서 발생	치아우식증
유행성	한 나라나 지역사회의 많은 사람에게서 발생	콜레라, 페스트
지방성	일부 지방, 지역사회에서 특이 질병이 계속적으로 발생	반점치
산발성	개별적으로 이곳저곳에서 발생	암
전염성	병원성, 미생물이나 그 독성산물이 옮아서 발생	장티푸스
비전염성	영양장애나 물리적, 문화적, 기계적 병인으로 발생	중 독

067　수돗물불소이온농도조정사업 불소적정농도
- 연평균 매일 최고기온을 고려하여 적정 불소이온농도를 결정한다.
- 적정농도는 0.8~1.2ppm이고, 우리나라는 0.8ppm이다.
- 대략 열대지방 0.8ppm, 온대지방 1.0ppm, 한대지방 1.2ppm이다.

068　학교집단불소용액양치사업의 장점
- 학생들이 쉽게 수행 가능
- 구강보건전문기술이 불필요
- 특수한 장비와 기구가 불필요
- 수구용액을 쉽게 만들 수 있음
- 단시간 내 도포 가능
- 학업에 지장을 주지 않음
- 학동들의 책임감을 불러일으킬 수 있음
- 약간의 교육훈련을 받은 비전문가가 관리 가능

069　생체적 특성이란 연령, 성별, 종족 등과 같은 숙주의 생체 특성에 따라 질병의 발생양태가 달라지는 현상이다.

070

구 분	지역사회 구강보건	개별구강진료행위
목 적	지역사회 구강건강수준의 증진	내원 환자의 구강상병치료와 의치보철
대 상	지역사회주민 전체	내원 환자 개인
연구대상	지역사회주민의 생태와 구강보건	개인 구강상병의 원인과 진행과정 및 요양방법
활동과정	주민의 구강보건의식의 개발과정	개인 구강상병 진단과 요양과정
활동주체	지역사회주민과 개발조직 및 구강보건팀	내원 환자와 치과의사
활동결과	지역사회 구강건강의 증진	내원 환자 구강건강의 증진

071　상향식 구강보건사업기획
- 주민의 의사가 최대한 반영
- 지역사회 구강보건지도력이 활발히 육성
- 외부와의 소통이 어려움

072　사회적 특성이란 질병이 사회환경요인에 의하여 영향을 받기 때문에 발생하는 현상이다.

073 공적부조형(＝공공부조형) 구강보건진료제도
- 구성 : 소비자, 정부
- 장 점
  - 예방지향포괄구강보건진료 공급
  - 균등한 자원의 분포
- 단 점
  - 진료의 질적 수준 저하
  - 행정체제의 경직성
  - 소비자의 선택권 제한

074 상대구강보건진료필요
- 구강보건전문가에 의해 실제로 조사 가능한 구강진료필요
- 구강병이 발생된 정도에 관계없이 구강보건진료를 받아야 한다고 인정되는 구강보건진료

075 개인비밀보장권이란 개인의 사생활을 보장받을 수 있는 권리를 말한다.

076 집단 구강진료비조달제도
- 집단의 질환발생 정도와 진료필요를 측정하여 구강진료비를 미리 추산
- 집단 구성원들이 공동으로 미리 추산한 진료비를 일정기간 주기적으로 적립
- 우리나라 국민건강보험제도, 미국의 구강진료비선불제도

077 명령통일의 원리
- 조직의 어떠한 구성원도 오직 한 사람의 상관으로부터 명령을 받아야 한다는 원리
- 지위의 안정감을 갖게 하고 조직의 관리책임자로 하여금 전체적인 조정을 가능케 함
- 현대 조직은 복종보다는 협조에 중점, 융통성 있게 적용

078 정책과정의 공식적 참여자
대통령, 의회, 행정기관과 관료, 사법부

079 ② 공동부담을 위주로 한다.
③ 보험가입은 강제로 진행된다.
④ 보험사고 대상은 인보험만 가능하다.
⑤ 보험료수준은 위험률에 따라 정해진다.

080 치석제거 급여화
- 만 19세 이상, 1년에 1회 건강보험 적용 가능
- 매년 1월 1일 갱신, 누적 불가

081 기초구강보건진료란 계속구강건강관리의 첫 단계에 전달하는 구강진료이다.

082 비공식적 참여자 – 일반시민
- 투표에 참여
- 정당의 업무를 도움
- 이익집단의 형성과 활동에 참여
- 각종 시민운동에 참여

083 구강건강실태조사 준비과정
조사목적 설정 → 표본추출 → 조사승인 취득 및 예정표 작성 → 조사요원 교육훈련 → 조사대 편성 및 본조사 준비

084 치아를 검사할 때는 평면치경과 예리한 탐침을 사용하며, 영구치와 유치가 동일 부위에 공존할 때 영구치아만을 현존치아로 간주하고, 육안으로 관찰되지 않았어도 탐침으로 탐지된 경우에는 현존치아로 간주한다. 치아우식증을 검사할 때는 1개의 치아를 완전히 검사한 후 다음 치아를 검사하고, 상악치아 먼저 모두 검사한 후 하악치아를 검사한다.

085 우식경험상실치아(M,5)는 치아우식증으로 인해 발거된 영구치아를 대상으로 한다. 치아우식증으로 인한 Bridge의 가공치, 인공매식치아도 포함한다. 그러나 치아상실의 원인을 판단하기 어렵고 병력으로도 판단하기 어려운 경우에는 우식비경험상실치아로 간주한다.

086 Bodecker의 치면분류 중 하악대구치는 근심면, 원심면, 교합면, 설면, 협면 2치면(협면소와, 협면)으로 나뉘어 6치면으로 분류한다.

영구치	6	7	7	5	5	5	5	5	5	5	5	5	5	5	7	7	6
유 치				5	5	5	5	5	5	5	5	5	5				
유 치				5	5	5	5	5	5	5	5	5	5				
영구치	6	6	6	6	6	6	5	5	5	5	5	5	6	6	6	6	6

- ▨ – 근심/원심/협/설/교합(5치면)
- ▢ – 근심/원심/협/설/교합근심/교합원심(6치면)
- ▩ – 근심/원심/협/교합근심/교합원심/구개소와/구개(7치면)
- ▩ – 근심/원심/교합/설/협면소와/협면(6치면)

- 유치 : 100개 / 영구치 : 180개
- 발거치아 : 3면 / 인조치관장착 : 3면 / 인접면 우식 : 2면

087 제1대구치 우식경험율
- 100－제1대구치 건강도(%)
- 제1대구치 건강도 : $\dfrac{\text{총 제1대구치 건강도 평점}}{40} \times 100$

※ 건전치아 10점 / 충전 −0.5점 / 우식 −1점 / 인공치관(5면) −2.5점

$$\therefore 100 - \dfrac{8.5 + 0 + 10 + 7.5}{40} \times 100$$

088 우식경험유치지수(dft index)

$$\dfrac{\text{우식경험유치수}}{\text{피검아동수}} = \dfrac{30 + 40 + 80}{100}$$

※ 우식으로 인한 상실치아가 아닌 경우에는 포함하지 않는다.

089 집락추출법(Cluster Sampling)
모집단의 구성단위를 먼저 소집락(집단)으로 나누고, 그중 무작위로 몇 개의 집단을 표본으로 선택하여 조사하는 방법으로 국민건강실태조사와 같은 광범위한 대규모조사에서 많이 사용된다.

090 우식영구치율(DT rate)
- 치아우식증을 경험한 영구치 중에서 현재 치아우식증이 치료되지 않고 방치되어 있는 우식치아의 비율을 알 수 있는 백분율이다.
- $\dfrac{\text{우식영구치수}}{\text{우식경험영구치수}} \times 100 = \dfrac{30 + 10}{300} \times 100$

091 걸음마기(1~3세)
- 자기주장이 강한 시기로 구강진료에 대한 공포와 공격성을 나타낸다.
- 자기통제능력이 생겨 대소변 가리기 훈련이 가능하다.
- 부모로부터 격리가 어렵다.
- 불소복용, 식이조절, 구강건강관리가 필요하다.

092 지적영역 – 암기수준 : 기억력에 의존하여 배우는 지식

093 시범식 교육법
- 말이나 글로 설명하는 것보다 학습내용과 과정을 분명하게 진단할 수 있다.
- 교사의 시범으로 학습자에게 본보기를 제공하여 관심도를 높인다.
- 시범을 보일 장소나 장비가 준비되어 있어야 한다.

094 교육계획의 과정
교육요구사정 → 구체적 학습목표 설정 → 학습내용 선정 → 학습시간 배정 → 교수방법 선정 → 교육보조자료 선정 → 평가기준 선정

095 노인의 구강 특성
- 치근면우식증
- 노화로 인한 타액분비의 감소

096 학습자 성취도 평가
교육 후 학습자의 능력이나 태도나 행동을 어떤 기준에 비추어 평가하여 구강보건교육에 관한 판단을 내린다.
예 유치의 기능, 유치관리의 필요성

097 임산부의 구강보건교육
- 초기 3개월과 말기 3개월을 피하여 진료
- 칼슘과 비타민의 섭취 권장
- 치아형성기에 항생제(테트라사이클린) : 치아변색을 일으킴
- 식이조절, 칫솔질 교습

098 일방통행식 구강보건교육

  • 교육자의 의사가 일방적으로 피교육자에게만 전달되는 형태
  • 제한된 시간에 많은 지식을 전달
  예 강연, 영화, 포스터, 신문, 라디오, TV 등

099 융 판

  • 장 점
    – 자료의 제작과 사용이 손쉽다.
    – 전기가 없는 환경에서도 사용 가능하다.
    – 색의 효과를 충분히 낼 수 있다.
    – 반복학습이 필요한 경우 용이하다.
  • 단 점
    – 섬세한 설명에는 부적당하다.
    – 준비가 필요하다.

100

욕 구	행동을 일으키게 하는 자기자신의 원인 예 배고픔, 긴장, 졸림
충 동	특정한 행동양식으로 이끌어가는 것 예 유인과 비슷
유 인	충동에 의해 유발된 행동의 목표 예 광고 속 음식, 연예인의 하얀 치아
동 기	목적으로 향해 직접적인 호기심에 생기를 일으켜 주는 문제사태나 어떤 조건 예 평소 고민, 주변사람들의 시선

1	2	3	4	5	6	7	8	9	10	11	12	13	14	15	16	17	18	19	20
④	⑤	③	⑤	②	③	②	③	④	②	①	⑤	②	①	⑤	②	③	④	③	⑤
21	22	23	24	25	26	27	28	29	30	31	32	33	34	35	36	37	38	39	40
③	③	④	④	④	②	④	②	⑤	⑤	④	①	③	②	④	③	③	④	①	②
41	42	43	44	45	46	47	48	49	50	51	52	53	54	55	56	57	58	59	60
②	⑤	③	④	⑤	⑤	②	④	①	③	③	⑤	④	⑤	④	⑤	④	④	③	①
61	62	63	64	65	66	67	68	69	70	71	72	73	74	75	76	77	78	79	80
③	⑤	①	①	③	⑤	③	④	②	②	④	⑤	③	④	②	③	①	②	⑤	⑤
81	82	83	84	85	86	87	88	89	90	91	92	93	94	95	96	97	98	99	100
①	④	⑤	②	⑤	④	④	②	④	④	②	⑤	③	③	②	⑤	②	④	④	①

치위생학 2

001 구강상병 관리

병원성기		질환기		회복기
전구병원성기	조기병원성기	조기질환기	진전질환기	
1차 예방		2차 예방	3차 예방	
건강증진	특수방호	초기치료	기능감퇴제한	기능재활
• 치실질 • 칫솔질 • 영양관리 • 구강보건교육	• 식이조절 • 치면세마 • 불소도포 • 불소복용 • 상수도불소화 • 치면열구전색 • 충전 후 전색 • 부정교합 예방 • 교환기유치 발거	• 초기우식병소 충전 • 치은염치료 • 부정교합 차단 • 정기구강검진	• 치수복조 • 치수절단 • 근관충전 • 진행우식병소 충전 • 우식치관 수복 • 치주조직병 치료 • 부정치열 교정 • 치아발거	• 상실기능재활 • 가공의치보철 • 국부의치보철 • 전부의치보철 • 임플란트보철 • 악안면 성형

002 치주병 발생요인

- 숙주요인
  - 구강 내 : 치아총생, 치아기능부전, 외상성 교합, 치아상실, 악습관
  - 구강 외 : 연령, 성별, 임신, 영양장애. 스트레스, 흡연 등
- 환경요인
  - 구강 내 : 구강청결 정도, 불량보철물, 음식물잔사. 불량국소의치, 치면세균막, 치석, 교정장치, 음식물 치간압입, 상해(열상, 자상), 과도한 이쑤시개질
  - 구강 외 : 자연환경요인(지리, 식품), 사회환경요인(도시화 정도)
- 병원체 요인 : 방선간균 등 기타 세균, 치석

003 치간칫솔의 적용대상자

- 치간이 넓은 환자
- 치은퇴축이 심한 치주질환 환자나 치주수술을 받은 환자
- 고정성 보철물을 장착하고 있거나 인공치아 매식물을 가지고 있는 환자
- 고정성 교정장치를 장착하고 있는 환자의 bracket, wire 밑, 치간 사이 등
- 치아 사이나 치근이개부에 약제를 도포할 때

004 챠터스법

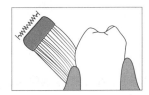

- 교합면 쪽을 향해 45°로 치경부에 위치시켜 짧게 전후로 진동을 주어 치아표면과 치간 사이 및 인접면, 보철물 기저부들의 치면세균막을 제거하는 방법
- 장 점
  - 치아 사이과 인접면의 치면세균막 제거 효과
  - 인공치아 기저부의 치면세균막 제거 효과가 큼
  - 고정성 보철물 주위 치주조직에 대한 마사지 효과가 큼
- 단 점
  - 실천하기가 힘든 방법
  - 잘못 시행 시 잇몸에 손상을 줌

005 ① 전류는 100~200mA 정도가 적절하다.
③ 4분 정도 이온도입기를 작동시킨다.
④ 글리세린이 함유되지 않은 연마제로 치면세마를 한다.
⑤ 심장질환이 있는 환자에게는 적용이 불가능하다.

006 불화나트륨(Sodium fluoride, NaF)
- 용액은 2%(증류수 + 불화나트륨 2g)의 농도로 만들어 사용
- 안정성이 높아 6개월간 사용 가능
- 유리를 부식시키는 경향이 있어 플라스틱 병에 보관
- 무색, 무미, 무취

007 ① 전색 후 필요시 추후에 불소를 도포한다.
③ 산부식 시간은 제조사 지시에 따른다.
④ 전색된 치면의 교합은 깨질 우려가 있어 약간 낮게 한다.
⑤ 전색제와 치아 표면과의 접촉면적을 증가시킨다.

008 타액완충능검사

판 독	처 방
• 14방울 이상 : 완충능 매우 충분 • 10~14방울 : 충분 • 6~10방울 : 부족 → 치아우식 발생 가능성 ↑ • 6방울 이하 : 매우 주의	• 10방울 이하 : 과일, 야채 섭취 • 6방울 이하 : 탄산소다 사용

009 임산부 구강건강 관리방법
- 방사선촬영, 투약 및 스트레스는 임산부와 태아에게 유해하다.
- 치면세균막 관리, 당분섭취 제한, 발효성 탄수화물 억제, 가벼운 치면세마, 불소이용에 중점을 한다.
- 안정기에 들어서면 가벼운 치석제거 및 치면연마나 치은소파술은 가능하다.
- 초기 3개월과 후기 3개월은 치과치료를 최대한으로 자제한다.

010 구강 내 산생성균 검사(Snyder test)
- 산 생성속도를 측정하는 방법이다.
- 지시약이 녹색에서 황색으로 변색하는 정도에 따라 결정한다.
- 결과는 시간 또는 색으로 판단할 수 있다.

011 지각과민증의 원인
노출된 치근, 치은퇴축, 치아우식증, 횡마법, 치주치료 시술 후

012 ① 회복기 : 상실기능재활
② 진전질환기 : 기능감퇴제한
③ 조기질환기 : 초기치료
④ 조기병원성기 : 특수방호

013 뮤탄(mutan)
글루칸의 한 종류로 난용성의 끈적끈적한 밀집체를 형성하여 세균막을 치밀하게 하고, 세균이 치면에서 잘 떨어져 나가지 않도록 하는 역할을 한다.

014 구강병 발생요인

숙주요인	치아요인		치아성분, 치아형태, 치아위치, 치아배열
	타액요인		타액유출량, 타액점조도, 타액완충능, 타액성분, 수소이온농도, 항균작용
	전신적 요인		호르몬, 임신, 식습관, 유전, 연령, 성별, 치아우식 감수성, 병소의 위치 등
환경요인	구강 내		구강청결상태, 구강온도, 치면세균막, 치아주위 산 성분
	구강 외	자연환경	지리, 기온, 습도, 토양성질, 식음수불소이온농도 등
		사회환경	식품의 종류, 식품의 영양가, 주거, 인구이동, 직업, 문화제도, 경제조건, 생활환경, 구강보건진료제도 등
병원체요인			세균의 종류, 세균량, 병원성, 전염성, 산 생산능력, 독소생산능력 등

015 스테판 곡선

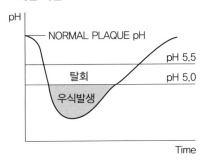

• pH 5.0~5.5인 경우 탈회가 시작된다.
• pH 5.0 미만인 경우 우식이 발생한다.

016 치아우식 발생요인

발생요인		종류
숙주요인	치 아	성분, 형태, 위치, 배열
	타 액	유출량, 점조도, 완충능, 항균작용(완충), 수소이온농도
	구강 외 신체	종족, 유전, 연령, 성별특성, 발육장애, 정서장애
병원체요인		다형연쇄상구균, 호산성유산균, 산
환경요인	구강 내	구강환경, 구강온도, 치면세균막
	구강 외	• 자연 : 음료수불소이온농도, 기온 • 사회 : 경제수준, 생활환경, 식품, 전쟁, 구강보건의식, 구강보건제도, 구강진료제도

017 ① 흡연 : 금연
② 음주 : 금주
④ 작업성 습관 : 습관교정
⑤ 불량보철물 : 불량보철물 교체

018 식이분석
• 설탕이 첨가된 우식성 식품을 체크한다.
• 우식성 식품 섭취 횟수를 기록한다.
• 5일 중 우식발생 가능 시간을 산출한다.
• 청정식품 섭취 여부를 조사한다.

019 치면세마의 금기 대상자
• 치아동요가 심한 사람
• 치주낭이 깊거나 골파괴가 심한 사람
• 급성치주염 및 치은출혈이 과다한 사람
• 치근이개 부위까지 치석이 심하거나 삼출물의 유출이 많은 사람
• 지각과민이 심한 치아를 가진 사람
• 임신중독증, 기타 전신질환자(빈혈, 백혈병, 혈우병, 성병)
• 지체부자유자, 정신질환자로 증상이 심한 사람

020 후천성 얇은 막
• 치아를 산으로부터 보호한다.
• 치면세균막 형성의 핵물질이다.

021 건강한 치은의 특징
- 핑크빛 또는 산호색
- 멜라닌 색소의 침착(정상)
- 점몰현상이 있음
- 치은열구의 깊이가 3mm 이내
- 탐침 시 출혈 X

022 촉진(Papation)은 손가락을 이용하여 조직을 압박 또는 이동시키면서 경결감이나 크기 등 모든 비정상적인 상태를 인지해 내는 방법이다.

023 Yellow stain
- 구강관리가 소홀할 때 음식물에 의해 착색이 발생한다.
- 치면세균막이 분포하고 있는 주위에 희미한 노란색이 착색된다.

024 치경부마모(Cervical abrasion)는 Abr 또는 >, <으로 표기한다.

025 상악 시술 시 환자자세
- Supine position으로 환자의 머리와 무릎이 같은 높이로 위치한다.
- 조명은 환자의 가슴 위에서 상악을 향하도록 조정한다.

026 Hoe Scaler

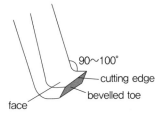

- 대량의 치은연상치석과 착색물 제거 시 사용한다.
- 작동부의 큰 치수로 치주낭 내의 단단한 치석이나 인접면의 치석을 제거하기 어렵다.
- 날의 각도를 90°로 하고 치아에 수직방향의 동작으로 끌어당긴다.
- tip이 둥글지 않아서 손상을 주므로 치은연하치석 제거 시 사용하지 않는다.

027 탐침(Explorer)
- 가늘고 유연성이 있으며 날카로운 끝을 가진다.
- 탈회된 치아와 우식치아를 발견하거나 충전물의 결함 여부를 관찰한다.
- 치은연하의 치석 여부를 확인하거나 치아 형태의 이상 여부를 관찰한다.

028 기구연마의 시기
- 기구 사용 시 기구가 치면에서 미끄러질 때
- 치면이 활택되는 느낌이 없을 때
- cutting edge가 무디어졌다고 느낄 때
- 보통 한두 번 치면세마 후에 시행

029 ① tip이 크고 둔하다.
② 기구연마가 필요 없다.
③ 치아장축에 평행하게 tip을 적용한다.
④ 크고 단단한 침착물과 심한 외인성 착색을 쉽게 제거할 수 있다.

030 소독이란 아포를 형성하는 병원균을 제외한 모든 병원균을 최소한으로 감소시키며 번식을 억제하는 것이다.

031 그레이시 큐렛(Gracey curette)
- 치은연하치석 제거나 치근활택을 하는 데 매우 효과적이다.
- 2개의 절단연이 만나 둥근 toe를 이룬다.
- 기울어진 쪽 1개의 날만 사용 가능하다.
- 단면은 반원형으로 둥근 배면을 이룬다.
- 작업각도는 60~70°로 한다.

032 ② 기구동작 : 수직동작, 사선동작
③ 조명등 : 환자의 머리 위
④ 환자자세 : modified supine position
⑤ 시술기구 : sickle scaler

033 치면연마 시 술자는 보안경을 착용하고 환자는 에이프런을 착용한다.

034 기구삽입(Insertion)
- 기구의 손잡이를 치아 장축과 평행하게 하여 아주 작은 작동거리로 비스듬히 삽입한다.
- working stroke을 위해 blade를 45~90°로 한다.

035 가압증기멸균법
- 장 점
  - 많은 기구를 한 번에 멸균할 수 있다.
  - 침투력이 좋으며 물, 화학용액, 배지의 멸균에 좋다.
- 단 점
  - 금속의 녹과 부식을 일으킨다.
  - 기구의 절단면을 무디게 한다.
  - 별도의 멸균 후 건조과정을 거쳐야 한다.
  - 비교적 멸균시간이 길다.

036 치근활택술 후 주의사항
- 당분간 자극적이거나 단단한 음식을 삼간다.
- 적절한 칫솔질과 치은 마사지를 통한 치은자극을 통해 회복을 촉진한다.
- 항세균제나 생리식염수로 양치하도록 권장한다.
- 뜨겁거나 찬 음식과 당분이 많은 음식은 치아에 과민반응을 증가시킨다.

037 ① 입자크기는 작을수록 연마력이 높아진다.
② 마모저항성이 클수록 연마속도가 빠르다.
④ 치면에 잘 부착되어야 한다.
⑤ 치은열구 내에도 잘 들어가야 한다.

038 ① 경우에 따라 사전 약 복용 여부를 판단한다.
② 진료시간을 최대한 짧게 한다.
③ 당뇨병 환자의 경우 자주 당분섭취를 할 수 있게 한다.
⑤ 갑작스러운 자세변화는 기립성 저혈압을 초래한다.

039 ② 가시광선은 원자를 전리시키지 못한다.
③ 가시광선은 눈에 보인다.
④ X선은 전장이나 자장에 의해 굴절되지 않는다.
⑤ 가시광선은 X선 필름에 대한 감광작용이 있다.

040 광전효과란 X선 광자가 물질에 흡수되는 현상으로 X선 광자의 에너지가 전자의 결합에너지와 같거나 다소 클 때 발생하는 현상이다.

041　① 산란선 : 물체를 통과하는 동안 일차방사선이 원래의 방향으로부터 편향된 방사선

　　　③ 이차방사선 : 일차방사선이 진행되는 동안에 투과하는 물체나 환자에서 발생하는 방사선

　　　④ 유용방사선 : 일차방사선 중에서 조사창과 여과기, 시준기를 통해 방출된 방사선

　　　⑤ 중심방사선 : 유용방사선의 정중앙을 지나는 방사선

042　① 관전류 감소

　　　② 노출시간 감소

　　　③ 물체의 밀도 증가

　　　④ 물체의 두께 증가

043　• 선예도 : 물체의 외형을 정확하게 재현할 수 있는 능력

　　　• 해상력 : 서로 인접한 작은 피사체를 식별하는 능력

044　교익필름

　　　• 치간인접면, 인접한 치아면을 검사하는 데 유용하다.

　　　• 종이 재질의 날개 또는 탭을 부착하여 환자에게 물려 촬영한다.

045　교익촬영의 목적

　　　• 치수강 검사

　　　• 충전물의 적합도 검사

　　　• 치주질환 유무 및 정도 평가

　　　• 상·하악 치아의 교합관계 검사

　　　• 치아우식증의 치수 접근도 검사

　　　• 초기 인접면 치아우식증 및 재발성 치아우식증 검사

046　등각촬영법

　　　• 장 점

　　　　– 평행촬영법으로 어려움이 있는 환자에게 적용 가능하다.

　　　　– 단조사통으로 노출시간을 감소시킨다.

　　　• 단 점

　　　　– 수직각을 정확히 맞추기가 어려워 상의 연장이나 축소가 일어날 수 있다.

　　　　– 상악 관골돌기가 낮거나 돌출된 환자의 경우 치근단 평가가 어려울 수 있다.

　　　　– 손가락으로 필름 유지 시 손가락이 일차방사선에 불필요하게 노출될 수 있다.

047 파노라마촬영의 목적
- 제3대구치, 매복치의 평가
- 치아 및 치아 주위 조직의 전반적인 평가
- 악골질환, 병소 등의 평가
- 큰 병소의 이환범위 평가
- 외상에 의한 악안면 골절 평가
- 치아 및 악골 발육과정 이상 유무 평가
- 상악동 평가
- 측두하악관절 평가

048 방사선 불투과성으로 나타나는 구조물
비중격, 관골돌기, 관골궁, 이극, 이융선, 근돌기, 법랑질, 상아질, 치조정, 백악질, 치조백선, 해면질골 등

049 ① 치근단 촬영 시 관구를 잡지 않는다.
② 환자의 손가락으로 필름을 고정한다.
③ 방사선원과 환자로부터 떨어져 있는다.
⑤ 연간 방사선 노출허용선량이 50mSv를 넘지 않도록 한다.

050 ② 흑화도와 대조도가 적절해야 한다.
③ 포그와 산란선이 없어야 한다.
④ 인식점은 교합면측에 위치하여야 한다.
⑤ 치근단을 촬영할 때 필름의 끝을 치근과 최소한 2mm 정도의 치근단부위 골이 관찰될 수 있게 한다.

051 방사선 감수성
- 고감수성 : 점막, 림프조직, 골수, 고환, 소장, 대장
- 중등도 감수성 : 폐, 신장, 간, 미세혈관, 성장 중인 연골과 골, 타액선
- 저감수성 : 신경세포(뉴런), 근육세포, 눈의 수정체, 성숙 적혈구

052 치근단낭
- 장기간에 걸쳐 진행되며 대부분 치아와 관련한 낭으로 전형적으로 무증상이다.
- 방사선 사진상으로 종양과 낭을 뚜렷이 구별은 어려우나 비교적 경계가 명확하고 경계부가 피질골로 싸여 있는 경향이 있다.

053 디지털촬영

장 점	• 높은 해상도 • 노출량 감소 • 빠른 영상 조회 • 장비와 필름에 대한 경비 절감 • 효율성 증대 • 효율적인 환자교육용 도구
단 점	• 초기 설치 비용 • 구내 센서 크기 • 감염 방지

054 여과기
- 저에너지, 장파장 제거, X선 형성에 도움을 주는 역할
- 고유여과 : X선관의 유리관, 절연유, 타겟 자체, 조사창
- 부가여과 : 알루미늄판 부가에 의해서 여과를 증가시킴
- 총여과 : 고유여과 + 부가여과

055 텅스텐 타겟
음극 필라멘트에서 방출된 전자를 X선 광자로 발생시키는 초점이다.

056 할로겐화은 결정은 가시광선에 대해 감광작용이 일어나며, 방사선 또는 빛에 민감하다.

057 절연유는 전기절연 작용과 X선관의 냉각작용을 담당하여 X선관에서 발생된 열을 기름이 흡수해 다시 관구 밖으로 방출한다.

058 관구이동법

Clark 법칙	Richard 법칙
• 근관의 협설적 위치관계 파악 • 동일한 위치의 필름 • 수평각에 변화를 주어 촬영	• 하악관의 협설적 위치관계 파악 • 동일한 위치의 필름 • 수직각에 변화를 주어 촬영

059 국소마취 후 전신적 합병증으로 독작용, 알레르기 반응, 실신이 있다.

060　발치의 금기증
- 염증 증상이 심한 시기
- 악성질환이 있는 부위의 치아
- 골절선상의 치아
- 항암치료를 위해 방사선 조사를 받는 악골

061　조대술(개창법)
- 낭종의 크기가 크거나 인접구조물의 손상이 우려되는 경우(하마종)
- 장점 : 상악동이나 비강의 누공 유발과 신경혈관 속의 손상위험 없음, 골삭제 적음
- 단점 : 치유가 늦음, 시술 후 장기적인 드레싱 요구, 종양으로의 이행가능성, 재발가능성

062　① 치아가 재식된 치조와에 부가적인 손상이 가해지지 않도록 소파해선 안 된다.
② 치아 재식 후 치근흡수나 치수괴사의 소견이 관찰되는 경우 근관치료를 시행한다.
③ 치주인대를 보존하기 위하여 절대 치근표면을 건드리거나 문지르면 안 된다.
④ 탈구된 치아의 재식성공률은 30분 이내가 가장 좋다.

063　② 남녀별로는 남성에게서 훨씬 많다.
③ 연령별로는 청소년에게서 많이 나타난다.
④ 상악전치부에서 가장 호발한다.
⑤ 악골골절의 원인으로는 외상성 골절이 가장 많다.

064　② 안면부 타박상의 경우 초기 냉찜질을 시행한다.
③ 좌상의 처치는 냉찜질을 우선적으로 시행한다.
④ 찰과상의 경우 피부표면을 노출시키면 안 된다.
⑤ 2도 화상의 경우 수포가 형성되기 때문에 냉습포를 하고 수포 속의 조직액을 배출시킨다.

065　케네디(Kennedy) 분류법
- Class Ⅰ : 양측성 치아 결손부위가 잔존치의 최후방에 위치
- Class Ⅱ : 편측성 치아 결손부위가 잔존치의 최후방에 위치
- Class Ⅲ : 편측성 치아 결손부위가 잔존치의 중앙에 위치
- Class Ⅳ : 치아결손부가 정중선을 중심으로 단순하게 위치

066　① 반대쪽 동명치아나 근접치아 색에 최대한 맞춘다.
② 치면은 물기가 있는 상태에서 색조를 선택한다.
④ 명도를 먼저 맞춘 후 채도를 맞춘다.
⑤ 색 선택 시 영향을 미치는 환경(예 립스틱, 스카프 등)을 모두 제거한다.

067 금속도재관

적응증	금기증
• 교합력을 적게 받는 전치 • 심미성을 중요시 여기는 환자 • 파절, 우식치, 변색치 • 최대의 유지가 요구될 때 • 국소의치의 지대치 • 연결부위가 긴 가공치	• 치관길이가 짧고 치수가 큰 치아 • 설면이 매우 오목하고 설면결절이 없는 치아 • 치경부가 심하게 좁혀진 치아 • 과교합, 반대교합, 절단면교합 • 이갈이 등의 비정상적인 습관을 가진 환자

068 전부금속관(full metal crown)

장 점	단 점
• 치경부의 적합도 양호 • 도재보다 치질삭제량이 적음 • 교합력의 회복이 우수 • 시술과정이나 기공과정이 쉽고 간단 • 제작이 간편 • 유지력이 좋음 • 치아형태 재현성이 우수	• 심미적으로 불리(금속노출) • 치아전체 삭제로 인한 치수, 치은에 대한 자극 가능성 • 전기치수검사 어려움 • 2차 우식의 조기발견 어려움

069 개상이란 인공치를 보존하면서 새로운 재료로 의치상을 전부 교환하는 것이다.

070 ① 취침 시엔 치조점막을 안정시키도록 의치를 빼둔다.
③ 변형의 우려가 있기에 끓는 물에 소독은 금한다.
④ 통증이 있는 경우 최대한 착용을 한 후 내원하여 조정받도록 한다.
⑤ 자가수리 시 변형과 파절의 우려가 있기에 내원하여 조정받도록 한다.

071 직접 치수복조술(Direct Pulp Capping)이란 영구치의 치수가 약간 노출된 경우, 노출부위에 재생 상아질 형성을 촉진하는 약제를 도포하여 치수를 보호하는 술식이다.

072 차아염소산나트륨(NaOCl)은 근관치료 시 근관 내의 괴사된 조직을 용해시키고, 항균작용과 세정작용을 일으킨다. 단점은 불쾌한 냄새와 막, 의복 변색 등이 있다.

073 ① 열전도율이 낮아야 한다.
② 열과 전기에 불량도체이어야 한다.
④ 타액에 의한 불용해성을 가져야 한다.
⑤ 자연치와 비슷한 강도와 경도를 지녀야 한다.

074 근관 탐침(endodontic explorer)은 근관의 입구를 찾기 위한 탐사용 기구이다.

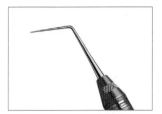

075 전기치수검사란 치아에 약한 전류를 흘려 전기저항을 이용하여 치수의 반응정도를 측정하는 검사이다.

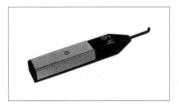

076 ① 강도가 자연치와 유사하여 교합압에 파절되지 않는다.
③ 임시 충전이 필요하다.
④ 타액에 부식되지 않는다.
⑤ 수복할 부위가 큰 경우 적용하는 것은 레진인레이에 대한 내용이다.

077 ② 치근이 미완성이며 짧고 근단공이 열려있다.
③ 절치의 절연결절이 뚜렷하다.
④ 2차상아질은 형성되지 않았다.
⑤ 치수강이 크며 치수각이 돌출되어 있어 치수노출 위험이 높다.

078 ① 소멸법 : 좋지 않은 행동이 지속적으로 나타날 때 아예 무시하고 방치해 둠으로써 그 반응을 점차 소멸시키는 방법
③ 탈감작법 : 치료계획 수립 시 가장 간단하고 무섭지 않은 술식부터 단계별로 노출하여 아이의 협조를 구하는 방법
④ 상징모방법 : 모방욕구가 강한 아이들의 심리를 이용한 방법으로 실제 잘하는 아이의 모습이나 영상 등이 상징적 모델로 주로 사용
⑤ 말-시범-행동(tell-show-do) : 무엇을 할 것인지 설명하고 시술에 사용되는 기구를 만져보게 한 후 시행하는 방법으로 행동조절 시 문제가 될 수 있는 불안요소를 단계적으로 적용하여 공포나 불안을 극복시키는 방법

079 직접 치수복조(Direct Pulp Capping)

외상 또는 연화상아질을 제거하는 과정에서 직경 1mm 이내의 작은 치수노출이 된 경우 치수의 생활력과 기능을 유지시킬 때 적용한다. 수산화칼슘제제(calcium hydroxide)를 적용하면 생활력이 유지된 치근부 치수에 의해 치근단이 생리적으로 발육되어 완성된다.

080 ① 발치 후 하루는 유동식을 섭취하도록 한다.
② 거즈는 30분 이상 물고 있도록 한다.
③ 항생제나 진통제는 필요에 따라 투여한다.
④ 출혈이 멈추지 않을 시엔 멸균된 거즈로 압박한다.

081 Distal shoes

제1대구치가 맹출하기 전 제2유구치가 조기상실이 되었을 때 사용한다. 제1대구치가 Distal shoe의 원심면을 따라 맹출이 완료되었을 때, 장착된 Distal shoe의 Vertical bar 부분이 제2소구치의 맹출에 장애가 되기 때문에 장치를 제거하고 Crown and loop로 변경한다.

082 청각장애아의 치과치료 시 유의사항
• 보청기나 수화 등 적절한 의사소통 방법을 확보한다.
• 환자가 직접 진료자의 입을 볼 수 있도록 배려한다.
• 과장된 안면표정은 오히려 전달이 어려울 수 있기 때문에 보통 음성으로 자연스럽게 말하는 것이 좋다.
• 술자의 표정관리가 중요하며 러버댐이나 소공포로 인해 환자의 시야가 가려지지 않도록 해야 한다.
• 핸드피스나 초음파기구 사용 시에는 보청기를 끄거나 음량을 낮추도록 한다.

083 ① 점몰이 나타나지 않는다.
② 건강한 경우 선홍색을 띤다.
③ 치은열구를 포함한다.
④ 치조골에 단단하게 부착되어 있는 것은 부착치은이다.

084 치은열구액의 기능
• 치은열구의 하부 결합조직으로 나오는 삼출액
• 면역작용(백혈구에 의해 항체함유)
• 항균작용
• 열구 내 여러 물질을 씻어내는 자정작용
• 부착상피와 치아의 부착을 도움
• 치은연하치태의 성장에 영양분을 제공하는 세균의 배지로 작용

085 ① 규칙적인 칫솔질로 치태관리를 한다. - 자가관리
② 병변이 보이면 플라스틱탐침으로 조사한다.
③ 치조골 소실 시 외과적 처치를 시행한다. - 술자처치
④ 임플란트 상부구조를 해체하여 치태를 제거한다. - 술자처치

086 고혈압 환자의 치주치료 시 주의사항
- 스트레스와 불안 감소
- 갑작스러운 자세 변화 금지
- 치료시간 짧게, 오전에 예약
- 감염예방을 위한 항생제 투약
- 외과적 처치 후 과도한 출혈 예상
- 국소마취제(에피네프린 함유) 사용금기

087 치근활택술이란 치근 표면의 변질된 부분이나 세균 등을 제거하고, 치근 표면의 불규칙한 면을 매끄럽게 하며, 세균 및 내독소를 감소시키는 술식이다.

088 치주농양의 분류

구 분	급성치주농양	만성치주농양
동 통	심한 통증, 방사상 통증	계속되는 막연한 동통
치 은	붉고 윤택을 가진 종창된 표면	적고 둥근 누공을 가짐
타진반응	예민함	있을 수도, 없을 수도 있음
치아동요	있 음	약간 솟은 기분
전신적 반응	체온이 다소 상승하며 임파선염 가능성 있음	특별한 증상 X
삼출물	농양이 둥근 모양으로 감지	농양이 간헐적으로 반복 배농
방사선소견	특이한 변화 X	치근벽을 따라 방사선 투과상

089 종자골(sesamoid bone)
수완부 방사선 사진(hand wrist radiograph)이 자주 이용되고, 사진상에 엄지(first finger)의 종자골(sesamoid bone)이 출현하면 비슷한 시기나 1~2년 늦게 신장의 최대 증가가 나타난다.

090 Angle의 부정교합 분류
- Ⅰ급 부정교합 : 상하악 치열궁이 정상적인 근원심관계에 있으나 다른 치아에 이상이 있는 부정교합 상태를 말한다.
- Ⅱ급 부정교합 : 상악 치열궁에 대해 하악 치열궁이 정상보다 원심에 있는 것을 말한다.
- Ⅲ급 부정교합 : 상악 치열궁에 대해 하악 치열궁이 정상보다 근심에 있는 것을 말한다.

091 매튜 플라이어(Mathew pliers)는 결찰 플라이어로 와이어와 브라켓을 결찰할 때 사용한다.

092 튜브브라켓(Tube bracket)

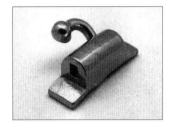

브라켓과 마찬가지로 고정식 장치의 와이어를 치아에 고정시키기 위한 것으로 최후방 구치에 사용하는 것이다. 와이어 굵기에 따라 튜브의 종류도 다양하다.

093 ③ 스크류(Screw) : 나사의 조절에 의해 간격이 확장
① 밴드(Band) : 해당 치아에 교정력을 더 주어야 할 때 단단히 고정하기 위함
② 튜브(Tube) : 브라켓과 동일하나 최후방 구치에 주로 사용
④ 브라켓(Bracket) : 슬롯과 윙으로 구성되어 치면에 고정해 와이어로부터 교정력을 받음
⑤ 치간이개 와이어(Separating wire) : 인접 치아와의 간격을 벌리기 위함

094 ③ 액티베이터(Activator) : Ⅱ급 부정교합 적용 시 하악골의 성장을 촉진. 구강 악습관 조절
① 헤드기어(Headgear) : 하악골의 전하방 성장 억제(Ⅱ급 부정교합)
② 립 범퍼(Lip bumper) : 전치 순면의 입술 기능압 개선
④ 프랑켈 장치(Frankel appliance) : 상순과 협근의 근육을 차단. 상악 성장을 촉진
⑤ 트윈블록 장치(Twin block appliance) : 상ㆍ하악 장치 간에 있는 아크릴 블록의 경사면에 의해 하악골의 위치를 유도

095 인산아연시멘트(ZPC)
• 냉각된 혼합판에서 섞을 시 작업시간 연장
• 반응 초기 산도 낮음
• 상아질과 열전도율 유사
• 물 첨가 시 경화시간 빨라짐

096 글래스아이오노머시멘트의 용도
• 제1형 : 금속, 계속가공의치의 접합용
• 제2형 : 전치부 수복용, core 제작
• 제3형 : 치면열구전색용, 기저재, 이장재
• 치경부 마모, 미란, 특발성 침식증의 수복

097 아말감의 압축강도 증가방법

- 혼합시간을 정확히 지켜야 한다.
- 제조자가 제시하는 수은과 합금의 비를 정확히 지켜야 한다.
- 재래형은 응축압을 충분히 주어야 한다.
- 구상형은 가벼운 응축압에도 충분한 강도를 얻을 수 있다.
- 연화 후 응축시간을 단축하면 강도가 증가된다.

098 크립(creep)

- 재료의 영구변형을 일으키는 항복하중 이하의 작은 하중을 지속적·반복적으로 받아 시간이 경과함에 따라 영구변형이 일어나는 현상이다.
- 다른 금속에 비해 아말감의 크립이 큰 편이다.

099 열전도율

- 치과수복물의 열전도율은 낮을수록 좋다.
- 금합금 > 아말감 > 인상아연시멘트 > 복합레진 > 치과용 세라믹 > 법랑질 > 상아질 > 의치상용 레진

100 석고의 경화를 지연시키는 요인

- 2%의 붕사
- 다량의 NaCl
- 콜로이드계 성분(아가, 알지네이트)
- 체액, 혈액, 타액 등

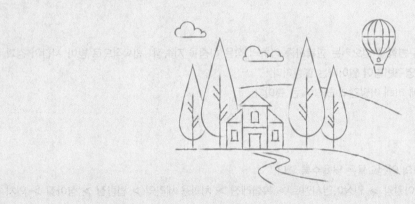

지식에 대한 투자가 가장 이윤이
많이 남는 법이다.

– 벤자민 프랭클린 –

5회

정답 및 해설

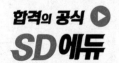

1	2	3	4	5	6	7	8	9	10	11	12	13	14	15	16	17	18	19	20
④	⑤	⑤	③	②	③	⑤	①	②	⑤	④	②	③	③	⑤	⑤	①	③	②	⑤
21	22	23	24	25	26	27	28	29	30	31	32	33	34	35	36	37	38	39	40
④	③	④	③	④	③	①	③	②	①	②	②	④	②	⑤	③	①	②	④	④
41	42	43	44	45	46	47	48	49	50	51	52	53	54	55	56	57	58	59	60
①	④	④	③	③	④	③	②	②	④	④	②	④	②	②	④	③	①	①	④
61	62	63	64	65	66	67	68	69	70	71	72	73	74	75	76	77	78	79	80
⑤	⑤	④	②	③	③	③	⑤	④	①	③	②	③	④	④	④	④	①	②	⑤
81	82	83	84	85	86	87	88	89	90	91	92	93	94	95	96	97	98	99	100
②	②	②	①	⑤	②	①	③	⑤	③	⑤	⑤	④	④	①	②	①	①	④	④

의료관계법규

001 광고의 심의(의료법 제57조 제1항)
- 신문, 인터넷신문 또는 정기간행물
- 현수막, 벽보, 전단 및 교통시설, 교통수단에 표시되는 것
- 전광판
- 대통령령으로 정하는 인터넷 매체
- 대통령령으로 정하는 광고매체

002 상급종합병원(의료법 제3조의4 제1항)
- 20개 이상의 진료과목을 갖추고 각 진료과목마다 전속하는 전문의를 둘 것
- 전문의가 되려는 자를 수련시키는 기관일 것
- 보건복지부령으로 정하는 인력·시설·장비 등을 갖출 것
- 질병군별 환자구성 비율이 보건복지부령으로 정하는 기준에 해당할 것

003 진단용 방사선 발생장치를 설치 · 운영하려는 의료기관은 보건복지부령으로 정하는 바에 따라 시장 · 군수 · 구청장에게 신고하여야 하며, 보건복지부령으로 정하는 안전관리기준에 맞도록 설치 · 운영하여야 한다(의료법 제37조 제1항).

004 의료인은 대통령령으로 정하는 바에 따라 최초로 면허를 받은 후부터 3년마다 그 실태와 취업상황 등을 보건복지부장관에게 신고하여야 한다(의료법 제25조 제1항).

005 종합병원 · 병원 · 치과병원 · 한방병원 · 요양병원 또는 정신병원을 개설하려면 시 · 도 의료기관개설위원회의 심의를 거쳐 보건복지부령으로 정하는 바에 따라 시 · 도지사의 허가를 받아야 한다. 이 경우 시 · 도지사는 개설하려는 의료기관이 시설기준에 맞지 아니하는 경우나 기본시책과 수급 및 관리 계획에 적합하지 아니한 경우에는 개설허가를 할 수 없다(의료법 제33조 제4항).

006 의료기사, 보건의료정보관리사 및 안경사의 자격 · 면허 등에 관하여 필요한 사항을 정함으로써 국민의 보건 및 의료향상에 이바지함을 목적으로 한다(의료기사 등에 관한 법률 제1조).

007 의료기사의 종류(의료기사 등에 관한 법률 제2조 제1항)
임상병리사, 방사선사, 물리치료사, 작업치료사, 치과기공사, 치과위생사

008 국가시험 응시제한의 기준(의료기사 등에 관한 법률 시행규칙 별표2)

1회	• 시험 중 대화, 손동작 · 소리 등으로 서로 의사소통을 하는 행위 • 허용되지 아니한 자료를 가지고 있거나 이용하는 행위
2회	• 시험 중 다른 응시자의 답안지 · 문제지를 엿보고 답안지를 작성하는 행위 • 시험 중 답안을 알려주거나 엿보게 하는 행위 • 도움을 받아 답안 작성 또는 다른 응시자 답안 작성을 도와주는 행위 • 다른 응시자와 답안지를 교환하는 행위 • 시험 중 비허용 전자장비, 통신기기, 전자계산기 등을 사용하여 답안을 전송 및 작성하는 행위 • 시험 중 시험문제 내용과 관련된 물건을 교환하는 행위
3회	• 대리시험을 치르거나 치르게 하는 행위 • 사전에 시험문제 또는 답안을 타인에게 알려주거나 알고 시험을 치른 행위

009 보건복지부장관은 면허증의 발급 신청을 받았을 때에는 그 신청인에게 면허증 발급을 신청받은 날부터 14일 이내에 면허증을 발급하여야 한다(의료기사 등에 관한 법률 시행규칙 제12조 제3항).

010 폐업 등의 신고(의료기사 등에 관한 법률 제13조)

치과기공소 또는 안경업소의 개설자는 폐업을 하거나 등록사항을 변경한 경우에는 보건복지부령으로 정하는 바에 따라 지체 없이 특별자치시장 · 특별자치도지사 · 시장 · 군수 · 구청장에게 신고하여야 한다.

011 수수료 등(지역보건법 제25조)
- 지역보건의료기관은 그 시설을 이용한 자, 실험 또는 검사를 의뢰한 자 또는 진료를 받은 자로부터 수수료 또는 진료비를 징수할 수 있다.
- 수수료와 진료비는 보건복지부령으로 정하는 기준에 따라 해당 지방자치단체의 조례로 정한다.

012 시 · 도지사 또는 시장 · 군수 · 구청장은 지역보건의료계획을 수립하는 경우에 그 주요 내용을 시 · 도 또는 시 · 군 · 구의 홈페이지 등에 2주 이상 공고하여 지역주민의 의견을 수렴하여야 한다(지역보건법 시행령 제5조 제3항).

013 비용의 보조(지역보건법 제24조)
- 국가와 시 · 도는 지역보건의료기관이 설치와 운영에 필요한 비용 및 지역보건의료계획의 시행에 필요한 비용의 일부를 보조할 수 있다.
- 설치비와 부대비 : 2/3 이내
- 운영비 및 지역보건의료계획의 시행비 : 1/2 이내

014 교육훈련의 대상 및 기간(지역보건법 시행령 제19조)
- 기본교육훈련 : 해당 직급의 공무원으로서 필요한 능력과 자질을 배양할 수 있도록 신규로 임용되는 전문인력을 대상으로 하는 3주 이상의 교육훈련
- 직무 분야별 전문교육훈련 : 보건소에서 현재 담당하고 있거나 담당할 직무 분야에 필요한 전문적인 지식과 기술을 습득할 수 있도록 재직 중인 전문인력을 대상으로 하는 1주 이상의 교육훈련

015 시 · 도지사 또는 시장 · 군수 · 구청장은 지역주민의 건강 증진을 위하여 지역보건의료계획을 4년마다 수립하여야 한다(지역보건법 제7조 제1항).

016 국민의 구강보건에 관하여 필요한 사항을 규정하여 구강보건사업을 효율적으로 추진함으로써 국민의 구강질환을 예방하고 구강건강을 증진함을 목적으로 한다(구강보건법 제1조).

017 구강건강실태조사 등의 시기 및 방법(구강보건법 시행령 제4조)
- 국민구강건강실태조사는 구강건강상태조사 및 구강건강의식조사로 구분하여 실시하되, 3년마다 정기적으로 실시하여야 한다.
- 구강건강상태조사 및 구강건강의식조사는 표본조사로 실시하되, 구강건강상태조사는 직접 구강검사를 통하여 실시하고, 구강건강의식조사는 면접설문조사를 통하여 실시한다.
- 규정된 사항 이외의 필요한 사항은 질병관리청장이 따로 정한다.

018 ① 연 2회 이상 상수도시설 현장을 방문하여 점검한다.
② 주 1회 이상 수도꼭지 불소농도를 측정하고 기록한다.
④ 불소화합물 첨가시설 점검결과를 사업관리자에게 보고한다.
⑤ 측정불소농도가 허용범위를 벗어난 경우 상수도사업소장에게 통보한다.

019 불소용액의 농도 등(구강보건법 시행규칙 제10조)

매일 1회 양치	0.05% 불소 용액
주 1회 양치	0.2% 불소 용액
유치원 아동	보통 1회에 1인당 5mL
초등학교 아동	보통 1회에 1인당 10mL

020 상수도사업소장의 업무(구강보건법 시행규칙 제7조 제1항)
- 불소화합물 첨가
- 불소농도 유지
- 불소농도 측정 및 기록(1일 1회 이상)
- 불소화합물 첨가시설의 운영 · 유지관리
- 불소화합물 첨가 담당자의 안전관리
- 불소제제의 보관 및 관리

021 비구개신경

비중격을 따라 이동하며, 비중격 조직뿐만 아니라 전 경구개와 상악전치의 구개측 치은의 감각을 담당한다.

022 이하선만 유일하게 순수 장액선 타액을 분비한다.

023 외측익돌근
- 기시와 정지가 상부, 하부로 나뉜다.
- 개구운동과 측방운동에 관여한다.

024 고삭신경
- 안면신경의 작은가지로 악하선과 설하선의 원심성 부교감신경이다.
- 설체의 2/3를 담당하며 미각을 전달한다.

025 대구개공
- 구개골의 후외측에 위치하며, 주로 상악 제3대구치의 치근단 쪽에 위치한다.
- 대구개신경과 혈관들이 지나간다.
- 큰 입천장을 국소전달마취를 하고자 할 때 마취바늘의 자입점이 되는 곳이다.

026 대구개신경
- 점막골막과 전경구개뼈 사이에 위치해 있다.
- 후경구개와 후설측 치은의 지각정보를 담당한다.

027
- 안면신경은 악하선과 설하선에 관여하며 선분비에 관여하는 두 신경가지를 가지고 있다.
- 고삭신경은 악하신경절과 연결되어 있으며 주 목표 기관은 이하선이다.

028
① 설면이 발달되었다.
② 우각상징이 뚜렷하다.
④ 풍융도는 중절치보다 더 크다.
⑤ 치경선 만곡도는 중절치보다 낮다.

029 상악 제1소구치의 교합면과 근심면에서 변연융선의 법랑질층에 소결절이 형성되는데 이를 개재결절
이라 부른다.

030 ② 순면이 소구치와 유사하다.
③ 첨두가 근심에 위치하고 있다.
④ 근심절단연이 원심절단연보다 짧고 경사도도 완만하다.
⑤ 원심절단우각은 근심절단우각보다 치경부측에 가깝고 더 둔각이다.

031 ① 제1소구치보다 크다.
③ 3교두형에서 Y형 설측구가 존재한다.
④ 협측 교두정이 약간 근심에 위치하여 근심교합연보다 원심교합연이 길게 나타난다.
⑤ 원심변연융선이 근심변연융선보다 낮다.

032 ① 카라벨리결절은 나타나지 않는다.
③ 교합면에서 횡주융선을 형성한다.
④ 5개의 교두와 2개의 치근을 가지고 있다.
⑤ 근원심폭이 협설폭보다 크게 나타난다.

033 ① 유치의 치관은 치근에 비해서 짧다.
② 유치의 치관은 영구치보다 근원심으로 넓다.
③ 상악 제2유구치와 상악 제1대구치가 비슷하다.
⑤ 유견치의 첨두는 원심을 향하고 견치의 첨두는 근심을 향한다.

034 다근치(Multiple root)
• 1개의 치관에 3개 이상의 치근을 가진다.
• 상악 대구치와 상악 유구치에서 나타난다.

035 중층편평상피
피부의 표피, 구강점막, 구강, 인두, 식도, 항문, 질 등 기계적 자극이 가해지는 곳이다.

036 종상기(종시기)
• 분화가 가장 활발히 일어나는 시기이다.
• 법랑기 내에서 4개의 층으로 분화한다(내치상피, 외치상피, 성상세망, 중간층).
• 치유두는 2개의 세포형태로 분화한다.

037 ② 법랑질은 혈관과 신경이 존재하지 않는다.

③ 손상된 경우 스스로 회복이 불가능하다.

④ 법랑질의 단백질은 법랑단백질로 구성된다.

⑤ 법랑질은 무기질과 유기질, 수분으로 구성된다.

038 일차상아질

• 치근단공이 완성되기 이전에 만들어진 상아질이다.

• 이차상아질보다 빠르게 만들어졌으며 더 광화되어 있다.

039 ① 치경부로 갈수록 얇아진다.

② 석회화되어 있어 치수로부터 영양공급을 받지 않는다.

③ 다근치의 치근 분기부가 가장 두껍다.

⑤ 치근을 덮고 있는 경조직이며 혈관은 없다.

040 ① 삼차상아질은 손상에 의해 형성된다.

② 상아모세포에 의해 형성된다.

③ 경도가 높지 않으며 일생에 걸쳐 계속 형성된다.

⑤ 일차상아질에 비해 상아세관의 주행이 불규칙적이다.

041 치유두는 치아 속 부분인 상아질과 치수조직을 만든다.

042 ① 마취는 병변 주위에 주사한다.

② 조직겸자나 지혈겸자 등의 기구에 의한 조직변형이 일어나지 않도록 주의한다.

③ 괴사된 조직은 피한다.

⑤ 절개한 조직은 10% 중성 포르말린 용액이 담긴 병에 보관한다.

043 칸디다증

• 유아, 노인, 당뇨병 환자(면역력이 약한 사람)에게 호발한다.

• 구강에 상주하고 있는 곰팡이의 일종인 *Candida albicans*가 증식하는 질환이다.

• 면역억제제를 장기간 사용 시 발생한다.

044 함치성낭

• 퇴축법랑상피에서 유래하는 낭종이다.

• 하악 제3대구치에서 많이 발생한다.

• 내강에 매복치의 치관을 함유한다.

045 유착치
- 두 개의 인접한 치아가 시멘트질에 의해서만 결합한다.
- 원인은 치아밀집 현상이나, 외상에 의해 시멘트질이 침착되어 발생한다.
- 위턱 큰어금니와 인접한 덧치아 사이에서 호발한다.

046 갑상샘항진증(갑상선기능항진증)
- 갑상샘호르몬이 과도하게 분비되는 것이다.
- 여성에게 좀 더 흔하며, 갑상샘을 비정상적으로 자극하는 그레이브스병이 원인이다.
- 얼굴과 손바닥이 빨개지고, 땀이 나며, 머리털이 가늘어지고, 손톱과 발톱이 연화되며, 안구돌출, 불안감, 쇠약감 등이 나타난다.

047 섬유종
- 양성 비상피성 종양이다.
- 국소적 자극이나 손상에 반응하여 증식한다.

048 급성치수염
- 급성장액성 치수염
  - 단 음식, 신 음식, 찬 음식에 강한 통증
  - 자극이 사라지면 통증도 사라짐
  - 동요도나 타진반응 X
- 급성화농성 치수염
  - 자발통, 지속적 통증, 발산통, 박동통
  - 매우 심한 통증
  - 뜨거운 자극 통증 ↑, 냉자극 ↓

049 세포막
- 외부환경과의 사이를 구분한다.
- 물질이동의 통로역할을 한다.
- 외부자극을 수용한다.
- 동종세포와 이종세포를 식별해주는 기능이 있다.

050 칼시토닌은 혈액 속의 칼슘 농도가 정상치보다 높을 때 그 양을 저하시키는 작용을 한다.

051 쇼그렌증후군
- 질환을 가진 대다수의 환자가 구강건조증을 가장 큰 고통으로 호소한다.
- 타액분비 감소로 저작 · 연하곤란, 맛감각장애, 궤양형성, 구강통증 등의 증상이 나타난다.

052 확 산
평형농도에 도달할 때까지 진행되며, 확산속도는 막을 중심으로 한 농도경사가 클수록, 지질용해성이 높을수록, 물질크기가 작을수록 잘 이루어진다.

053 저작근반사
치아를 두들기거나 치아에 지속적인 힘을 가하면 폐구근의 활동이 활발해지는 반사이다.

054 산성의 프롤린이 풍부한 단백질은 칼슘과 강하게 결합하여 타액 내 칼슘 항상성 유지와 치석형성 억제에 관여한다.

055 인두단계
연하운동의 제2단계로, 음식물이 혀의 뒷부분에 도달하고 설근 · 인두 · 연구개 · 후두덮개 등의 점막에 있는 촉각 · 압각수용기가 자극되면서 시작된다.

056 ① 광학현미경으로 관찰할 수 있다.
③ 무성생식 및 유성생식 모두 증식한다.
④ DNA와 RNA 모두 존재한다.
⑤ 환경 조건이 불리할 경우 아포를 형성한다.

057 방선균증에 대한 설명으로 주로 외과적 발치나 악골 외상 시에 침입한 바이러스로 인해 발생하며, 종창, 농양, 누공을 형성하고 붓기로 인해 개구장애가 나타난다는 특징이 있다.

058 *Paramyxovirus*
- 유행성 이하선염의 원인 바이러스이다.
- 타액선의 염증과 비대 등의 증상을 나타낸다.

059 호중구
- 말초혈액 백혈구 중 40~70%를 차지한다.
- 식균(포식)작용에 중요한 역할을 한다.

060 B 림프구
- 항체 생산이 가능한 세포이다.
- 면역반응의 특이성에 기여한다.

061 중대구강병
- 중대한 관리대상으로 발생 빈도가 높고, 치아에 심각한 기능장애를 일으키는 구강병을 뜻한다.
- 한국 : 치아우식증, 치주병
- 특정시대와 특정한 지역사회에 따라 다르다.

062 구강보건성장기(발전기, 1970~1990년대)
- 우리나라 최초 국민구강건강실태조사 실시
- 1974년 학교불소용액양치(수구)사업 실시(최초)
- 1979년 전국 보건(지)소 공중보건 치의사 배치
- 도시관급수 불소농도조정사업 시작 : 1981년 진해시, 1982년 청주시
- 1986년 전국 보건(지)소 치과위생사 배치

063 대화조사법의 장단점
- 장 점
  - 세부적인 사항 조사
  - 누구에게나 조사 가능
- 단 점
  - 시간과 경비 많이 소요
  - 상당한 대화기술 요구
  - 주관이 개입될 가능성 큼

064 집단 구강건강관리 과정
실태조사 → 실태분석 → 사업계획 → 재정조치 → 사업수행 → 사업평가

065 학교구강보건의 목적
- 구강상병을 초기에 발견하여 치료하도록 유도한다.
- 학생의 구강건강 상태를 파악한다.
- 학교 구강보건기획에 필요한 자료를 수집한다.
- 교수와 학생의 구강건강에 대한 관심을 증대시킨다.
- 구강보건자료를 수집한다.

066 치아부식증
5가지 산(불화수소, 염소, 염화수소, 질산, 황산)을 취급하는 근로자에게 발생하는 직업성 치아부식증을 법정 직업병으로 지정하였다.

067 ① 칫솔질 시기, 칫솔선택 등에 대해 알 수 있다.
② 자가칫솔질 후 용액으로 양치한다.
④ 1분간 용액을 양치한 후 30분간은 물이나 음식을 절대 먹지 않는다.
⑤ 0.05% 불화나트륨용액으로 매일 1회 양치한다.

068 하향식 구강보건사업기획
- 기획수립 주체는 정부이다.
- 주민의 구강보건 의사가 반영될 수 없다.
- 주민의 자발적 참여를 기대하기 어렵다.
- 자원 낭비가 될 수 있다.
- 지도력이나 기술이 미흡한 후진 지역에서 채택한다.

069 ① 회전법으로 닦도록 한다.
② 외부활동으로 인한 치아파절이 쉽다.
③ 교사와 학생에게 교육한다.
⑤ 가정구강환경관리와 전문가 예방이 가장 중요하다.

070 사회적 현상이란 질병은 사회환경요인에 의하여 영향을 받기 때문에 발생하는 현상을 말한다.
예 도시, 농촌, 인구밀도, 직업요인, 경제능력, 교육수준 등

071 지역사회 구강보건실태조사의 환경조건
- 식음수불소이온농도
- 교통 및 통신시설, 공공시설
- 지역사회 유형(도시, 농촌 등)
- 기상 및 토양조건
- 천연 및 산업자원
- 보건의료자원 등

072 지리적 특성이란 특정 지역사회에서 질병이 계속적으로 발생하는 현상을 말한다.
예 반점치, 말라리아 등

073 자유방임형 구강보건진료제도
- 구성 : 생산자, 소비자
- 장 점
  - 생산자의 재량권 부여
  - 소비자의 선택권 보장
  - 구강보건진료의 질적 수준 향상
- 단 점
  - 진료자원 편재
  - 진료의 사치화
  - 진료비 상승

074 잠재구강보건진료수요
- 상대구강보건진료필요 중에서 유효구강보건진료수요를 제외한 구강보건진료필요이다.
- 잠재구강보건진료수요 = 상대구강보건진료필요 − 유효구강보건진료수요

075 구강보건진료정보입수권
- 구강보건진료에 대한 정확한 정보를 입수할 권리이다.
- 정부는 모든 구강보건진료에 대하여 가격표시제를 실시할 수 있으며 구강보건진료의 질을 통제할 수 있다.

076 각자 구강진료비조달제도
- 구강진료를 소비하는 사람이 각자 자기가 지불할 행위별 구강진료비를 조달하는 제도이다.
- 구강진료비와 유효구강진료수요는 상호 역비례한다.
- 상술이 중시되는 현상, 소득계층별 편재화 현상이 심각하다.

077 통솔범위의 원리
한 사람의 상관이 효과적으로 통솔할 수 있는 부하의 수를 제한한다.

078 ② 이익집단은 연합세력을 형성한다.
③ 대중매체는 정책평가에 참여하여 대중에게 알린다.
④ 행정기관은 공식적 참여자다.
⑤ 전문가집단은 아이디어를 의논해 정부에 제시한다.

079 공공부조
국가 및 지방자치단체의 책임하에 생활유지력이 없거나 생활이 어려운 국민의 최저생활을 보장하고
자립을 지원하는 제도이다.
예 국민기초생활보장법, 의료급여법 등

080 광중합형 복합레진 급여화
• 2019년 1월부터 만 12세 이하 어린이의 영구치
• 30%의 본인부담률

081 계속(유지)구강보건진료
1차, 2차, 3차 계속구강진료 등으로 세분화된다.

082 요양지시복종의무
의료기관의 요양방법지시에 따라 구강보건진료소비자가 이행할 의무를 말한다.

083 구강건강실태조사를 위한 표본 추출과정에서 연령, 종족, 거주지 및 학교군 등은 반드시 고려하여야
할 집단의 특성이다. 이 중 가장 우선적으로 고려하여야 할 집단특성은 '연령별 특성'이다.

084 조사자 교육훈련 시 동일한 조사대상자군에 대해 서로 다른 날 이중검사를 시행하는 것을 가장 권장
하나, 하루에 이중검사를 시행할 경우 두 번의 검사 사이에 최소한 30분 간격을 두고 확인한다. 시행
한 2회의 조사결과를 비교하면서 자신이 범하고 있는 진단착오와 기록착오를 알고 시정할 수 있도록
한다.

085 우식경험영구치율(DMFT rate)
$$\frac{우식경험영구치수}{피검영구치아수(상실치 포함)} \times 100 = \frac{100+150+200}{4,200} \times 100$$

086 처치유치율(ft rate)

$$\frac{처치(충전)유치수}{우식경험유치수} \times 100 = \frac{50}{80+20+50+50} \times 100$$

087 Schour & Massler의 유두변연부착 치은염지수

Schour & Massler의 유두변연부착 치은염지수는 상하악 6전치의 근심부 순측 치은을 1단위로 하여 총 10개의 단위로 측정하고 치은을 유두(Papillary), 변연(Marginal), 부착(Attached) 3부위로 나누어 치은염 존재부위수의 합계를 구한다. 염증이 있으면 1점, 없으면 0점으로 평가한다.

A						
M						
P						
	13	12	11	21	22	23
	43	42	41	31	32	33
P						
M						
A						

088 ① 치경과 탐침, 스케일러를 이용하여 검사한다.
② 치주염이 진행되는 정도를 알 수 있다.
④ 연령이 증가할수록 높게 나타나는 경향이 있다.
⑤ 치은연하치석의 부착 여부와 치은출혈 여부는 평가되지 않는다.

089 반점치아 평가(Dean & Mckay)
개인의 반점도는 구강에 2개 이상 존재하는 최고도 반점치아를 의미한다.

090 우식치명률(Tooth fatality rate)이란 조사대상 집단의 전체 우식경험영구치 중에서 우식으로 인한 상실치아와 발거대상우식치아의 백분율을 나타내는 지표이다.

091 학령전기(4~6세)
• 기억이 생기기 시작하는 시기이다.
• 모방을 좋아하는 시기로 부모의 구강관리 습관을 따라한다.
• 신체근육 조절을 배우는 시기로 묘원법 등 쉬운 방법을 지도한다.
• 불소복용, 불소도포, 치면열구전색, 식이조절, 구강위생관리

226 치과위생사는 역시 SD에듀

092 지적영역 – 문제해결수준 : 지식을 응용하여 그 문제를 해결할 수 있는 수준의 지식

⟨예⟩ 구강병이 발생하였을 때 구강보건의료기관을 방문할 수 있다.

093 강의법
- 교사가 직접 설명하거나 정보를 제공하는 방식으로 진행한다.
- 장점 : 경제적, 반복교육 시 효과적
- 단점 : 개인차 고려 X, 장기기억을 요구하는 정보에는 부적당, 참여학습 X, 주의집중력 감소

094 영유아 보호자의 구강보건교육 내용
- 유치의 수와 배열상태
- 유치발생과 유치열 및 영구치열 완성시기
- 유치의 기능과 중요성
- 유치와 영구치와의 관계
- 유치우식 예방법

095 교안의 필요성
- 통일된 지침
- 일관성 유지
- 경험의 기록과 누적
- 강의 평가의 기능 기대

096 교육유효도 평가

교육방법이나 교육기자재와 같은 교육과정에 관련되는 요인을 평가하여 구강보건교육에 관한 판단을 내린다.

⟨예⟩ 교육 후 만족도

097 실 물

실제의 물건으로 학습자의 흥미를 높여주고 수업내용을 구체적이고 정확한 인상을 주어 오랫동안 기억할 수 있게 해준다.

098 공중구강보건교육의 5가지 원칙

- 대중성 : 셀 수 없는 집단의 대상
- 확실성 : 확실한 것을 교육
- 감화력 : 변화의 바람직한 방향
- 교육성 : 교육적 요소
- 동기유발성 : 실천하게끔 하는 요소

099 동기화(Motivation) 방법

- 학습목적의 설정과 명료화
- 학습결과의 지식
- 상과 벌
- 경쟁과 협동
- 교사의 태도

100

욕 구	행동을 일으키게 하는 자기자신의 원인 예 배고픔, 긴장, 졸림
충 동	특정한 행동양식으로 이끌어가는 것 예 유인과 비슷
유 인	충동에 의해 유발된 행동의 목표 예 광고 속 음식, 연예인의 하얀 치아
동 기	목적으로 향해 직접적인 호기심에 생기를 일으켜 주는 문제사태나 어떤 조건 예 평소 고민, 주변 사람들의 시선

1	2	3	4	5	6	7	8	9	10	11	12	13	14	15	16	17	18	19	20
②	①	②	③	⑤	⑤	②	⑤	⑤	⑤	⑤	⑤	①	④	③	⑤	①	③	⑤	⑤
21	22	23	24	25	26	27	28	29	30	31	32	33	34	35	36	37	38	39	40
④	②	②	③	③	⑤	②	④	②	②	④	①	⑤	④	②	④	④	⑤	②	⑤
41	42	43	44	45	46	47	48	49	50	51	52	53	54	55	56	57	58	59	60
⑤	④	②	⑤	②	⑤	⑤	①	⑤	①	②	④	③	②	⑤	③	④	③	④	④
61	62	63	64	65	66	67	68	69	70	71	72	73	74	75	76	77	78	79	80
④	④	③	②	④	③	④	③	①	④	⑤	②	③	①	④	②	⑤	③	⑤	④
81	82	83	84	85	86	87	88	89	90	91	92	93	94	95	96	97	98	99	100
④	①	⑤	⑤	③	③	③	⑤	③	④	④	⑤	④	①	⑤	④	②	⑤	①	①

치위생학 2

---

001 구강상병 관리

병원성기		질환기		회복기
전구병원성기	조기병원성기	조기질환기	진전질환기	
1차 예방		2차 예방	3차 예방	
건강증진	특수방호	초기치료	기능감퇴제한	기능재활
• 치실질 • 칫솔질 • 영양관리 • 구강보건교육	• 식이조절 • 치면세마 • 불소도포 • 불소복용 • 상수도불소화 • 치면열구전색 • 충전 후 전색 • 부정교합 예방 • 교환기유치 발거	• 초기우식병소 충전 • 치은염치료 • 부정교합 차단 • 정기구강검진	• 치수복조 • 치수절단 • 근관충전 • 진행우식병소 충전 • 우식치관 수복 • 치주조직병 치료 • 부정치열 교정 • 치아발거	• 상실기능재활 • 가공의치보철 • 국부의치보철 • 전부의치보철 • 임플란트보철 • 악안면 성형

002 설탕대치효과

설탕 대신 자일리톨이나 소르비톨, 아스파탐, 전화당, 사카린, 고과당콘시럽 같은 저우식성 감미료를 사용하면 우식발생이 낮아진다.

003 치아우식 발생요인

발생요인		종 류
숙주요인	치 아	성분, 형태, 위치, 배열
	타 액	유출량, 점조도, 완충능, 항균작용(완충), 수소이온농도
	구강 외 신체	종족, 유전, 연령, 성별특성, 발육장애, 정서장애
병원체요인		다형연쇄상구균, 호산성유산균, 산
환경요인	구강 내	구강환경, 구강온도, 치면세균막
	구강 외	• 자연 : 음료수불소이온농도, 기온 • 사회 : 경제수준, 생활환경, 식품, 전쟁, 구강보건의식, 구강보건제도, 구강진료제도

004 바스법

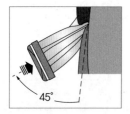

45°

• 부드러운 칫솔을 사용하여 치아 장축에 45°로, 전후로 짧은 진동을 주며 칫솔모가 치은열구 내에 들어가도록 닦는 방법이다.
• 장 점
  - 치은열구 내 치면세균막 제거 효과가 좋다.
  - 잇몸마사지 효과가 좋다.
  - 잇몸염증 완화 및 치주조직 건강 회복 능력이 좋다.
• 단 점
  - 환자가 특별한 관심을 가지지 않으면 올바르게 실천하기 어렵다.
  - 치간 사이 음식물 잔사가 잘 제거되지 않는다.
  - 오랫동안 계속 시행하면 치면세균막 지수가 높아지는 경우가 있다.

005 ① 펜잡기법(pen grasp)으로 잡는다.
② 전문가가 직접 환자에게 시술한다.
③ 2열 직진 형태의 칫솔을 사용한다.
④ 치간 사이의 치면세균막 제거에 효과적이다.

006 ① 도포 후 바로 액체류를 포함한 음식섭취는 하지 않는다.
② 도포 당일 잠자기 전에는 양치질을 한다.
③ 글리세린이 함유되지 않은 연마제로 치면세마를 한다.
④ 치면은 최대한 건조시킨 후 도포한다.

007 타액분비율검사
  • 5분간 비자극성 타액분비율과 자극성 타액분비율을 검사한다.
  • 타액분비가 저조할 때 필로카핀을 투여한다.

008 구강 내 포도당 잔류시간 검사
  • 사탕 섭취 후 구강 내의 포도당이 없어질 때까지의 시간을 측정한다.
  • tes-tape에 포도당을 접촉한 후 황색에서 녹색으로 변색되지 않을 때까지 측정한다.
  • 판정 : 15분 이상 소요되는 경우 부착성 당질 음식을 제한한다.

009 흡연자의 구강건강관리법
  • 강강도 및 중강도의 칫솔을 권장하며 비교적 마모도가 높은 세치제를 권장한다.
  • 구강관리보조용품을 사용한다.
  • 입체조를 통해 타액분비의 촉진을 유도한다.

010 구취의 예방법
  • 설태 제거
  • 치주질환 및 구강 내 염증 치료
  • 치면세균막과 치석 제거
  • 올바른 칫솔질 및 혀닦기 교육
  • 클로르헥시딘 용액 처방
  • 인공타액 사용
  • 저지방음식 섭취
  • 파, 마늘, 달걀, 우유와 같은 구취유발 음식 피하기

011 산성불화인산염
  • 도재와 복합수복물에 사용하면 부식 위험이 있으므로 주의를 요한다.
  • 아동과 성인에게 모두 사용할 수 있다.

012 ① 산부식 후 수세는 충분히 한다.

② 산부식 시간은 제조사의 지시에 따른다.

③ 산부식은 전색제가 충전될 부위에만 시행한다.

④ 광중합기는 모든 부위에 조사되도록 팁이 움직이지 않게 고정하여 충분히 한다.

013 지각과민증의 치료법

- 약강도 칫솔과 약마모도의 세치제를 사용한다.
- 회전법으로 칫솔질한다.
- 지각과민처치제를 도포한다.
- 레진 충전법을 시행한다.
- 불소도포를 시행한다.

014 자일리톨

- 5탄당 알코올
- 가장 중요한 설탕대체제 중의 하나
- 치아우식 예방효과
- *S.mutans* 정균효과
- 법랑질의 재광화
- 세균 내 산 생성을 감소

015 스테판 곡선

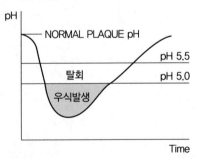

- pH 5.0~5.5에서 광질이탈이 일어난다.
- 정상 수준의 pH 회복은 20~30분 정도 소요된다.
- 산 공격 시 pH가 낮아지며 포화상태 또한 감소하고 탈회에 노출된 위험은 증가한다.

016 덱스트란(dextran)은 글루칸의 한 종류로 세균의 에너지원으로 쓰인다.

017 ② 청정식품을 섭취한다.

③ 고무치간자극기는 치면세균막을 제거하지 못한다.

④ 교정치료는 치면세균막 관리를 더욱 꼼꼼히 해야 한다.

⑤ 구치부를 2~3개 정도를 덮을 수 있는 크기의 칫솔을 사용한다.

018 화학세균설은 구강미생물에 의해 제조된 산이 화학작용으로 치아조직에서 광질을 이탈시켜 치아우식증이 발생한다는 주장이다.

019 치면세마의 목적

- 구강질환을 유발하는 국소요인 제거
- 개인의 구강환경을 청결히 유지하고 개선
- 구강위생관리에 동기부여
- 구강 내 구취 제거
- 치아의 심미 증진
- 치면열구전색과 불소도포의 조건을 갖춤

020 치면세균막

- 치아우식증, 치은염, 치주염의 초기원인이다.
- 많이 침착되는 부위 : 치간 부위, 하악, 거친 치면, 보철물이 있는 부위, 편측 저작 시 사용되지 않는 부위

021 베니어형 치석(Veneer calculus)

- 치석제거나 치은활택술 후 가장 많이 남는다.
- 치은연상·치은연하치석을 포함한다.

022 시진(Inspection)

정확한 관찰을 위해 환자를 올바로 눕히고, 직접 또는 간접조명등에 의해 술자가 세밀한 관찰을 시행한다.

023 Black stain

- 깨끗한 구강 내에서 발생 : 여성, 어린이, 비흡연자
- 치은염 구내와 치은연의 약 1mm 상방 치아면에 부착
- 재발이 쉬움

024　① ///// : Att

② △ : Semi-eruption tooth(맹출 중인 치아)

④ /// : Uneruption tooth(미맹출치아)

⑤ ||| : Uneruption tooth(미맹출치아)

025　하악시술 시 자세

- modified supine position으로 환자가 개구상태에서 머리를 가슴 쪽으로 당겨 하악의 교합면이 바닥과 거의 평행하도록 back과 head rest를 조절한다.
- 조명은 환자의 머리 위에 위치시켜 하악 치아의 교합면과 평행이 되도록 한다.

026　File scaler

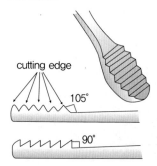

- 다량으로 단단한 치석을 부수거나 깨뜨릴 때 사용한다.
- 백악질의 경계부위를 활택하거나 노출된 치근을 활택시킬 때 사용한다.
- 여러 개의 절단연을 가지고 있다.
- 작업동작은 당기고 미는 동작(pull & push stroke)이다.

027　Sickle scaler

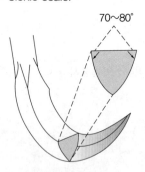

- 기구단면은 삼각형이다.
- 날의 내면과 측면이 만나 2개의 절단연을 형성한다.
- 내면과 측면이 이루는 각은 70~80°이다.
- 치은연상치석의 제거 시 사용한다.

028 After five scaler

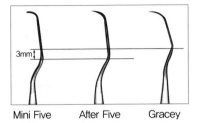

Mini Five   After Five   Gracey

- 표준보다 terminal shank가 3mm 길고 blade는 50% 정도 짧다.
- 좁고 깊은 pocket에 사용하기 좋다.

029 치면연마의 적응증

- 치아에 착색이 많이 된 경우
- 심미적 치관연마가 필요한 환자의 경우
- 불소도포나 치면연구전색을 해야 하는 경우

030 초음파 스케일링 시 물의 역할

- 발생되는 열을 식힌다.
- 침착물 제거를 돕는다.
- 시술부위를 잘 보이도록 한다.
- 시술 후 염증상태의 회복과 치유를 돕는다.
- 치은마사지 효과가 있다.

031 ① 윤활유를 바르면 동작이 용이하다.
② 기구날의 무딘 정도에 따라 연마석을 선택한다.
③ 연마석을 약간 경사지게 든 후 연마한다.
⑤ 치면세마를 먼저 해본 후 기구연마의 필요성을 확인한다.

032 손고정(fulcrum, finger rest)

- 기구를 움직일 때 손을 고정할 수 있도록 안정된 받침점을 준다.
- 잘못된 기구조작으로 인한 치주조직의 손상을 막을 수 있다.
- 술자의 손의 피로도를 감소시킨다.

033 불포화화학증기멸균법

- 표준멸균조건 : 15~20분, 132℃
- 장 점
  - 금속의 녹이나 부식이 되지 않는다.
  - 별도의 건조과정을 필요로 하지 않는다.

034 ① 치경 사용 시 시야확보가 어렵다.
② 치석제거 중 촉감을 느끼기 어렵다.
③ 작은 부착물을 제거하기는 어렵다.
④ 석회화가 되지 않은 치아에는 사용이 불가능하다.

035 ① 작은 입자로 파절될수록 강도가 좋다.
③ 입자크기가 클수록 연마력이 높아진다.
④ 마모저항성이 클수록 연마속도가 빠르다.
⑤ 형태가 날카롭고 불규칙적인 모양일수록 마모도가 높아진다.

036 ① 연마석을 올바르게 잡고 기구는 고정한다.
② 손바닥잡기법으로 기구를 잡는다.
③ 날의 전면은 바닥과 평행을 이룬다.
⑤ 기구날 측면이 둥근 형태의 기구를 연마 시 효과적이다.

037 ① 멸균 시작 전 테이프를 붙인다.
② 손을 세척할 때는 항균제가 포함된 액체비누를 이용한다.
③ 혈액이 묻은 기구는 찬 물에 담가둔다.
⑤ 손 세척 후 물은 팔꿈치 끝 방향으로 흐르게 한다.

038 ① 심미적으로 필요하지 않다면 정기적으로 행하지 않아도 된다.
② 연마가 필요할 시 미세 연마제를 사용한다.
③ 플라스틱 탐침을 이용하여 부드럽게 탐침한다.
④ 치석제거 압력은 최소한의 힘으로 한다.

039 ① 파장에 반비례한다.
③ 질량과 무게가 없다.
④ 매개체 없이도 진공상태에서 전파가 가능하다.
⑤ 전기진동과 자기진동의 방향은 서로 수직을 이룬다.

040
① 눈에 보이지 않는다.
② 원자를 전리시킨다.
③ 전장이나 자장에 의해 굴절되지 않는다.
④ 파장이 짧아 물질을 투과한다.

041
콤프턴효과(콤프턴산란)
X선 광자의 에너지가 전자의 결합에너지보다 매우 클 때 광자가 충돌부위에서 편향되어 산란되는 현상이다.

042
시준기
• X선속의 크기와 형태를 조절한다.
• 1차 방사선의 크기 제한 및 산란 방사선을 제거하는 역할을 한다.
• 시준을 하지 않을 시 산란선이 증가하며 사진의 질이 저하된다.

043
연박의 역할
• 후방산란선(2차 방사선)을 차단한다.
• 필름 뒤 조직이 받는 노출량을 감소시킨다.
• 안개상을 방지한다.

044
관전류 조절기는 텅스텐 필라멘트의 온도를 조절함으로써 X선의 양과 전자의 수를 결정한다.

045
① 관전류 증가
③ 현상시간 감소
④ 물체의 두께 증가
⑤ 포그와 산란선 존재하지 않음

046
교합필름
• 구내 필름 중 크기가 가장 크다.
• 타석, 매복치, 낭 등 상하악의 광범위한 병소를 발견하기 위한 것이다.
• 촬영 시 환자의 교합면 사이에 필름을 위치시켜 입을 다문 후 촬영한다.

047 치근단촬영의 목적
- 치주조직의 평가
- 치근단 병소의 평가
- 발치 전 치근 형태 평가
- 치근단 절제술 전후 평가
- 치아와 치아주위조직 감염상태 평가
- 미맹출 치아의 존재 여부와 위치 평가
- 근관치료 시 근관의 수, 형태, 시술 전후의 평가

048 상투영 5원칙

상투영(Shadow casting)의 5원칙	등 각	평 행
방사선원은 가능한 한 작아야 한다.	O	O
피사체와 필름은 가능한 한 평행이 되어야 한다.	X	O
피사체와 필름 간의 거리는 가능한 한 짧아야 한다.	O	X
방사선원과 피사체 간의 거리는 가능한 한 멀어야 한다.	X	O
중심선은 피사체와 필름에 대해 가능한 한 각각 수직으로 조사해야 한다.	X	O

049 파노라마촬영의 목적
- 제3대구치, 매복치의 평가
- 치아 및 치아주위조직의 전반적인 평가
- 악골질환, 병소 등의 평가
- 큰 병소의 이환범위 평가
- 외상에 의한 악안면 골절 평가
- 치아 및 악골 발육과정 이상 유무 평가
- 상악동 평가
- 측두하악관절 평가

050 방사선 투과상
상악동, 비와, 설공, 이공, 하악관, 악하선와, 정중구개봉합, 절치공, 치수, 치수인대강 등

051 축소상
수직각이 과도한 경우로 무딘 형태의 치근단을 보이며 축소된 치아가 관찰된다.

052 과노출 필름
노출시간, 관전압, 관전류 등의 요인들이 과노출된 경우 필름이 어둡게 보이는 현상이다.

053 방사선 관련 종사자의 연간 최대 허용선량은 50mSv이며, 각자 필름 배지(TLD Badge)를 착용하도록 한다.

054 ① 노출시간을 감소시킨다.
③ 필름배지(TLD Badge)를 착용한다. – 술자방호
④ 납이 내장된 원호형 조사통을 사용한다.
⑤ 치아와 관구 간의 거리가 길수록 유리하다.

055 방사선 감수성
• 고감수성 : 점막, 림프조직, 골수, 고환, 소장, 대장
• 중등도 감수성 : 폐, 신장, 간, 미세혈관, 성장 중인 연골과 골, 타액선
• 저감수성 : 신경세포(뉴런), 근육세포, 눈의 수정체, 성숙 적혈구

056 ① 해부학적 구조물을 잘 확인한다.
② 수평각도를 변경하여 재촬영한다.
④ 처음 사진과 비교해 본다.
⑤ 상악 전치부의 경우 절치공이 있어 잘 관찰해야 한다.

057 경화성골염
치근단의 중심에서 골 흡수가 일어나고 중심에서 멀어질수록 골경화가 일어나며, 대부분 치주인대강의 확장이 관찰된다.

058 관구이동법

Clark 법칙	Richard 법칙
• 근관의 협설적 위치관계 파악	• 하악관의 협설적 위치관계 파악
• 동일한 위치의 필름	• 동일한 위치의 필름
• 수평각에 변화를 주어 촬영	• 수직각에 변화를 주어 촬영

059 ① 혈압측정은 상완동맥에서 한다.
② 맥박은 요골동맥에서 측정한다.
③ 호흡측정은 환자에게 알리지 않고 실시한다.
⑤ 성인의 경우 1분간 15~20회 정도의 호흡을 하는 것이 정상이다.

060 함치성낭종(여포성낭종)
- 20~40대 남성에게서 호발한다.
- 미맹출 치관을 포함한다.
- 하악 제3대구치, 상악 견치와 제3대구치, 하악 제2소구치 부위에서 호발한다.
- 방사선학적으로 경계가 분명한 방사선 투과성 병소로 확인한다.

061 골막기자(periosteal elevator)는 점막골막피판을 박리할 때 사용한다.

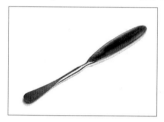

062 선양치성종양(치성상피종양, Adenomatoid odontogenic tumor)
- 도관과 유사한 구조를 가지는 치성상피를 가지는 종양이다.
- 천천히 성장하며 무통성 종창이다.
- 20대 여자의 상악 전치부에서 특히 호발한다.

063 발치 후 합병증
출혈, 부종, 동통, 건성발치와(dry socket), 개구장애, 화농성육아종

064 아탈구는 동요에 따라 고정의 필요성이 요구되고, 정기적인 관찰과 방사선 사진, 치수생활력검사가 필요하다.

065 하악안정위
- 상체를 세운 상태에서 안정을 취하고 있을 때의 하악의 자세로 하악골에 가해지는 중력 자체만의 힘을 받는 상태의 위치이다.
- 총의치 환자의 교합고경을 결정하는 수단으로 자주 이용한다.

066 전부도재관(all ceramic crown)의 적응증
- 심미성을 요구할 때 : 반상치, 착색, 변색된 치아
- 광범위한 우식 : 양 절단우각이 상실된 전치
- 금속, 레진에 과민반응 환자

067 피개의치(overdenture)

부적합한 잔존치아를 치주치료와 근관치료 후 치근부분을 살려서 지대장치로 하고, 국소의치가 그 위에 덮여 있는 상태의 의치이다.

068 ① 견치유도교합은 치아가 최소한으로 마모된다.
② 양측성 평형교합은 총의치에서 가장 바람직한 교합양식이다.
④ 편측성 평형교합은 오랜 기간 동안의 교모나 마모로 인해 나타난다.
⑤ 견치유도교합은 건강한 치주조직을 갖게 하는 이상적인 교합양식이다.

069 이상(첨상)

치조제 점막과 의치상 간의 공간을 채우기 위해 의치상의 조직연에 레진을 첨가하는 것을 의미한다.

070 총의치 제작과정

진단 및 치료계획 → 전처치 → 예비인상과 연구모형 제작 → 개인트레이 제작 → 변연 형성 및 최종인상 → 작업모형 및 교합제 제작 → 악간관계 기록 → 인공치아 선택 · 배열 → 납의치의 구강 내 시적 → 의치의 장착과 조정

071 G.V. Black의 와동 분류법

1급	2급	3급
• 구치부 교합면의 와동 • 구치부 협면과 설면의 교합측 2/3 부위의 와동 • 전치부 설면의 와동	구치부 인접면의 와동	절단연을 포함하지 않은 전치부 인접면 와동

4급	5급	6급
절단연을 포함한 전치부 인접면 와동	순 · 협 · 설면의 치경부 1/3의 위치의 와동	• 전치부 절단연 와동 • 구치부 교두의 와동

5안

072 실활치미백술
- 변색치나 무수치를 표백하기 위한 방법이다.
- 치수강 내에 표백제를 넣고 2주 후 재내원하여 색상을 평가하고, 필요시 미백과정을 반복한다.
- 미백이 완료된 후 근관와동은 메우고 추가적인 보철치료를 시행한다.

073 근관충전재
- 근관치료의 최종단계로 재감염을 방지하기 위해 Gutta percha, MTA, Accesery, Sealer 등을 사용한다.
- 충전재의 요건 : 방사선 불투과, 살균력, 세균성장 억제, 무균상태 밀폐력, 치근단조직에 위해하지 않아야 함, 제거가 쉬워야 함

074 치은압배(cord)란 유리치은을 측방 및 치근단 방향으로 일시적으로 벌리거나 내리는 작업이다.

075 간접 치수복조술(Indirect Pulp Capping)
치수변성의 증상이나 징후는 없으나 우식상아질을 완전히 제거하면 치수 노출의 우려가 있는 경우 우식상아질을 제거한 후 그 상방에 약제를 도포하여 치수를 보호하는 술식이다.

076 ① 다양한 색깔이 있어 골라서 사용할 수 있다.
③ 최대한 건조시켜야 접착력이 강화된다.
④ 소량씩 점층법으로 충전한다.
⑤ 복합레진 하방에 탄성이 있는 이장재를 충전하여 충격을 흡수시킬 수 있다.

077 유치맹출기의 특징
- 유치의 맹출 순서와 시기 이상
- 맹출성 혈종
- 급성포진성치은구내염
- 상악 유전치 우유병 우식증
- 보행이 불완전한 시기로 입술이나 치아 외상

078 ① 진료기구는 가급적 어린이의 눈에 보이지 않도록 한다.
② 자세는 머리를 약간 위로 하고 두 손을 아래로 한다.
③ 인상채득은 구토반사가 적은 하악부터 실시한다.
④ 기구나 재료 전달 시에는 환자의 턱 아래쪽이나 머리 뒤쪽을 이용한다.

079 수산화칼슘제제(calcium hydroxide)를 적용하면 생활력이 유지된 치근부 치수에 의해 치근단이 생리적으로 발육되어 완성된다.

080 ① 도포마취 후 최소 30초 후 국소마취제를 주사한다.
② 주사 시에는 가급적 소아의 눈에 띄지 않도록 주의한다.
③ 상하악 유전치 마취 시에는 침윤마취를 시행한다.
⑤ 주사침은 가늘고 얇은 것을 사용하며 마취액 온도는 체온에 가깝게 한다.

081 Crown and loop
Loop형 공간유지장치는 유치열 또는 혼합치열에서 편측의 제1유구치 또는 제2유구치 중 1개 치아가 상실인 경우에 근원심적 공간 유지를 위해 이용된다. 이때 후방지대치가 광범위한 치아우식증에 이환되었거나 치수진료로 인해 전장관 수복이 필요할 경우엔 Crown and loop를 사용한다.

082 정신지체아의 치과치료 시 유의사항
• 치과환경에 친숙해지도록 몇 번의 내원이 필요하며 눈맞춤을 통한 의사소통을 시도하며 친밀감을 형성한다.
• 대기시간을 최소로 하며 인내심을 갖고 여유롭게 치료한다.
• 환자의 이해도가 낮더라도 치료에 관한 설명이 필요하다.
• 약물투여나 전신마취 시 내과의와 상담이 필요하다.

083 ① 치아로부터 분리되지 않는다.
② 치은열구를 포함하지 않는다.
③ 건강한 치은의 경우 점몰이 나타난다.
④ 치아를 부채꼴모양으로 감싸고 있는 것은 변연치은이다.

084 ① 점몰이 나타나지 않는다.
② 표면이 비각화되어 있어 세균감염에 민감하다.
③ 치아에 부착되어 있지 않다.
④ 전치부에서는 피라미드 형태를 하고 있다.

085 ① 부착치은이 치조골에 견고하게 부착되어 있다.
② 치은의 색상은 선홍색이다.
④ 치간유두가 피라미드 형태를 이룬다.
⑤ 치은열구의 깊이는 0~3mm이다.

086 노인 환자의 치주치료 시 주의사항
- 오전 진료로 예약한다.
- 외상을 최소화한다.
- 열린 대화 및 적절한 신뢰감을 확인한다.
- 수술(진료)시간을 최대한 짧게 한다.
- 적절히 투약한다.
- 치근면에 치아우식증 발생의 가능성이 있다.

087 치주낭 표시자(Pocket marker)는 치은조직에 출혈점으로 표시하는 용도로 사용한다.

088 치주포대의 기능
- 지속적인 압박으로 출혈을 방지한다.
- 과도한 육아조직의 형성을 방지한다.
- 외상으로부터 수술부위의 보호와 감염을 방지한다.
- 외부자극의 차단으로 동통의 완화, 편안함, 치유도모를 한다.

089 ① 상악골은 전후, 측방, 수직방향으로 성장한다.
② 상악골의 성장은 비호흡과 관련이 있다.
④ 상악 결절부의 골 첨가는 상악골의 전후방성장이다.
⑤ 치아의 맹출이나 음식물 저작은 악골의 성장과 관련있다.

090 림프형(Lymphoid type)
아데노이드, 편도, 림프선 등은 사춘기 이전인 12세까지 성장이 완료하여 사춘기에는 거의 200%까지 성장한다. 그 이후에는 점점 퇴화하여 20세경에 정상치가 된다.

091 쓰리 조 플라이어(Three jaw pliers)
한쪽은 둘로 나뉘어 있고, 다른 한쪽은 하나의 선단으로 나누어져 주로 클래스프(clasp)의 제작 및 조절을 위해 사용한다.

092 고무링(Elastic separator)

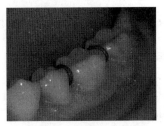

① 코일 스프링(Coil spring) : 오픈 코일 스프링은 늘어날 때의 힘을 교정력으로 이용하여 공간을 넓힐 때 사용하고, 폐쇄 코일 스프링은 수축할 때의 힘을 이용하여 공간을 폐쇄시킬 때 사용한다.

② 결찰링(O-ring) : 결찰 와이어 대신 사용한다.

③ 리트렉터(Retractor) : 입술과 볼을 젖힐 때 사용한다.

④ 고무줄(Latex elastic) : 와이어 이외의 중요한 교정력을 주기 위해 사용한다.

093 능동적 상교정장치(Active plate)

• 상악전치의 반대교합을 개선하기 위한 상악 치열의 전방확장, 협착된 상악 악궁의 측방확장, 상악 구치의 측방확대와 동시에 전치들을 전방으로 확장하기 위해 사용한다.

• 활성부 : 치아를 움직이는 힘 발생(Screw, Spring, Labial bow)

• 유지부 : 장치의 고정원을 얻음(Clasp)

• 상부 : 활성부와 유지부를 포함하여 결합시키는 역할(Resin base)

094 립 범퍼(Lip bumper)

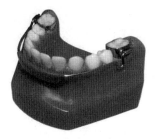

하순의 기능압을 차단하는 장치로, 하악 제1대구치의 원심이동, 하순의 악습관이나 이상 기능압을 제거한다.

095 석고경화 시간을 단축시키는 요인

• 혼합시간이 길어진 경우

• 혼수비가 적어 혼합을 하는 경우(물을 적게)

• 촉진제를 첨가하는 경우

• 혼합속도를 빠르게 할 경우

와동 형태에 따른 수명	• 실패 원인 : 산 부식 후 변연부 접착 결여와 치료기술의 차이로 인한 2차 우식의 발생과 변연부 착색 • 4급 와동의 경우 절단면 부분의 응력으로 인한 파절 가능성 높음
시술 후 지각과민 반응	• 추정 원인 : 미세누출로 인한 세균의 침입 또는 내부응력 • 해결방법 : 적층법 수복, 타액으로부터 철저한 격리, 치수보호 베이스의 사용
마무리와 연마	치면세균막 침착을 방지하기 위해 연마
마모저항성	• 필러의 종류와 크기에 따라 달라짐 • 필러의 함량이 많을수록 마모저항성 증가

097 연 성

- 인장하중, 연신율
- 인장하중을 받았을 때 영구변형되는 재료의 능력
- 금은 가장 연성과 전성이 좋은 재료

098 부가중합형 실리콘 고무인상재

- 작업시간과 경화시간 짧음
- 불쾌한 냄새가 없고 착색이 없으며, 혼합이 쉬움
- 찢김 저항성이 낮고 영구변형 적음
- 크기 안정성 우수
- 지대치에 약간의 수분이 있어도 정밀인상 가능

099 ② 아말감은 충전에 필요한 양만 사용한다.
③ 충전된 아말감 연마 시에는 water spray와 high volume evacuation을 동시 사용한다.
④ 수은을 엎지른 경우에 진공청소기는 절대 사용금지이다.
⑤ 밀착형 덮개보단 나사형 덮개를 사용한다.

100 ② 금관의 임시접착 시 사용한다.
③ 레진인레이 접착 시엔 사용이 불가능하다.
④ 복합레진과 같이 수복하면 유지놀이 레진의 용매로 작용할 수 있어 사용을 금한다.
⑤ 바니쉬나 와동 이장재와 같이 사용하면 치질과의 결합을 방해한다.

2025 시대에듀 치과위생사 최종모의고사

개 정 5 판 1 쇄 발행	2025년 07월 25일 (인쇄 2025년 05월 12일)
초 판 발 행	2020년 09월 03일 (인쇄 2020년 07월 17일)
발 행 인	박영일
책 임 편 집	이해욱
저 자	강찬예 · 이소희
편 집 진 행	노윤재 · 윤소진
표 지 디 자 인	조혜령
편 집 디 자 인	장성복 · 최혜윤
발 행 처	(주)시대고시기획
출 판 등 록	제10-1521호
주 소	서울시 마포구 큰우물로 75 [도화동 538 성지 B/D] 9F
전 화	1600-3600
팩 스	02-701-8823
홈 페 이 지	www.sdedu.co.kr

I S B N	979-11-383-9373-7 (13510)
정 가	30,000원

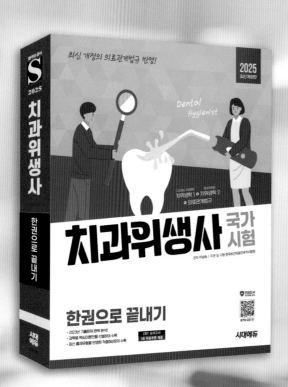
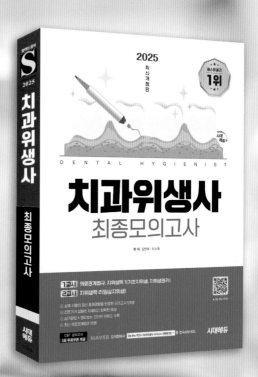

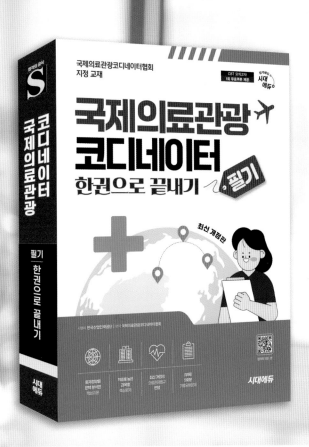

나는 이렇게 합격했다

자격명: 위험물산업기사
구분: 합격수기
작성자: 배*상

나는 할수있다

69년생50중반직장인 입니다. 요즘

자격증을2개정도는 가지고 입사하는젊은친구들에게

일을시키고지시하는 역할이지만 정작 제자신에게 부족한점

이많다는것을느꼈기 때문에자격증을따야겠다고

결심했습니다.처음 시작할때는과연되겠

냐?하는의문과걱정 이한가득이었지만

시대에듀인강 을우연히접하게

되었고잘차려 진밥상과같은커

리큘럼은뒤늦게시 작한늦깍이수험 생이었던저를

합격의길로인도해주었습니다.직장생활을

하면서취득했기에더욱기뻤습니다.

감사합니다!

♥

합격은 시대에듀

당신의 합격 스토리를 들려주세요.
추첨을 통해 선물을 드립니다.

QR코드 스캔하고 ▷ ▷ ▷ ▶
이벤트 참여해 푸짐한 경품받자!

베스트 리뷰	상/하반기 추천 리뷰	인터뷰 참여
갤럭시탭 / 버즈 2	상품권 / 스벅커피	백화점 상품권

합격의 공식
시대에듀